系统性红斑狼疮中医临证精要

黄传兵 李明 主编

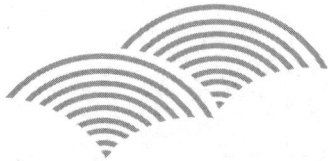

化学工业出版社
·北京·

内容简介

本书以系统性红斑狼疮的中医辨证论治为主导，结合名中医治疗经验，全面介绍了系统性红斑狼疮的中医临床治疗思路和优势。全书共分九章，系统阐述了系统性红斑狼疮的中医药治疗现状与优势、中医病名探究、中医病因病机、辨证规律、中医治法、中医方药、中医康复与预防调护、中医慢病管理以及名医治疗经验等，重点聚焦于临床经验研究、治疗规律，强调中医在系统性红斑狼疮治疗中的特色和优势，并展望了该领域未来的发展前景。本书不仅注重理论知识的传授，还强调临床实际应用的培养，通过总结辨证治疗规律等内容，提升了本书的实用性。

本书适合中医、中西医结合的内科或风湿科临床医生、研究生等人员阅读参考。

图书在版编目（CIP）数据

系统性红斑狼疮中医临证精要 / 黄传兵，李明主编.
北京：化学工业出版社，2025. 9. -- ISBN 978-7-122
-48620-2

Ⅰ. R259. 932. 4

中国国家版本馆 CIP 数据核字第 20259G1A89 号

责任编辑：李少华　　　文字编辑：赵爱萍
责任校对：王　静　　　　装帧设计：史利平

出版发行：化学工业出版社
　　　　　（北京市东城区青年湖南街 13 号　邮政编码 100011）
印　　装：河北延风印务有限公司
710mm×1000mm　1/16　印张 14¾　字数 290 千字
2025 年 8 月北京第 1 版第 1 次印刷

购书咨询：010-64518888　　　售后服务：010-64518899
网　　址：http://www.cip.com.cn
凡购买本书，如有缺损质量问题，本社销售中心负责调换。

定　　价：68.00 元

主 编 黄传兵 李 明

副主编 李云飞 庞利君 朱子衡

编 委（排名不分先后）

黄传兵 曹云祥 陈瑞莲 范海霞 葛 瑶
李 明 李云飞 刘思娣 刘天阳 刘若凡
庞利君 尚双双 谌 曦 万 磊 汪 元
王桂珍 王佳宁 邢晓曼 徐佳敏 张传伟
张皖东 张雅琴 朱子衡 纵瑞凯

编写人员名单

前言

系统性红斑狼疮作为一种复杂的自身免疫性疾病，其治疗一直是医学界研究的重点。西医对系统性红斑狼疮的治疗面临药物副作用和耐受性、研发难度大等一系列问题。中医治疗系统性红斑狼疮历史悠久，《黄帝内经》《金匮要略》等一大批中医古籍均记载了丰富的治疗经验，以其独特的理论体系和治疗方法，在诊治中展现出了显著的疗效和潜力。《系统性红斑狼疮中医临证精要》正是基于这一背景，回顾中医的治疗历史，集结了众多中医专家的智慧和临床经验，旨在为临床医师、研究人员以及患者提供全面、系统、科学的中医治疗系统性红斑狼疮的参考。

在目前的中医教育和临床实践中，国家对高层次、应用型人才的需求日益增长。《"十四五"中医药人才发展规划》明确指出要优化中医药学科专业结构，构建服务生命全周期的中医药学科专业体系，加大应用型中医药健康服务专门人才培养，加强中医药实践教学能力建设。本书的编写正是为了响应这一人才培养需求，以临床问题为中心，全面覆盖系统性红斑狼疮中医辨证论治的各个关键环节，力求对临床医生治疗过程中遇到的问题能够有所助益。本书共分为九章，深入解析了系统性红斑狼疮中医治疗的现状与优势、中医病名探究、中医病因病机、辨证规律、中医治法、中医方药、中医康复与预防调护、中医慢病管理以及名医治疗经验等，旨在突出疾病的重点、难点、疑点和热点，为读者提供一部全面、实用的学术著作。

在本书的编写过程中，我们特别注重以下几点：首先，注重中医辨证论治理念贯穿始终，强调根据具体症状、体质和环境因素来制定个性化的治疗方案，其辨证论治的过程是动态的。其次，注重对整体健康的关注，不仅关注系统性红斑狼疮的治疗，还强调预防和康复，以及生活方式的调整。全面健康观体现在治疗时考虑患者的生活环境、饮食习惯、情绪状态等因素，以实现身心的整体和谐。第三，注重实用性，本书强调实用价值，致力于协助读者解决实际临床问题；系统梳理总结了各学派的临床思路与各中医名家的治疗经验，力求为读者提供一个系统的学习框架。

《系统性红斑狼疮中医临证精要》面向的专业读者群体包括风湿科医生、中医院校的师生以及相关专业的研究生。我们鼓励读者在掌握知识的同时，能够积极思考，探索未知，提出新的问题和研究解决方案。通过临床实践与经验总结，读者可以更深入地理解系统性红斑狼疮的疾病复杂性，提高临床诊疗能力和学术研究技能。希望本书能够成为医学生、研究生、临床医生以及相关工作者的宝贵资源，为他们在临床的学习和实践提供指导和帮助。

最后，感谢所有参与编写、审校的编委（安徽中医药大学第一附属医院、新安医学与中医药现代化研究所）。他们的辛勤工作和无私奉献，使得本书得以顺利完成。此外，书中还融入了多位名老中医治疗系统性红斑狼疮的宝贵经验和学术思想，在编写过程中参考了继承人或学生对名老中医的经验总结，在此表示感谢！同时，我们深知中医治疗系统性红斑狼疮是一个不断发展的领域，本书的出版只是一个新的起点，期待与广大读者共同探讨、学习和进步。由于编者的专业水平所限，书中难免存在疏漏，敬请广大读者批评指正。

编 者

2025 年 01 月

目录

第三章 · 系统性红斑狼疮中医病因病机　　　　　　　　63

第一章 系统性红斑狼疮中医药治疗的现状与优势

第一节 · 中医药治疗系统性红斑狼疮的理论基础

系统性红斑狼疮（Systemic lupus erythematosus，SLE）是以皮疹、关节痛、发热、头痛、纳差等为主要表现的自身免疫性疾病，涉及骨骼肌肉关节、肾脏、血液、心血管等多系统病变，病程迁延反复，病情缓解和加重相互交替。本病多发于青年女性，目前西医多使用免疫抑制剂治疗或对症治疗，尚缺乏高效而副作用小的方法。病因不清、发病机制不明、诊断困难、治疗复杂、不良反应大等诸多因素使得本病成为医学界的难题之一。中医学中并无 SLE 病名，但其临床表现在文献中有类似描述，如《金匮要略》中描述"阳毒之为病，面赤斑斑如锦文，咽喉痛，唾脓血。五日可治，七日不可治，升麻鳖甲汤主之。阴毒之为病，面目青，身痛如被杖，咽喉痛。五日可治，七日不可治，升麻鳖甲汤去雄黄、蜀椒主之。"其中阳毒与 SLE 急性发作期高热、红斑、口腔溃疡、咽痛等症状类似；而关于"阴毒"中"面目青、身痛如被杖"的描述与 SLE 的另一种特征性损害——深部红斑狼疮相似，为伴或不伴有表面皮肤损害的硬结样病变。隋代巢元方的《诸病源候论》及元代朱丹溪的《丹溪心镜》对阴阳毒进行了补充，认为阴阳毒伴有发热、手足指冷等症状，其更接近 SLE。在长期的临床观察与实践中，中医形成了对 SLE 独特的理论认识及治疗优势。

一、中医对于系统性红斑狼疮病因病机的认识

（一）病因

《灵枢·百病始生》指出"风雨寒热，不得虚，邪不能独伤人"，《素问·痹论》又指出"不与风寒湿气合，故不为痹"，体现了古代的唯物辩证思想。概括地说正气不足是 SLE 发生的内因，为本；而风、寒、湿邪则是风湿病发生的外在因素，为标。由于先天禀赋不足复加后天调摄失当、房事不节、情志失调等损耗正气，致正气亏虚，尤其是脾肾、营卫亏虚，则外邪易于侵入，致病之邪伏郁于内；且正气既虚，无力驱邪外出，出现病程迁延，不易痊愈。

1. 外因

（1）外感六淫

《素问·痹论》曰："风寒湿三气杂至，合而为痹也。其风气胜者为行痹，寒气胜者为痛痹，湿气胜者为着痹也。"表明痹证为外感风、寒、湿邪所致。风、寒、湿邪闭阻经络、关节，使气血运行不畅，不通则痛，故而引起 SLE 患者肢节疼痛。风邪善行而数变，故表现为关节游走疼痛。寒为阴邪，其性凝滞，主收引，寒气胜者，气血凝滞不通，发为痛痹，表现为关节冷痛。湿为阴邪，重浊黏滞，阻碍气血运行，故表现为肢体重着，痛处不移。《诸病源候论》指出："人腠理虚者，则由风湿气伤之，搏于血气，血气不行，则不宣，真邪相击，在于肌肉之间，故其肌肤尽痛。然诸阳之经，宣行阳气，通于身体，风湿之气客在肌肤，初始为痹。"《诸病源候论》指出肌痹疼痛的原因，即风湿与血气搏结于肌肉之间，故表现为肌肉疼痛。40%～80%的 SLE 患者可见广泛的肌痛和肌肉压痛，症状主要累及近端肌肉，以三角肌和股四头肌为主，通常在疾病加重时疼痛较为明显。5%～11%的 SLE 患者合并肌炎，临床表现与多发性肌炎相似，主要症状为弥漫性肌痛、肌压痛、肌无力，以近端肌受累明显。因此，皮痹、肌痹等与 SLE 皮肤肌肉受累的表现相似。

SLE 除有关节表现外，还常会出现心、肝、肺、肾等脏器受累的表现。痹证日久不愈，由经络而病及脏腑，或六淫之邪直中脏腑，形成五脏痹。如《素问·痹论》曰："五脏皆有合，病久而不去者，内舍于其合也，故骨痹不已，复感于邪，内舍于肾；筋痹不已，复感于邪，内舍于肝；脉痹不已，复感于邪，内舍于心；肌痹不已，复感于邪，内舍于脾；皮痹不已，复感于邪，内舍于肺。"痹证首先侵犯五体，而后由外及里，内攻五脏。痹证可以侵犯人体各个脏器，导致全身上下的病变，这与 SLE 多系统受累的特点非常相似。

（2）温热毒邪

SLE 常以面部红斑为首发症状，很多医家认为 SLE 与阴阳毒、温毒发斑相似，这两者大多与感受毒邪相关。《金匮要略·百合狐惑阴阳毒病证治第三》曰："阳毒之为病，面赤斑斑如锦文，咽喉痛，唾脓血。"阳毒与 SLE 急性发作期高热、红斑、口腔溃疡、咽痛等症状类似。后世医家多认为本病是感受毒邪所致，升麻鳖甲汤是治疗阴阳毒病的主方，其中君药即为解毒药。《医贯》则更为明确指出："是感天地疫疬非常之气"。《诸病源候论》认为："此谓阴阳二气偏虚，则受于毒。"SLE 还与温病发斑密切相关，本病发病迅速，临床表现为发热、皮肤红疹密布等症状。在疾病缓解期，病情症状较稳定，常伴有乏力、斑色紫黑等临床表现。外感温热邪气，热盛入血，灼伤血络，迫血离经，溢于脉外，故而出现一系列临床症状。《诸病源候论·温病发斑候》中记载："冬月天时温暖，人感乖戾之气，未即发病，至春又被积寒所折，毒气不得发泄，至夏遇热，温毒始发出于肌肤，斑烂隐疹如锦文也。"表明温毒发斑以皮肤出现斑疹为特征，多为感受温热毒邪所致，内蕴肺胃，充斥三焦，波及营血，以皮肤出现红斑红疹为特征。

SLE 的皮肤损害还与日晒等情况导致的火热邪毒有关。约有 40% 的 SLE 患者有光敏感，当暴露于紫外线后可引起该病的发生或复发。皮肤损害是 SLE 的特征性表现，有 80%～85% 的患者有皮疹，其中具有典型皮疹者占 43%。《诸病源候论》："赤丹者，初发疹起，大者如连钱，小者如麻豆，肉上栗如鸡冠肌理。由风毒之重，故使赤也。亦名茱萸丹。"《外科启玄》："日晒疮，三伏炎天，勤苦之人，劳于任务，不惜身命，受酷日晒曝，先疼后破，而成疮者，非血气所生也。"以上描述大都是以皮肤发斑、发疹为主要特征，多因感受火热之邪，或夹风夹湿，火热内蕴而外攻，发于肌肤所致。风热之邪外袭，伤及脉络，可见红疹；风善行数变，红疹常时隐时现；邪热入营，内迫营血，发于肌肤，多见红斑，如出现在面部则与 SLE 极为相似。因此，SLE 皮肤损害多是由于感受热毒之邪所致。

2. 内因

（1）禀赋不足

中医认为人的禀赋取决于先天生殖之精，而先天之精藏于肾，故有"肾为先天之本"，肾精是构成人体并具有遗传作用的基本物质，即"两神相搏，合而成形，常先身生，是谓精"，它决定着一个人体质的强弱以及易患某种疾病的倾向。故先天禀赋不足，为本病发病的重要因素。西医认为 SLE 是一种具有遗传性的疾病，家系调查显示，SLE 病患的亲属患病率明显高于非本病患者的家属，10%～20%的病患，其一、二级家属中皆有同类疾病产生。这种"狼疮素质"决定了本病的发生，这与中医学理论中的禀赋学说有共同之处，如素体肾精亏虚，则易患本病。另外，SLE 多见于育龄期妇女，这与女性的生理特点有关。女子的月经来潮、胎孕、产育和授乳均以血为用，故有"女子以血为本"之说，又有"女子以肝为先天"加之"肝肾同源"的理论，若平素未重视摄生调护，则最易伤阴耗血，致阴亏血虚，阴虚火旺而发为狼疮。譬如产后百脉空虚，精血耗失，肾水亏枯，肾火无以为养，内火升浮燔灼，最易壮热骤起，突发 SLE。

（2）后天失养

除先天禀赋不足外，后天失于调养亦可致脾肾亏虚。如房事不节，"入房过度则伤肾"，肾精流失，而致肾虚阴亏；或情志太过，使邪火妄动，消铄津液；抑或因劳累过度，气阴暗耗，致阴精亏虚。无论是先天禀赋不足还是后天失于调养，都最终导致肾阴亏虚，出现一系列阴虚内热的临床表现，如本病常有发热、乏力，并伴有口腔溃疡、脱发等症状。《景岳全书•火证》云："阴虚者能发热，此以真阴亏损，水不制火也"。肾者，其华在发，肾虚则发不荣，阴亏于下，相火上炎，则易反复出现口腔溃疡。另外，脾为后天之本，肾为先天之本，脾肾二脏互滋，一脏不安，易累对方，脾肾亏虚，瘀毒内生，久则发病。

（3）情志失调

情志的失调会导致气机郁滞，进一步导致津血输布不利，筋脉不得濡养则病，同时津血运行不畅，亦可因此形成痰湿、瘀血等病理产物。《素问·经脉别论》曰："饮入于胃，游溢精气，上输于脾，脾气散精，上归于肺，通调水道，下输膀胱，水精四布，五经并行。"津液依赖气机的输布，气机郁滞则津行不利。《证治汇补·湿症》曰："湿症之发，必挟寒挟热。"挟寒者关节疼痛。怒则气逆，思则气结，两者均致气机运行失和，郁滞不通。明·龚廷贤《寿世保元》曰："盖气者，血之帅也，气行则血行，气止则血止。"瘀血既成，阻滞脉络，而发痹痛。痰湿、瘀血等阻碍气机的升降出入，进一步加重气机郁滞。《血证论》曰："有瘀血，则气为血阻，不得上升，水津因不能随气上升。"痰湿瘀血与郁滞之气相互影响，共同引起SLE的症状。数情交织致病，可损伤一个或多个脏腑。如过惊过喜，既可损伤心，又可累肾；郁怒太过，既可伤肝，又可影响心脾；忧思内伤，既可伤脾，又可影响心、肺等，这与SLE表现出的多系统损害相符合。

（4）药食所伤

《中藏经·论肉痹第三十六》曰："肉痹者，饮食不节，膏粱肥美之所为也。"暴饮暴食、恣食生冷、过食肥甘、饮酒过度等饮食失节，则损伤脾胃，脾失运化，痰浊内生，阻滞经络而发风湿病。药邪也是SLE重要的继发病因之一，治疗SLE的药物大多本身就具有一定的副作用。如最常用的糖皮质激素，中医认为其性味辛热，长期大量使用容易伤津耗气；环磷酰胺，常伴有生殖毒性；雷公藤长期使用也具有生殖毒性，造成男性的不育和女性的不孕。中医认为这类药物多耗伤正气，造成肾虚血瘀。虾、蟹、芒果、药物等易致敏物，中医将这类食物多归于湿热毒类，具有SLE体质因素的人（正气内虚者）就容易受上述因素影响而诱发或加重本病。若正气尚充，感邪较轻者，湿热（暑湿）病邪亦可伏于体内，在他季由外邪诱发，成为"伏暑"。湿热侵入人体后，多先阻滞少阳三焦，若湿热化火酿毒，可内迫营血，外发肌肤，SLE患者斑疹显现；甚则衄血、狂乱。湿热病邪最易耗气伤津，久之成气阴两伤，病邪易趁隙深入，伏藏阴分而现低热不退、精神疲乏、脱发、腰酸等症。

（二）病机

1. 脾肾亏虚

《灵枢·百病始生》曰："风雨寒热，不得虚，邪不能独伤人……此必因虚邪之风，与其身形，两虚相得，乃客其形。"临床观察到本病起病虽然常有感受风寒湿邪气病史，但病因绝非仅限于风寒湿邪气，多数患者不同程度上具有先天禀赋不足，脾肾亏虚的特点，因此认为本病的发生与先天禀赋不足，脾肾亏虚密切相关。《素问·四时刺逆从论》有："厥阴有余病阴痹，不足病生热痹"的论述。说明本病的发生与体质羸弱有关。对于本病而言，"虚"主要指卫气虚。脾为卫之主，肾为卫之根，卫气虽源于脾胃，而实根于肾。脾肾亏虚，则气血不足，卫外不固，易受外邪侵袭；脾肾亏虚，则津液运行输布失常，湿聚成痰，血凝为瘀，痰瘀互结；脾肾亏虚，湿浊内生，与风寒湿热等邪气夹杂，使病情反复难愈。

2. 肝肾阴虚

肝、肾与本病的关系同样重要。因肾为先天之本，藏五脏六腑之精，肾又分阴阳，肾阴虚则精血亏损，肾阳虚则功能衰竭。而肝肾同源，心肾相关，肺生肾水，水涵肝木，故肾虚时五脏六腑皆不足，对于 SLE 患者而言，则致各脏腑受累。肝主藏血，肾主藏精，先天禀赋不足，肝肾亏虚，则精血不足致虚火上炎，若腠理不密，日光暴晒，热毒入里与虚火相搏，瘀阻脉络，热毒炽盛，燔灼营血，可使 SLE 急性发作。

3. 营卫失调

营行脉中，卫行脉外，阴阳相贯，气调血畅，濡养四肢百骸、脏腑经络。营卫调和，卫外御邪，营卫不和，邪气乘虚而入，故营卫失调是风湿病发病的重要原因之一。《素问·痹论》指出："逆其气则病，从其气则愈。"若先天禀赋不足或素体不健，营阴不足，卫气虚弱，或因起居不慎，寒温不适，或因劳倦内伤，生活失调，腠理失密，卫外不固，则外邪乘虚而入。外邪留滞营卫，营卫失和，气血痹阻不通则发为痹痛。营卫不和失其固外开阖作用，可出现恶风、自汗症状，筋脉失养，则头痛、项背不舒。正如《类证治裁·痹证论治》所云："诸痹……良由营卫先虚，腠理不密，风寒湿乘虚内袭，正气为邪气所阻，不能宣行，因而留滞，气血凝涩，久而成痹。"营卫之气在表，故 SLE 初起，表现有寒热症状和肢节疼痛时，多认为是邪伤营卫所致。若受风寒之邪，营卫闭阻，可表现为恶风恶寒，关节游走疼痛，遇寒增剧。如明·秦景明《症因脉治·痹症论》云："寒痹之因，营气不足，卫外之阳不固，皮毛空疏，腠理不充，或冲寒冒雨，露卧当风，则寒邪袭之，而寒痹作矣。"若湿热之邪外伤营卫，则表现为发热，烦而不安，溲黄，关节红肿灼热、重着而伸屈不利。此即 SLE 在早期出现的症状。

4. 伏邪内盛

SLE 是一类缠绵难愈的疾病，病情表现为急性发作与慢性缓解相交替的特点。柳宝诒在《温热逢源》中指出："设其人肾阳虚馁，则邪机冰伏，每有半化半伏、欲达不达之症"。六淫、疫毒之气趁机入侵，外入之邪伏藏于肌肤、筋肉、膜原、关节、脏腑等身体各个部位。《黄帝内经》指出："夫精者，身之本也，故藏于精者，春不病温"。SLE 患者初期临床症状可见发热、乏力、斑疹、关节痛、体重下降等，伏邪内藏，气虚无力运化痰湿之毒，郁而发热，其热势较盛者，是由于伏邪传入三阳或外感疫毒之邪所致，继而出现蝶形红斑、盘状红斑等皮损症状。邪气伏藏于少阴，邪重者多感而即发，于少阴本经发作，且累及肾、心、肺等经脉循行之处。张锡纯在《医学衷中参西录》中指出："仍存伏气伏于膈膜之下"，可见伏邪潜藏部位之广泛。伏邪可传变多个脏器或系统，如传至肾脏致狼疮性肾炎，是 SLE 最重要的致残和致命因素。传至中枢神经系统致狼疮脑病等。伏邪传变，瘀毒内泛，病情凶险，伏邪内盛是 SLE 发病的关键病机之一。

5. 热毒痰瘀内阻

从病因病机上来看，虚是 SLE 发病的根源，瘀是病理改变的关键，热是促成本病急性发作的临床表现。明·陈实功《外科正宗》关于本病有"葡萄疫其患……郁于皮肤不散，结成大小青紫斑点，色若葡萄，发在遍体头面"的描述。历代医家所述之阴阳毒，其基本病因病机均为感受六淫之毒，外溢肌表，内侵五脏，邪热久羁，无由以泄，血与热搏，留于经络败为紫血。历代医家根据临床实践体会，认为本病既曰斑，曰疮，曰毒，曰丹，其为热毒也，将其定性为毒（热）邪，其定位主要在血分。"瘀者，闭也"，之所以罹患此病，在于患者禀赋不足，脾肾亏虚，抑或是外感风、寒、湿、热之邪致痰浊、瘀血等病理产物痹阻脉络，阻碍气血运行。热毒痰瘀闭阻于血络，则出现皮肤斑疹、溃疡等；流注于肌肉筋骨，则见肌肉、关节酸痛或肿胀；痹合于五脏，轻则气短乏力、纳少便溏、身发寒热，重则心悸胸痹、气短干咳、腰痛、水肿、腹满胁痛、夜寐多惊等。而热毒、痰瘀留恋不去，更加损伤正气，正气亏损，更加重痰浊、瘀血等病理产物的产生，使疾病缠绵难愈。总之痰瘀阻络，热毒炽盛为 SLE 病理关键。

二、中医学与西医对 SLE 的理论认识的区别

SLE 具体病因和发病机制迄今不明，西医认为可能与遗传、免疫、激素水平、环境因素等有关，其发病在遗传因素导致的遗传易感性的基础上，在激素环境或病毒感染等促发因素的作用下，机体的免疫系统发生功能紊乱导致自身耐受丧失而造成的，以激素或免疫抑制剂为主要治疗手段。中医学无 SLE 的病名，但有与之相似的论述，近年普遍认为 SLE 病因包括内外两方面因素：内因根于脏腑阴阳失调，以肝脾肾亏损为主；外因根于热毒和湿热，每于日晒或紫外线照射而使病情加剧。

（一）病因认识的区别

1. 遗传因素

SLE 的发生与遗传、性激素、紫外线、感染等因素相关。SLE 多有遗传倾向性，而遗传因素在中医理论中常与先天禀赋不足相呼应。近些年研究表明亚裔、非裔 SLE 发病率更高，临床表现更严重，也更易发生肾损伤。同时，SLE 的发病存在一定的家族聚集性，多个成员受累的家系中，SLE 的发生通常不遵循经典的孟德尔遗传模式，而是多个危险等位基因共同参与增加遗传易感风险，但少数 SLE 和狼疮样综合征是由高穿透性的罕见突变所致。中医认为，人的禀赋取决于先天生殖之精，而先天之精藏于肾，故有"肾为先天之本"，肾精是构成人体并具有遗传作用的基本物质，即"两神相搏，合而成形，常先身生，是谓精"，它决定着一个人体质的强弱以及易患某种疾病的倾向。如素体肾精亏虚，则易患本病。

2. 性激素紊乱

西医认为人体雌激素含量与 SLE 的发病密切相关，流行病调查显示，育龄期妇女 SLE 患者明显多于男性，发病人数比达 9∶1，而在儿童及老年人中，女性、男性的发病人数降至 3∶1。此外，妊娠期雌激素分泌量急剧增加，而 SLE 的病情也会加重。另外，口服雌激素类避孕药或长期口服雌激素进行激素替代治疗者，发病风险均增加。对于性激素的紊乱，中医认为这是机体阴阳失衡，气血失和，内、外之邪相互为患，在体内产生湿、热、痰、瘀等物质，反过来影响经络脏腑功能，导致 SLE 的发病。

3. 环境因素

中医与西医理论对 SLE 的发病共同认识到：环境因素的作用，如日光暴晒、感染或者药物。日光暴晒可能与紫外线使皮肤部分细胞凋亡，引起抗原暴露或新抗原暴露成为自身抗原有关。70% 的 SLE 患者是在暴露于紫外线后发病或复发的，在紫外线的照射下可以诱导皮肤角质形成细胞凋亡，在此过程中细胞 DNA 中的胸腺嘧啶二聚体增加，使 DNA 具有更强的免疫原性，从而更容易激活免疫系统。有研究认为，与 SLE 发生具有最高相关性的病毒是风疹病毒和腮腺炎病毒。成熟过程中的免疫系统受到感染后产生抗核抗体的可能性更大，从而诱发 SLE。中医从正邪斗争角度认识环境因素，光毒、六淫邪气侵袭入里，潜藏机体，毒力逐渐增强；加之体内持续的炎症状态则不断耗损人体正气，使得机体免疫耐受力下降。

4. 饮食和药物因素

饮食对 SLE 的发病有一定影响。如 L-刀豆氨酸是苜蓿类植物和发芽的蔬菜中富含的一种芳香族类氨基酸，用紫苜蓿芽喂养的雌性猕猴可以出现狼疮样表现。食用含有补骨脂素的食物，如芹菜、无花果等，可增强 SLE 患者的光敏性；蘑菇及烟草中含有的联胺类化合物，也可诱导狼疮样表现。现代药理研究表明青霉胺、肼屈嗪、普鲁卡因胺、异烟肼、米诺环素等药物可能会诱发或加重 SLE。这些药物的作用机制是药物与 DNA 或 DNA 上的组蛋白共价结合，改变分子结构，或使组织细胞释放某些抗原物质，刺激机体产生自身抗体，从而引起药物性狼疮。中医则认为药邪同样是 SLE 的诱发因素，《素问·至真要大论篇》认为药食入胃，各有所归，五味若有偏嗜则"久而增气……气增而久，夭之由也。"张志聪注解为："气增则阴阳有偏胜偏绝之患矣，盖甚言其气味之不可偏用者也。"由此可见，药物过量、过久服用，易致脏气偏盛，超过一定限度后发为药邪。

（二）病机认识的区别

西医认为免疫耐受性的终止和破坏是系统性红斑狼疮发生的根本机制，由多种自身抗体引起（以抗核抗体为代表）。多种因素可导致 T 辅助细胞（Th 细胞）过度表达或 T 抑制细胞（Ts 细胞）功能缺陷，从而引起 B 淋巴细胞过度表达；或由于 B 细胞克隆本身的缺陷，使得 B 淋巴细胞活动亢进，产生大量自身抗体，与体内相应的抗原结合形成免疫复合物，沉积在皮肤、关节、小血管等组织部位，并在补体参与下引起急慢性炎性反应及组织坏死，或抗体直接与组织细胞抗原发生作用，引起细胞的破坏，造成各组织器官不同程度的损伤，引起发热及皮肤、肾及浆膜等组织损害为主，病程迁延，预后不良，严重者常因肾功能衰竭而死亡。致病因子生成之初，并不会立即发病，经过积累或受到相同抗原刺激时，才会发病。这些超过常态的免疫反应产物（自身抗原、TLR、自身抗体、炎症因子、免疫复合物、过度活化的免疫细胞）均可归属于中医之伏毒范畴。SLE 是由内、外之邪相互影响所致。

中医认为 SLE 患者感邪之初，邪虽轻，但正气本虚，正气不足以驱邪外出，邪气得以伏于体内，化为伏毒。伏毒内耗，加之后天失养，尤其是脾肾亏虚，正气进一步亏损，若复感新邪，内、外之邪相互为患，在体内产生湿、热、痰、瘀等物质。这些物质既是病理产物，也是致病因素，在体内蓄积，藏匿深伏，日久酿化成湿毒、热毒、痰毒、瘀毒，反过来影响经络脏腑功能，正气进一步被亏耗。正气虽虚，邪亦不盛之时，则邪正势力相当，邪正相安共处，临床可无症状或症状轻微；若毒力渐盛，正邪交争，则出现发热、关节疼痛等全身症状；毒伏日久，正气衰弱，正不胜邪，伏毒为害，则出现高热、皮肤红斑、黏膜溃疡、肌痛、关节疼痛等各种临床症状，同时伴有脏腑功能的失调。

总的来说，西医对 SLE 的认识侧重于疾病的分子和细胞机制，强调遗传和环境因素在疾病发生中的作用。中医则侧重于对症状的辨证分析，认为 SLE 的基本病机是本虚标实，以热毒、瘀血、痰浊为标，脾肾亏虚为本，治疗的目的为整体调和和缓解症状，通过辨证施治来调整和增强机体的整体平衡和免疫力。

第二节 · 系统性红斑狼疮中医药治疗的临床应用

系统性红斑狼疮（SLE）的典型特征是自身抗体［通常是抗核抗体（ANA）］形成，导致免疫复合物沉积、多器官炎症以及先天性和适应性免疫系统异常，引起组织炎症反应，最终导致器官受损。西医认为 SLE 可由遗传、环境、雌激素分泌等多种因素导致，其发病机制非常复杂，目前尚未完全阐明。临床常见皮肤红斑、关节疼痛、低热、乏力、贫血、血尿、蛋白尿等表现，临床表现复杂多样，还可伴随不同程度的并发症，严重影响患者的生活质量。SLE 以严重和持续的炎症反应为特点，病情迁延难愈，其发病机制至今仍未完全阐明，尚无根治之法。目前 SLE 以激素、免疫抑制剂、非甾体抗炎药、生物制剂等西药来控制病情，但这些药物不仅可增加患者的感染风险，长期或大剂量使用会对患者的代谢、免疫力、心血管、骨髓、肌肉等造成诸多严重不良反应。近年来，随着中医的不断发展，不少学者及患者发现中医药治疗 SLE 有其独特的优势，其调节免疫、减轻症状、副作用小、价格相对低廉、依从性高、疗效良好等优点为中医治疗 SLE 的科学性研究提供了一定依据。

SLE 归属中医学"蝶疮流注""阴阳毒"等范畴，关于 SLE 中医病因病机的研究颇多，如痰瘀致病、热毒致病、阴虚致病等观点，众说纷纭。《素问·生气通天论篇》中指出 SLE 发病的本质是本虚。《医宗金鉴》中指出导致此病病情反复的原因主要是人体阴阳失衡，气机在体内运行不畅，导致血液运行受阻，体内的邪毒无法排出体外。《诸病源候论》也指出："毒气不得发泄……斑烂隐疹如绵文也。"这主要是由于邪毒侵袭表皮，疫毒留滞，人体内外的邪气共同作用，导致壅滞于血分，发病于皮肤表面，进而引起斑毒。在中医药治疗 SLE 的临床应用中，中医辨证施治是核心原则，通过辨证论治，可以针对不同患者的具体病情和体质差异，制定个性化的治疗方案。SLE 常见的中医证型包括肝肾阴虚或肾阴亏损、脾肾阳虚、邪热瘀热伤肝等，治疗时采用的方法为补阴、生津、清热、润燥。并据此进行配药，一些中药材在滋肾补阴方面具有良好的效果，例如生地黄、玄参、何首乌、炙龟甲等，再配合养血柔肝之品，根据不同的证型症情制定出方剂，此种治疗方法在临床上获得较好评价。另外很多医家在治疗疾病时都是根据患者激素的使用情况，再结合患者自身的症状对其进行辨证施治，治疗可以分为 3 个时期：一是激素治疗阶段；二是激素减量阶段；三是激素维持阶段。

随着研究的不断深入，SLE 的治疗方法也越来越多，特别是在中西医结合治疗方面。以往临床上通常使用激素及免疫抑制剂类药物，近年来，随着生物制剂领域的不断发展，越来越多的生物制剂被应用于 SLE 的治疗上，提供了更多的选择。通过不同药物的组合，并根据患者的具体症状和要求，制定符合患者自身特点的治疗方案，不仅为患者提供了个性化的治疗方案，而且能够获得较好的治疗效果。中西医结合治疗 SLE 时，应注意药物间的相互作用和患者的整体状况，避免不良反应的发生。此外，中医药在 SLE 的预防、康复和稳定期管理中也发挥着重要作用。综上所述，中医药治疗 SLE 是一个多方面、多层次的综合治疗过程，需要中西医之间的紧密合作和患者的良好配合，以达到最佳的治疗效果。

一、中医药治疗 SLE 的理论基础

（一）病因病机

现代研究表明，SLE 具有显著的家族遗传倾向，通常与激素、光照、感染、接触毒物等因素有关。中医理论认为，SLE 的基本发病机制在于患者先天禀赋不足，或后天失养，肝肾精血亏虚，脏腑及肢节失于充养，加之外感火热淫毒等致病因素，导致人体气机失和，气血运行逆乱。正如陈修园谓："仲师所论阴毒阳毒，

言天地之疠气，中人之阴气阳气"气有余便是火"，血溢脉外则成瘀，热毒、瘀血侵犯周身，皮肤、筋骨关节、脏腑渐次受累。故本病病机总属本虚标实，以正气不足为内在因素及发病之本，热毒、瘀血既是主要病理产物，又是推动病情演变的关键，正虚与邪实在发病中缺一不可。病情演变的过程伴随邪正相互斗争，充斥着复杂性与动态性，不同阶段的矛盾主次会发生变化；并且在治疗过程中，随着干预手段的介入，不论是外感之邪或气机运行失调形成的病理产物，还是机体脏腑功能或气血津液等物质盛衰变化，皆会导致病机发生相应改变。因此，在 SLE 治疗中，既需要针对疾病各时期"所得"选择符合当下病机核心的治法，同时也应考虑脏腑"所得"而采用能够协调其生理功能、扶助正气的方药，从而达到让疾病向好转方向发展的目的。

（二）辨证论治

SLE 的自然病程多为加重与缓解相交替，急性活动期多见新发红斑、口舌溃烂、关节肿痛、四肢抽搐、小便色浓、身热躁烦等症状，伴双链 DNA 抗体滴度升高、血沉加快等实验室特征，系热毒、瘀血、风湿等邪气盛实所致；慢性期病势缓解，以神疲乏力、腰膝酸软、心跳不宁等为主要表现，正气亏虚之本更加凸显。因此 SLE 诊治应分期与辨证相结合，根据不同时期的标本虚实主次采取相应治法。例如，发作期针对偏盛邪气采取清热解毒、活血消瘀为主治疗，可予升麻鳖甲汤为基础化裁。《杂病源流犀烛》谓："（升麻鳖甲汤）制方之法，实因热邪与气血相搏……"另外，治疗时在辨得脏腑病位的基础上，无论是祛邪还是扶正，皆当兼顾其生理特性用药。如狼疮引起心脏受损，症见心慌胸闷、短气乏力、面色少华、自汗、眠差、脉细数等心气阴虚之象，盖心为十二官之君，贵在通明，故在益气养阴方药中配伍远志、酸枣仁、茯神等养心安神之辈。临床中大约 50% 的 SLE 患者会并发肾脏损害，若尿中蛋白量大甚或潜血，伴面浮肢肿，纳呆，便溏，舌淡苔白，脉沉细，证为热伤血络，脾肾不足，治以清热解毒、健脾固肾。因脾为太阴湿土，喜温喜燥，若用大剂量清热寒凉则中阳易损，补肾养阴又有滋腻生湿之碍，故可加菖蒲、豆蔻、佩兰等辛温之品起到醒脾化湿的作用。

（三）SLE 的中医辨证分型与治疗

目前对系统性红斑狼疮的辨证多参考范永升教授提出的"二型九证"法，范教授将系统性红斑狼疮分为轻型和重型，轻型系统性红斑狼疮分为风湿热痹证、气血亏虚证、阴虚内热证，重型系统性红斑狼疮分为热毒炽盛证、饮邪凌心证、痰瘀阻肺证、肝郁血瘀证、脾肾阳虚证和风痰内动证。另外，从各医家对 SLE 的不同病因病机的理解来看，也可从热、毒、瘀、虚等方面入手，将其中医证型大致分为热毒炽盛证、阴虚火旺证、脾肾阳虚证及气滞血瘀证，并就这些证型及各并发症进行相应的对症处理。

1. 热毒炽盛证

"阴阳毒"症状与 SLE 有相似之处，毒邪侵袭人体可视为重要的病因之一，常见日光暴晒致热毒之邪侵袭人体皮肤，使其对皮肤黏膜造成一定的损害，其次是热毒流注人体肌肉、关节，并引发其病变，严重者合并其他病症，甚至累及全身，均可视为热毒炽盛之证。有学者认为皮损大多出现在疾病的活动期，感受日光暴晒等热毒，不仅伴有不同程度的器官受累，同时也对患者的心理健康造成一定影响；其治法以清热凉血、活血化瘀为宜，方用犀角地黄汤、清瘟败毒饮等。若热入营血，气营两燔，损伤脉络，邪热难解，则治宜清瘟解毒方以清热解毒、清营凉血。另有医者认为对该疾病的辨证施治应将外感与内伤相结合，从内外合邪的角度出发更为合理。在其研究中，以泼尼松龙＋环磷酰胺为对照组，在对照组基础上加用红斑清汤为研究组，研究表明研究组治疗效果明显优于对照组，方中忍冬藤、白花蛇舌草具有抵御外感毒邪、清热解毒及抗炎作用，黄芩、苦参及石膏具有调节机体，增强免疫功能之效。热毒流注关节肌肉，使得关节肌肉酸痛红肿，发病急、症状重，方用白虎汤合四妙勇安汤加减可清热解毒，活血止痛。若热入营血，气血两燔，可有斑疹红赤如锦，伴高热、烦躁、神昏谵语等表现，方可用安宫牛黄丸清热解毒、清营凉血活血。有研究认为 SLE 热毒炽盛证患者多见于该疾病急性期合并脑病，其治法应以清热解毒、凉血化瘀化斑为主，方用青蒿扶正解毒汤。

2. 阴虚火旺证

在 SLE 中属阴虚内热证患者多因先天禀赋不足，肝肾亏虚，日久致虚火内生，煎灼津液，如此反复则发展为阴虚火旺之证。现代医者提出红斑狼疮"当以虚立论"，并认为 SLE 以阴虚为主，治疗应以养阴清热为重，以玉女煎为主方对症加减。在一项对 27 例 SLE 患者的临床研究中，其中 14 例为阴虚火旺型，临床症见皮肤斑疹暗红，伴不规则发热或持续性低热，心烦无力，自汗盗汗，关节及足跟疼痛，女性月经量少或闭经，方用六味地黄丸合大补阴丸及清骨散加减滋阴降火，疗效显著。阴虚火旺证的患者多处于 SLE 的诱导缓解期，此阶段病情及症状较急性期缓和，该阶段因激素、免疫抑制剂等药物的不良反应伤及肝肾，肝肾阴虚不足以敛阳，使得经脉失养，虚热内扰。在一项以西药为对照组的基础上加用中药三黄固本汤的研究中，针对肾阴亏虚、阴虚火旺的患者对症补肾养阴、益气解毒，从研究结果可得知其总有效率高于对照组，三黄固本汤根据患者的不同情况随症加减可有效降低 SLE 的活动性，调控辅助性 T 细胞 17 和调节性 T 细胞比例，减少激素所致的不良反应。基于中草药在 SLE 治疗中高频配伍的分析，研究发现，除常用清热解毒药之外，滋阴益气、补益肝肾类药物应用颇多，如牡丹皮、生地黄、熟地黄、黄芪、茯苓、山茱萸、山药、泽泻等，间接反映了阴虚火旺证在该疾病中多见。也有学者认为 SLE 发展过程中肝肾阴虚为本，热毒血瘀水饮为标，常用青蒿鳖甲汤合二至丸滋阴清热。

3. 脾肾阳虚证

SLE早期以热毒炽盛为主，毒邪日久耗气伤阴，损伤肝脾肾，肾为先天之本，先天禀赋不足，失于固摄，脾为后天之本，后天失于濡养，水谷精微难以充分吸收，精微下注，脾肾阳虚因此易出现蛋白尿。脏腑功能失调是蛋白尿形成的根本原因，因此在治疗上着重于调节肝脾肾，尤其是脾肾功能。因此，在醋酸泼尼松片＋吗替麦考酚酯片基础上加用岳美中教授的经验方芡实合剂，研究表明芡实合剂能控制和改善肾小球病变的进展，减轻肾脏的损害。SLE脾肾阳虚型临床表现除主症外，还有颜面、四肢浮肿，尤以双下肢为甚，伴腰膝酸软、形寒肢冷、神疲乏力、纳差、舌淡胖、苔薄白、脉沉细弱等，有研究采用附子理中汤合济生肾气丸加减温肾健脾、化气行水以治疗脾肾阳虚型患者。现代医家认为肾阴和肾阳在生理及病理上密切相关、相互影响，SLE迁延不愈，久病伤阴，阴损及阳，使得肾阳亏虚，影响肾的气化与温煦作用，继而伤及脾阳，脾失健运，水液无法正常运行于体内，停滞日久致全身水肿、畏寒肢冷等，对此，治以温补脾肾，利水消肿，方用真武汤加减。

4. 气滞血瘀证

SLE患者发病过程中小血管壁的结缔组织出现纤维蛋白样变性，会导致不同程度的缺血、血栓或出血的形成，其症状表现为气短乏力，女性月经异常、肝脾肿大、皮肤瘀斑、舌质青紫或紫暗，舌体瘀斑、瘀点，脉细涩等，对应中医气滞血瘀证。研究通过活血化瘀法自拟活血化瘀方，有利于降低患者的血液黏度，促进免疫复合物的清除和结缔组织代谢，并改善血液循环，临床研究提示活血化瘀方确能提高患者免疫功能且疗效显著。将SLE气滞血瘀证归为病入血分，此时已病入脏腑津血，津亏血少而瘀阻不通，气行血行，血瘀气滞，因病入血分，脏腑受累，不可强攻，故缓攻缓补，方拟大黄䗪虫丸缓中补虚。长期服用糖皮质激素和免疫抑制剂不仅伤及脏腑，也会阻滞气血运行，尤其是女性，烦躁易怒，月经量少色黑，夹有血块并伴有痛经，月经后期甚则闭经，偏血瘀者可用桃红四物汤、少腹逐瘀汤等随症加减，偏气滞者可用六味地黄丸合柴胡疏肝散加减。

二、中医药治疗 SLE 的临床应用

近些年来，中医治疗系统性红斑狼疮的方法多样，主要包括辨证论治、分期论治、经典方剂、中成药及自拟方等。内治法基于中医整体观念、辨证论治的理论特点，多以清热滋阴、理气散瘀、调肝补脾肾为主，"治病必求于本"，从而达到治疗的目的。外治法多直接作用于病灶，或通过作用于外而治于内，皮肤黏膜病变则更适合采用外治法来治疗。中医药治疗SLE可以明显改善患者的临床症状与体征，疗效显著，且不良反应较少。

（一）内治法

1. 古方化裁

中医经典方剂治疗 SLE 具有独特的优势，能够针对病因病机进行全面调理，改善患者的整体状况。SLE 常见的面部红斑、皮疹、脱发等多出现于阴虚内热证和热毒炽盛证，方用青蒿鳖甲汤加减以清热滋阴消斑，犀角地黄汤加减以清热解毒、凉血消斑。四逆散适用于肝郁血瘀型的 SLE 患者，常见症状包括胁肋作痛、情志抑郁、痞满或腹胀等，方中柴胡、枳实等药材具有疏肝解郁、活血化瘀的功效。六味地黄丸适用于肝肾阴虚型的 SLE 患者，常见症状有腰膝酸软、头晕耳鸣、五心烦热等，方中熟地黄、山茱萸等药材具有滋补肝肾、养阴清热的作用。参芪地黄汤适用于气阴两虚型的 SLE 患者，主要症状包括乏力、气短、自汗、口干等，方中人参、黄芪等药材具有益气养阴、健脾补肾的作用。蠲饮汤适用于热郁积饮证，相当于 SLE 引起的浆膜炎、心包积液、胸腔积液等，方中包含生地黄、生石膏、知母等，具有养阴清热、利水蠲饮的功效。真武汤适用于脾肾阳虚型的 SLE 患者，主要表现为面目四肢浮肿、面色㿠白、畏寒肢冷等，方中制附子、茯苓等药材具有温肾健脾、化气行水的作用。系统性红斑狼疮病情复杂，证型可兼夹出现，故应随证施治。陈湘君教授治疗热毒炽盛型患者，拟犀角地黄汤和黄连解毒汤加减以滋阴解毒、凉营静心；对于阴虚内热型患者，拟知柏地黄汤加减，对于红斑较重者，加芙蓉叶、碧玉散。冯宪章教授善用羚羊角、生地黄治疗急性期热毒炽盛型系统性红斑狼疮，对出现面部红斑、脱发等症状的缓解期系统性红斑狼疮，则用六味地黄丸和二至丸加减以滋阴补肾养肝。

龙胆泻肝汤是一种清热的中药方剂，具有清脏腑热，清泻肝胆实火，清利肝经湿热的功效。有研究采用龙胆泻肝汤灌胃干预 MRL/lpr 小鼠，剂量为 250mg/（kg·d），结果发现：可增加脾脏 $CD3^+CD4^+$、$CD3^+CD8^+$ 和 $CD4^+CD25^+$ T 细胞比例，降低干扰素-γ（IFN-γ）、肿瘤坏死因子-α（TNF-α）、抗双链 DNA 抗体生成，以及减少肾小球中免疫球蛋白 G（IgG）免疫复合物的沉积。同时有效减少与 MRL/lpr 小鼠疾病进展相关的氧化应激，可作为 SLE 的辅助疗法。竹叶石膏汤出自汉代张仲景《伤寒论》，经云："伤寒解后，虚羸少气，气逆欲吐者，竹叶石膏汤主之。"方中淡竹叶、生石膏清热泻火，麦冬、人参益气养阴，半夏降逆和胃，粳米、甘草健脾养胃，诸药相配，共奏养阴清热、益气生津之效。其主治证候为心胸烦闷、身热多汗、口干欲饮、舌红苔少、脉虚数等。竹叶石膏汤治疗阴虚内热型 SLE 患者的临床研究结果表明其可有效改善患者的临床表现和中医证候积分及 SLEDAI 积分，可有效改善患者体内炎症水平，且具有调节免疫功能的作用，可有效减少患者糖皮质激素的使用量。

此外，还有如秦艽丸、清骨散、狼疮肝肾方、狼疮脾肾方等方剂，均根据不同的证型和临床表现进行选用。中医药治疗 SLE 的研究也在不断进展中，许多研究报道了中医药在治疗 SLE 方面的积极效果，如通过随机对照试验验证了某些中药复方对 SLE 患者病情的改善作用。

2. 经验拟方

在临床应用领域，经验拟方的研究较为广泛，其在改善 SLE 患者的临床症状、调节免疫系统、减少激素及免疫抑制剂副作用等方面展现出一定的治疗效果。针对 SLE 患者免疫功能的调节，研究指出中医药能够通过调整免疫细胞、细胞因子及细胞凋亡等机制发挥其作用。例如，部分中药复方能够降低 SLE 患者血清中的炎症因子水平，包括白细胞介素-6（IL-6）、白细胞介素-8（IL-8）和肿瘤坏死因子-α（TNF-α），同时提升抗炎因子水平，有助于免疫功能的恢复。此外，中医药还能够显著改善患者的临床症状，如关节疼痛、皮疹、疲劳等，从而提高患者的生活质量。长期承受疾病压力的 SLE 患者可能会出现焦虑、抑郁等心理问题，中医药治疗在改善这些心理状态方面亦表现出积极效果。例如，升麻鳖甲汤被证实能够缓解 SLE 患者的焦虑和抑郁症状。对于骨质疏松等骨代谢异常的伴随症状，中医药治疗对 SLE 患者的骨密度和骨代谢产生正面影响，研究发现，某些中药方剂能够提升 SLE 患者的骨密度，降低骨折风险。

具体来说，在中医治疗 SLE 的经验方剂中，历代中医学家根据该病的临床表现和自身免疫性疾病的特点，总结出了一系列具有一定疗效的方剂。阴虚内热型系统性红斑狼疮患者的皮肤黏膜病变一般表现为不鲜艳的皮损，伴有口干、咽干等阴液不足的表现，范永升教授自拟解毒祛瘀滋阴方，方中以干地黄为君药，善用赤芍、牡丹皮、青蒿等清热药清解内热，使血液归经，红斑消退，加入当归、鳖甲等补虚药补益亏损，全方起到了滋阴清热、凉血消斑的效果，对于面部红斑具有改善缓解作用。若有脱发，可加入补益精血的何首乌等药。沈丕安教授根据多年临床经验创红斑汤、紫斑汤，用以专治系统性红斑狼疮的红斑、口腔溃疡、紫斑、瘀斑、雷诺现象等皮肤黏膜损害。另有研究自拟狼疮方治疗，方中熟地黄、山茱萸、女贞子等药具有滋阴补肾的作用，可缓解低热、口干等阴虚症状，当归、鸡血藤、白花蛇舌草等具有活血散瘀作用，可缓解面手部红斑表现，此外熟地黄、当归还有补血之功效，血为发之余，女贞子还有乌须的功效，可以在一定程度上改善脱发。

狼疮方（Lang Chuang Fang，LCF）是叶任高教授自创的一种临床上治疗 SLE 的中草药处方，由白花蛇舌草、紫草、半枝莲、生地黄、丹参组成。其课题组采用 LCF 颗粒（0.97g/kg、1.95g/kg、3.90g/kg）治疗 MRL/lpr 狼疮小鼠可显著降低小鼠的脾脏和胸腺系数、C 反应蛋白（CRP）和抗双链 DNA 抗体（抗dsDNA 抗体）、蛋白尿以及尿素氮和肌酐水平，表明 LCF 颗粒有治疗狼疮性肾炎的潜力。其机制与下调肾脏核因子 κB p65 亚基表达，上调烟酰胺腺嘌呤二核苷酸依赖性蛋白去乙酰化酶 1（SIRT1）、核因子 E_2 相关因子 2（Nrf2）表达有关。临床实践中采用狼疮方治疗 19 例狼疮性肾炎患者，痊愈 3 例，显效 9 例，有效 5 例，有效率为 89%。采用网络药理学方法分析发现 LCF 主要通过调节免疫反应、减少炎症介质产生和中性粒细胞招募发挥作用，而磷脂酰肌醇 3-激酶/蛋白激酶 B、核因子 κB、肿瘤坏死因子-α 信号通路参与抗炎免疫，从而减轻 SLE 的疾病进展。

现代医家也多从补虚、化瘀、清热解毒着手，所谓"正气存内，邪不可干"，病患多有气血津液亏虚，虚可致瘀，从而加重虚的程度，虚可化热，热积久成毒，热毒熏蒸，津液复亏，虚、瘀、毒可单独致病，又可相互胶着致病，故将滋阴补肾、清热凉血、活血化瘀类药物经过化裁成方，标本兼治。在使用这些经验方剂时，应根据患者的具体症状和体质，由有经验的中医师进行辨证施治，并根据病情的变化适时调整方剂。在实际应用中，还需注意药物的剂量和煎煮方法，以及可能的药物相互作用和不良反应。

3. 中成药

近年来，多项临床研究探讨了中成药在治疗 SLE 中的应用，如使用雷公藤多苷、昆明山海棠、昆仙胶囊、百令胶囊和黄葵胶囊等中成药，观察其在改善患者症状、降低疾病活动度方面的效果，这些药物有助于改善蛋白尿、血尿等活动性表现，并可能改善肾功能不全的症状。火把花根片和雷公藤多苷片等中成药在治疗 SLE 患者的关节炎症状方面也显示出一定的疗效。在出现高热惊厥、神昏谵语等症状时，安宫牛黄丸等中成药可联合使用，有助于改善症状。根据临床研究，中成药通过多靶点调控机体的免疫和代谢功能，有助于改善 SLE 患者的病情。

研究人员对中成药治疗 SLE 的作用机制进行了深入研究，发现其可能通过调节免疫炎症反应、抗氧化应激、调节细胞凋亡等途径发挥治疗作用。研究发现，SLE 患者存在脂质代谢紊乱和能量代谢紊乱。中成药如解毒祛瘀滋阴方能够显著上调二十碳五烯酸的含量，同时显著上调氨基酸生物标志物甘氨酸、苯丙氨酸和色氨酸至正常水平，有效控制 SLE 的病情进展。中成药能够通过调节机体的免疫细胞、细胞因子和细胞凋亡等途径发挥作用。例如，狼疮定能够降低 SLE 患者可溶性白细胞介素-2 受体水平，调控细胞免疫功能，使紊乱的免疫内环境趋于平衡。临床上，许多学者根据经验形成了固定的有效方剂。例如，复方自身清、痹病一号合剂、二青汤、风湿狼疮丸等，这些方剂在改善患者的免疫指标和临床症状方面显示出良好的效果。一些中成药如青蒿鳖甲汤、六味地黄丸等在抑制 SLE 活动、改善贫血、调节免疫等方面显示出积极的作用。

雷公藤多苷片作为一种传统中药提取物，近年来在 SLE 治疗领域的研究不断深入。多项临床试验表明，雷公藤多苷片能够显著改善 SLE 患者的临床症状，如皮疹、关节痛等，另外能够调节 SLE 患者的免疫功能，降低自身抗体水平。研究者对雷公藤多苷片的药理机制进行了探讨，发现其可能通过抑制炎症因子、调节 T 细胞功能等途径发挥作用。有研究显示，雷公藤多苷片与其他药物如激素、免疫抑制剂等联合应用，可以增强疗效，减少副作用。在临床治疗过程中使用雷公藤多苷片，需定期监测血常规、肝功能等指标，以评估药物疗效和副作用。昆明山海棠片具有抗炎和免疫抑制作用，也可用于治疗 SLE，研究表明，昆明山海棠片能够调节 SLE 患者外周血自然杀伤细胞的活性，并且这种调节作用与机体的免疫状态有关。黄芪和昆明山海棠片均能直接或通过刺激自然杀伤细胞活性因子（NKCF）的释放来促进健康人及 SLE 患者外周血单个核细胞（PBMC）的自然杀伤细胞活性。在临床应用方面，昆明山海棠片与六味地黄丸合用治疗狼疮性肾炎取得了良好的效果。昆明山海棠片的药理作用及其临床应用研究进展显示，该药物具有抗感染、免疫抑制、抗肿瘤、抗生育等作用，并在治疗 SLE 方面显示出潜力。

在使用中成药的过程中，应当严格遵循循证医学的基本原则，并充分考虑中医药的独特性和传统特点。具体来说，医生和患者应当根据疾病的活动程度以及可能对脏器造成的损害情况，选择适合的中成药来进行针对性治疗。此外，在使用中成药的过程中，还必须密切观察和妥善处理可能出现的药物相互作用以及不良反应，确保用药的安全性。在实际应用中成药时，还需要特别注意药物的剂量和用药周期，避免因剂量过大或用药时间过长而导致不必要的副作用，及时识别并采取相应的措施进行处理，以确保治疗的安全性和有效性。总之，合理使用中成药，既要充分发挥其在治疗中的独特优势，又要确保用药的安全性和科学性。

4. 单味及单体中药

在中医治疗 SLE 的研究中，单味中药的应用也取得了一定的进展。研究发现，某些单味中药如黄芪、白芍等能够对 SLE 患者的免疫功能产生积极影响。例如，黄芪能够提高 SLE 患者的免疫功能，通过上调脂肪酸合成酶抗原表达、上调 B 细胞淋巴瘤-2 基因（bcl-2）表达、上调 $CD4^+/CD8^+$ 比值、增加激素和免疫调节剂的效果，从而发挥治疗作用；白芍总苷对 SLE 有辅助疗效，并可能帮助减少激素依赖，能够拮抗实验小鼠 IgG 自身抗体水平、抑制淋巴细胞增殖和白介素-1（IL-1）生成增多。临床研究表明，单味中药或其提取物在 SLE 治疗中的应用正在逐渐得到认可。青蒿虎酯能够降低模型鼠白介素-2（IL-2）的表达、减少激素用量、升高 $CD3^+CD4^+$ 水平及 $CD4^+/CD8^+$ 比值，降低模型鼠 IL-6 的表达，升高 TGF-β 的表达。青蒿素衍生物马来酸蒿乙醚胺（SM934）能够显著抑制 B 细胞 Toll 样受体 7/9（TLR7/9）的表达，抑制 B 细胞异常活化和浆细胞形成，从而降低自身抗体的水平，使狼疮疾病得到有效控制。

另外，甘草在 SLE 的治疗中，除了取其调和之性，更偏于其解毒之效。其化学成分甘草总黄酮能够通过抑制细胞外信号调节激酶/促分裂原活化的蛋白激酶（ERK/MAPK）通路，同时活化过氧化物酶体增殖物激活受体 γ（PPAR-γ）通路，抑制白细胞介素 6（IL-6）等炎症因子的表达，从而具有明显的抗炎作用。牡丹皮具有增强机体免疫功能、保护血管及解热等作用，利用其清热凉血、活血化瘀的功效，可化 SLE 之瘀，兼防瘀化热；芍药是芍药科芍药属多年生宿根草本植物，其根部可以药用，有散瘀止痛、清肝泻火之功效。研究表明芍药根水提取物可以有效降低 MRL/lpr 狼疮小鼠肾脏细胞间黏附分子-1（ICAM-1）、血管细胞黏附分子-1（VCAM-1）和血小板内皮细胞黏附分子-1（PECAM-1）的表达，改善受损的肾功能。此外，一项临床回顾性研究表明，采用芍药等中药治疗的 SLE 患者比使用常规治疗手段的患者患狼疮性肾炎的风险更低。秦艽是龙胆科龙胆属的植物，有祛风湿、舒筋骨之功效。秦艽根乙醇提取物能够减轻 B19-NS1 诱导的 NZB/W F1 SLE 模型小鼠的肝损伤，同时还通过下调 TNF-α/NF-κB（p65）信号通路，显著降低肝基质金属蛋白酶-9（MMP-9）和尿激酶型纤溶酶原激活物（uPA）的表达，从而缓解 SLE 肝脏炎症和肝损伤。综上所述，单味中药在治疗 SLE 方面展现出了一定的潜力和优势，但仍需更多的临床研究和基础研究来进一步验证其疗效和机制。

（二）外治法

除中药内服外，中医外治法的疗效也不容小觑，临床上常内、外治法联合使用。中医外治法在治疗上有操作简便的优势，避免了口服汤药对胃肠道的刺激，易于被患者接受，有利于提高患者对治疗的信心，改善患者的生活质量。中药熏洗法、敷法、穴位疗法对于 SLE 皮肤黏膜损害都有一定的治疗效果，但很少作为直接治疗系统性红斑狼疮的手段，因其见效较为缓慢，需长期治疗，故多用于缓解期的系统性红斑狼疮患者，可作为延缓病情发展的日常方法。

1. 中药熏洗法

中药熏洗法是将中药汤剂外用于患处的一种中医外治法，可达到清热解毒、杀虫止痒等作用。发生在前阴部的皮疹常伴有咽干等口腔黏膜症状，《金匮要略》中记载："蚀于下部则咽干，苦参汤洗之。"苦参清热燥湿，可缓解皮肤瘙痒，若病情延及肛门，如"蚀于肛者"，则可"雄黄熏之"，将其应用于系统性红斑狼疮患者也有不错的效果。对于雷诺现象，研究发现，通脉汤口服与通脉散熏洗治疗效果良好，外用的通脉散加强了温经回阳、活血止痛的效用。

2. 外敷法

经皮给药系统是中医外治法的一个重要研究方向，它通过皮肤贴敷方式用药，使药物以一定的速率通过皮肤，经毛细血管吸收进入体循环产生药效。这种给药方式具有避免首过效应、不受胃肠道影响、药物释药速度可控等优点。研究表明，香油和青黛散外敷治疗系统性红斑狼疮合并皮肤损害疗效显著。其他研究也证实了青黛散的清热解毒、燥湿敛疮功效对于皮肤病变的治疗效果。对于面部红斑等皮肤改变，温成平教授将金银花、生地黄、牡丹皮、赤芍、紫草、凌霄花、白花蛇舌草等药物煎成汤剂，运用冷湿敷的方法作用于皮肤损害处，起到清热解毒、疏通经络的作用，临床治疗效果显著。

3. 穴位疗法

穴位贴敷疗法是中医外治法中的一个重要组成部分，通过将药物作用于腧穴，利用经络对机体的调整作用来治疗疾病。现代研究表明，皮肤微生态的特异性分布可能是穴位敏化的重要机制。犀角地黄汤配合针刺天枢穴、关元穴、血海穴、大椎穴、气海穴、肾俞穴、合谷穴、脾俞穴、足三里穴、三阴交穴治疗的皮疹消退时间明显比常规西医治疗缩短。在选穴上，既有清热的大椎穴，又有关元穴、血海穴、气海穴这样补气补血的穴位，还有足三里穴这样的保健穴，对于系统性红斑狼疮起到了调和阴阳的效果，所谓"阴平阳秘，精神乃治"。穴位按摩法，热敷辅以按摩合谷穴、内关穴、外关穴、血海穴、气海穴、阳池穴等穴位可延缓雷诺现象的发作，究其原因，都是通过补充气血、理气活血而发挥效用。

三、小结

SLE 是一种慢性自身免疫性疾病，中医在治疗该疾病方面展现了其独特的优势和丰富的临床经验。近年来，中医治疗 SLE 的临床应用主要集中在以下几个方面：首先，辨证论治是中医治疗 SLE 的核心，依据患者不同的证候特点，制定个性化的治疗方案。常见的中医证型包括热毒炽盛、阴虚内热、肝肾阴虚、脾肾阳虚、气滞血瘀等，治疗时会选用相应的中药方剂进行调理。其次，中药复方研究取得了显著进展。例如，《备急千金要方》中的犀角地黄汤、《千金翼方》中的茯苓汤、四君子汤、当归补血汤和二至丸等在临床应用中显示出对 SLE 的显著疗效，能够改善患者的免疫指标和临床症状。再次，对中药单体的研究也在积极推进，如青蒿素衍生物马来酸蒿乙醚胺（SM934）在抑制 B 细胞活化和浆细胞形成方面显示出潜在的治疗效果。此外，中医外治法如针灸、拔罐、中药外敷等在 SLE 的康复与预防调护中的应用，为患者提供了更多的治疗选择。同时，中医治疗 SLE 的安全性和副作用研究也在积极推进，以确保治疗的安全性和有效性。

研究发现，中医可能通过调节机体代谢、免疫反应和细胞凋亡等途径发挥作用。目前，构建完善的中医临床疗效评价体系是当前研究的重点之一。通过引入系统性红斑狼疮疾病活动性指数评分（SLEDAI）系统、健康调查简表 36（SF-36）和功能症状量表（FSS）等国际公认的疗效评价指标，结合中医证候疗效评价，形成了多维度的评估体系。综上所述，中医在治疗 SLE 方面展现出了一定的潜力和优势，但仍需更多的临床研究和基础研究来进一步验证其疗效和机制。

第三节 · 系统性红斑狼疮中医药治疗的独特优势

系统性红斑狼疮是一种复杂的自身免疫性疾病，涉及多系统、多器官的损伤。中医药在治疗 SLE 中展现出独特的优势，这些优势主要体现在整体调节、辨证论治、多途径治疗、副作用较少以及长期管理等方面。中医药强调整体调节的理念，通过对脏腑功能的协调和平衡，达到治疗的效果。中医学认为，SLE 的发生与肝、脾、肾等脏腑功能失调密切相关。通过调节这些脏腑的功能，中医药能够改善机体的整体状态，增强患者的自愈能力。此外，中医药通过调和阴阳、疏通气血，促进机体的动态平衡，从而缓解 SLE 引发的多系统损伤。辨证论治是中医药治疗 SLE 的核心原则。中医根据患者的具体症状、体质、病情发展阶段等因素，采取个体化的治疗方案。由于 SLE 的临床表现多样，中医药能够根据不同患者的特点，制定出灵活而有效的治疗方案，达到最佳治疗效果。在治疗方法上，中医药采用多途径的综合治疗策略，既包括内服中药、外用药膏，还结合针灸、推拿等非药物疗法。通过多层次、多途径的治疗，中医药能够在缓解症状的同时，减少西药的副作用，如长期使用激素类药物带来的不良反应。此外，中医药在 SLE 的长期管理和预防复发方面也具有显著优势。中医药强调"治未病"，通过调理体质、调节生活方式等方法，帮助患者在康复期恢复元气，预防疾病的再次发作。综上所述，中医药在治疗系统性红斑狼疮时，通过整体调节、辨证论治、多途径治疗等手段，能够有效控制病情，减少副作用，改善患者的生活质量，并在长期管理和预防复发中起到重要作用。这些独特的优势使得中医药在 SLE 治疗中具有不可替代的地位。

一、整体调节观念

整体调节观念是中医治疗 SLE 的核心理念之一。这个观念不仅体现在治疗方法上，更贯穿于中医诊断、辨证、用药，以及康复调理的全过程。具体而言，整体调节观念包括以下几个方面。

（一）整体观念与脏腑的相关性

脏腑功能协调：中医学认为人体是一个有机的整体，脏腑之间相互联系、相互影响。SLE 的病变不局限于某个脏器，而是涉及全身多个系统，特别是肝、脾、肾等脏腑功能的失调。因此，在治疗 SLE 时，中医药可以通过调节脏腑功能，恢复人体整体的平衡，从根本上改善病情。

五行生克关系：中医通过五行学说理解脏腑之间的关系，认为五脏之间存在相生相克的动态平衡。比如，肾属水、心属火，肾水不足会导致心火过旺，进而影响整个机体的平衡。因此，调节肝、脾、肾的功能，可以帮助改善 SLE 引起的多系统病变。

（二）阴阳平衡的调节

阴阳失衡与疾病：中医认为阴阳失调是疾病发生的根本原因之一。在 SLE 中，阴阳失衡表现为阴虚火旺、阳虚寒盛等症状。通过调节阴阳，如滋阴清热、温阳散寒等方法，可以恢复身体的正常功能，控制病情进展。

个体化调节：每位 SLE 患者的阴阳失调情况不同，因此中医治疗会根据个体的具体情况进行调整。例如，对于阴虚内热明显的患者，常采用滋阴降火的方法，而对于阳虚寒盛的患者，则使用温阳益气的药物。

（三）气血调和的重要性

气血失调的影响：中医认为气血是人体的基本物质，气行则血行，气滞则血瘀。在 SLE 中，气血失调是常见的病理基础，表现为血瘀、气滞等症状。调理气血可以改善微循环，促进组织修复，有助于缓解症状。

活血化瘀的治疗：针对 SLE 中常见的血瘀症状，中医药通过活血化瘀、理气通络的方式，促进血液循环，减少血栓形成，减轻组织损伤，从而达到治疗目的。

（四）多系统联动与整体调节

多系统损害的特点：SLE 涉及皮肤、关节、肾脏、神经系统等多个系统的损害，中医治疗时不会单纯针对某一系统，而是通过整体调节，改善多个系统的功能。例如，肾为先天之本，肝主疏泄，中医治疗 SLE 时，通过调肝肾、补益脾胃，可以改善全身症状。

调节免疫功能：SLE 的发生与免疫系统异常密切相关，中医认为这是由于体内的正气不足、邪气侵袭导致。通过扶正祛邪、调和营卫等方法，可以增强机体的抗病能力，减少免疫系统对自身组织的攻击。

（五）身心调节与整体康复

心神调理：中医强调身心一体，认为精神情志与脏腑功能密切相关。SLE 患者常伴有情绪波动、焦虑抑郁等心理问题，中医通过调理心神，疏肝解郁，可以帮助患者保持良好的心理状态，促进疾病的康复。

养生与康复：中医药不仅在疾病急性期进行治疗，还注重通过饮食调理、规律起居、情志调节等方法，帮助患者在康复期恢复元气，预防旧病复发。这种长期的整体调节，有助于维持患者的健康，减少 SLE 的发作频率。

（六）辨证论治与动态调节

辨证施治：中医强调"同病异治"，即不同患者的 SLE 表现形式不同，治疗方案也应因人而异。通过辨证论治，医生可以根据患者的症状、体质、病情发展等因素，灵活调整治疗方案。

动态调节：SLE 病程复杂，病情多变，中医药在治疗过程中注重动态调节，根据病情的变化随时调整用药和治疗策略，以保持机体的整体平衡。

总之，中医药治疗系统性红斑狼疮的整体调节观念体现了中医"治病求本""调和阴阳"的理念。通过整体调节脏腑功能、阴阳平衡、气血运行以及身心状态，中医药不仅可以有效控制 SLE 的症状，还能够改善患者的整体健康状况，降低复发风险，促进长期康复。这种全方位的整体调节，使得中医药在 SLE 的治疗中具有独特的优势。

二、辨证论治

辨证论治是中医药治疗 SLE 的一大特色和核心原则。这个理念贯穿于诊断、治疗、调理的各个环节，体现了中医学以患者个体为中心的治疗思想。具体来说，辨证论治在 SLE 治疗中的应用包括以下几个方面。

（一）辨证论治的基本概念

辨证：中医学中的"证"相当于西医的"综合征"，是疾病在某一阶段的病理概括。辨证就是根据患者表现出来的症状、体征、舌脉象等，结合四诊（望、闻、问、切）收集的信息，分析病因、病位、病性和病势，从而确定患者所处的病理状态。对于 SLE 患者来说，辨证是确定其体内阴阳失调、气血失衡、脏腑功能紊乱的具体表现形式。

论治：在辨证的基础上，结合疾病的具体病因、病机，制定出相应的治疗原则和方法。中医药治疗 SLE 时，论治的内容包括选择适当的药物、制定合理的用药方案，以及辅以其他非药物疗法，如针灸、推拿、饮食调理等。

（二）SLE 的常见证型及其辨证要点

SLE 的病因复杂多样，病情变化多端，临床表现千变万化，因此中医根据不同的证型，制定相应的治疗方案。以下是 SLE 的几种常见证型及其辨证要点。

1. 阴虚火旺型

患者临床表现常见低热、口干咽燥、心烦易怒、盗汗、失眠、面色潮红、舌红少苔、脉细数。病机分析：阴虚内热，火旺扰心，阴不制阳。此证型多见于 SLE 活动期，体内的免疫异常反应导致阴液耗损，虚火上炎。治疗原则：滋阴清热，平肝潜阳。常用药物如生地黄、玄参、麦冬、知母等。

2. 脾肾阳虚型

患者临床表现为畏寒肢冷、面色苍白、腰膝酸软、尿少或浮肿、乏力、腹泻、舌淡胖、脉沉细无力。病机分析：脾肾阳虚，阳气不足，水湿停滞，不能温煦四肢。SLE 患者长期病情缠绵，损伤脾肾，导致阳气虚弱。治疗原则：温补脾肾，利水消肿。常用药物如附子、肉桂、干姜、茯苓等。

3. 气滞血瘀型

患者临床常见症状包括胸胁胀痛、月经不调、痛经、舌暗紫或有瘀斑、脉弦涩。皮肤可见紫斑、瘀点。病机分析：气机不畅，血行受阻，瘀血内停，导致血液循环不畅。此证型多见于 SLE 患者的晚期或病情反复发作时。治疗原则：活血化瘀，理气止痛。常用药物如丹参、赤芍、川芎、桃仁等。

4. 湿热蕴毒型

患者临床表现为发热、口苦、食欲缺乏、关节痛、皮肤红斑、脓疮、舌苔黄腻、脉滑数。患者常伴有急性发作的症状，如高热、关节红肿热痛。病机分析：湿热毒邪蕴结，阻滞经络，热毒攻心，伤及脏腑。SLE 患者在感染或外邪侵袭后，容易导致湿热内蕴，加重病情。治疗原则：清热解毒，除湿利湿。常用药物如黄芩、黄连、蒲公英、连翘等。

（三）动态辨证与治疗

病情变化的辨证调整：SLE 的病程复杂多变，患者的症状表现和病理状态可能随时变化。因此，中医在治疗过程中注重随症加减，根据病情的变化及时调整治疗方案。例如，患者在急性发作期可能表现为湿热蕴毒型，但在缓解期可能转为脾肾阳虚型。治疗方案也需随之调整，从清热解毒转为温补脾肾。

个体化治疗的原则：中医在治疗 SLE 时，强调"因人、因时、因地"制宜。根据患者的体质、居住环境、季节变化等因素进行个体化治疗。例如，体质虚弱的患者，可能需要从扶正固本入手，增强体质；而在湿热气候环境中生活的患者，则更需要注重清热利湿的治疗。

（四）非药物疗法的辨证应用

针灸疗法：针灸在 SLE 的治疗中常用于疏通经络、调和气血、缓解疼痛。例如，针刺足三里、关元等穴位，可以调节脾胃功能，增强机体免疫力；针刺太溪、三阴交等穴位，则可滋阴补肾，调节阴阳平衡。

推拿按摩：通过按摩经络、穴位，促进血液循环，缓解关节疼痛。辨证选取合适的推拿手法和穴位，是治疗的重要一环。例如，对气滞血瘀型患者，可通过按摩肝胆经穴位来疏肝理气，活血化瘀。

饮食调理：中医认为"药食同源"，在辨证论治中，合理的饮食调理也是治疗的重要组成部分。例如，阴虚火旺型患者，应多食滋阴清热的食物，如梨、百合、银耳等；而脾肾阳虚型患者，则应多食温补脾肾的食物，如羊肉、枸杞、桂圆等。

（五）辨证论治的综合性优势

与西医治疗的结合：在 SLE 的治疗中，辨证论治可以与西医治疗相结合，达到更好的疗效。例如，SLE 患者在接受激素治疗的同时，配合中医的滋阴清热或温阳益气治疗，可以减轻激素的副作用，增强治疗效果。

长期管理与预防：中医的辨证论治不仅适用于急性发作期的治疗，还强调对患者的长期管理和预防。例如，对于易感外邪的患者，中医通过调理脾胃、固本培元，提高机体的抗病能力，预防 SLE 的复发。

辨证论治是中医药治疗系统性红斑狼疮的核心理念，通过辨证论治，中医能够根据 SLE 患者的具体病情特点，制定个性化的治疗方案，灵活应对疾病的变化。在此基础上，中医药能够实现整体调节、扶正祛邪，既有效控制疾病进展，又减少了治疗的副作用，促进患者的长期康复。这种以人为本、因证施治的治疗理念，使得中医药在 SLE 的治疗中具有独特而不可替代的优势。

三、多途径治疗

多途径治疗是中医药在 SLE 治疗中的独特优势之一，它强调通过多种治疗手段相结合的方式，全面调节机体，达到更佳的治疗效果。不同于单一的药物治疗，中医药在治疗 SLE 时采用了多种不同的途径，不仅包括内服中药和外用药物，还涵盖了针灸、推拿、饮食调理、气功养生等综合疗法。这种多层次、多方面的综合治疗可以从多个角度调节患者的生理、病理状态，缓解症状，增强自愈能力，减少副作用，促进患者的全面康复。

（一）内服中药的调理作用

中药是中医治疗 SLE 的主要途径之一。内服中药能够根据患者的不同证型进行个性化治疗，调节机体内部的平衡。内服中药有以下几个主要特点。

1. 调节脏腑功能

通过内服中药，调理肝、脾、肾等脏腑功能，帮助恢复体内阴阳气血的平衡。例如，对于阴虚火旺型的 SLE 患者，可以使用滋阴清热的中药，如生地黄、玄参、麦冬等；对于脾肾阳虚型的患者，则可使用温补脾肾的药物，如附子、肉桂、干姜等。

2. 扶正祛邪

SLE 的发生与免疫功能紊乱密切相关，内服中药可以通过扶正祛邪的方式，增强机体的免疫调节能力，减少自身免疫系统对身体的攻击。例如，常用的扶正类中药包括黄芪、党参、白术等，这些药物能够增强体质，提升正气。

3. 清热解毒

在 SLE 急性发作期，往往伴有炎症反应和免疫系统的过度活跃。中药中的清热解毒药物，如黄芩、黄连、蒲公英、连翘等，可以有效清除体内热毒，减轻炎症，缓解急性症状。

（二）外用药物的局部调理

外用药物也是中医治疗 SLE 的一大特色。与内服中药相辅相成，外用药物可以直接作用于局部病灶，尤其在皮肤损伤较严重的情况下具有显著效果。外用药物的主要作用包括：

1. 消炎止痛

SLE患者常出现皮肤红斑、紫斑、溃疡等症状，使用外敷药物可以帮助减轻炎症反应，缓解疼痛。例如，外敷中药膏剂中常含有清热解毒、活血化瘀的药物，如金银花、连翘、蒲公英等，这些药物能够直接作用于患处，消炎止痛，加速愈合。

2. 促进局部血液循环

对于SLE患者的皮肤和关节损伤，外用药物通过促进局部血液循环，帮助改善微循环问题，促进组织修复，减少瘀血阻滞。常用的外用活血化瘀药物包括丹参、川芎、赤芍等。

（三）针灸疗法的全身调节

针灸作为中医的传统治疗手段，在SLE治疗中也具有显著作用。通过针灸对穴位的刺激，针灸能够调节经络，疏通气血，缓解疼痛，并且增强免疫调节功能。针灸的作用体现在以下几个方面。

1. 调节免疫功能

SLE是典型的免疫系统疾病，针灸通过刺激特定的穴位，如足三里、气海、关元等，能够增强患者的免疫功能，调节免疫系统的平衡。针灸能够通过刺激神经、内分泌等系统，调整机体的免疫反应，减少过度的免疫攻击。

2. 缓解疼痛和炎症

SLE患者常伴有关节疼痛、肌肉疼痛等症状，针灸能够通过刺激特定穴位，疏通经络、气血，减轻疼痛。针刺合谷、太冲等穴位可以活血通络，缓解关节的炎症反应。

3. 调节脏腑功能

针灸还可以通过调节脏腑功能，改善SLE患者的内脏失调问题。例如，针刺肝俞、脾俞、肾俞等穴位，可以调理肝脾肾功能，帮助恢复脏腑的正常运作，改善全身的症状表现。

（四）饮食调理的辅助治疗

中医理论认为"药食同源"，饮食调理在SLE患者的康复过程中起到了不可忽视的作用。通过合理的饮食调节，能够帮助患者改善体质，调节脏腑功能，增强免疫系统，防止病情反复。饮食调理的主要原则包括：

1. 根据体质选择食物

中医强调因人制宜，不同的体质需要采取不同的饮食调理原则。例如，阴虚火旺型SLE患者可以多食滋阴清热的食物，如梨、银耳、莲子等；脾肾阳虚型患者则适宜食用温补脾肾的食物，如羊肉、枸杞子、桂圆等。

2. 防止饮食诱发疾病

某些食物可能加重 SLE 的症状或诱发复发，因此需要避免。例如，辛辣、油腻、刺激性食物可能会加重炎症反应，而富含抗氧化物质的食物如绿茶、蓝莓则有助于减轻炎症。

3. 抗炎及免疫平衡膳食补充策略

适当补充富含维生素、矿物质的食物，尤其是具有抗炎、免疫调节功能的食物，如鱼油、坚果、全谷物等，可以帮助调节免疫功能，减少病情波动。

（五）太极拳等养生调理

太极拳等养生疗法是中医传统的调理手段，通过调息、调心、调形的方式，能够改善 SLE 患者的身心状态，增强机体调节功能。这类调理方式的主要作用包括稳定情绪、改善躯体功能。SLE 患者常伴有情绪波动、焦虑抑郁等心理问题，太极拳通过舒缓的动作配合深长呼吸，能够帮助患者减轻心理压力，改善情绪状态，维持心理平衡。通过长期规律练习太极拳，可以增强肌肉耐力，改善自主神经功能调节，缓解 SLE 患者的疲劳症状，并有助于维持病情稳定。

（六）多途径治疗的综合优势

多途径治疗的最大优势在于它的综合性和整体性。通过内外兼治、药物与非药物疗法相结合的方式，可以从多角度、多层次调节患者的身体状态，增强机体的免疫力，减少药物副作用，提高生活质量。例如，在 SLE 急性发作期，中药内服结合外用药物可以迅速缓解炎症，针灸与推拿按摩能够缓解关节疼痛，饮食调理则有助于维持体力；在病情缓解期，太极拳等中医养生疗法可以进一步调理体质，防止复发。

四、改善临床症状

中医药治疗能够改善系统性红斑狼疮的临床症状，是其独特优势之一。SLE 的病因复杂，临床表现多样，涉及多个脏器系统，包括皮肤、关节、肾脏、心脏等。患者常见症状包括发热、皮肤红斑、关节疼痛、肾炎、疲乏、免疫异常等。中医药通过调节机体的阴阳、气血、脏腑平衡，能够有效改善这些症状，减轻病情，促进病情的长期缓解。

（一）发热症状的改善

SLE 患者常见发热症状，尤其是低热，这与免疫反应亢进、炎症因子过度释放有关。中医认为发热多与"邪热内盛""阴虚火旺"或"气血两虚"相关，因此，在治疗发热症状时，主要采取以下几种方法。

1. 清热解毒

对于热毒炽盛导致的高热或急性发作期的 SLE 患者，中医通过使用清热解毒类药物，如黄芩、黄连、蒲公英、金银花等，能够清除体内的热毒，减轻发热症状，尤其对皮肤红斑、口腔溃疡等伴随症状有明显效果。

2. 滋阴清热

对于阴虚火旺型患者，中医多用滋阴清热的方法，常用药物如生地黄、玄参、知母、麦冬等，能够滋阴降火，缓解因阴虚火旺所引起的低热、口干咽燥、盗汗等症状。

3. 调理气血

SLE 患者长期发病或使用免疫抑制剂后，可能出现气血亏虚、阴阳失衡的情况。此时，补气养血药物如黄芪、党参、当归等能够帮助提升机体正气，改善发热症状，增强抗病能力。

（二）皮肤红斑、紫斑的治疗

皮肤红斑是 SLE 的典型症状之一，尤其是面部蝶形红斑、盘状红斑等。中医认为，皮肤红斑多与血热、气血失调、瘀血阻滞相关，因此治疗上注重清热凉血、活血化瘀，调理气血平衡。

1. 凉血解毒

皮肤红斑多见于热毒炽盛型 SLE 患者，治疗上常用凉血解毒的药物，如生地黄、赤芍、紫草等，这些药物能够清热凉血，祛除体内的热毒，减轻皮肤上的红斑、炎症反应。

2. 活血化瘀

中医认为红斑的形成与瘀血内停有关，活血化瘀是治疗红斑的重要手段。常用的活血化瘀药物如丹参、川芎、赤芍、桃仁等，能够改善局部血液循环，促进皮肤的修复和消退红斑。

3. 外敷治疗

对于皮肤红斑、紫斑，外敷药物也是有效的治疗手段。例如，金银花、连翘、蒲公英等清热解毒药物制成的外敷膏剂，能够直接作用于患处，消炎止痛，加速红斑的消退。

（三）关节疼痛、肌肉痛的缓解

关节疼痛是 SLE 患者常见的症状之一，患者关节处常出现红肿、疼痛、僵硬等表现。中医认为，关节疼痛多由风寒湿邪阻滞经络，或气滞血瘀所致。治疗上通过疏通经络、活血化瘀、祛风除湿，能够有效缓解关节痛。

1. 祛风除湿

SLE 关节痛常伴有风寒湿邪阻滞经络，治疗上多用祛风除湿药物，如独活、羌活、威灵仙、防风等，能够驱散体内风湿邪气，减轻关节部位的红肿和疼痛。对于寒湿重的患者，还可配合温经散寒的药物，如桂枝、附子等，以温通经络。

2. 活血化瘀

对于因气滞血瘀导致的关节疼痛，可通过活血化瘀的方法，促进局部血液循环，缓解疼痛。常用丹参、赤芍、川芎、桃仁等，这些药物能够疏通经络，消除关节部位的瘀滞，改善疼痛症状。

3. 针灸治疗

针灸在缓解 SLE 关节疼痛方面也有显著效果，通过针刺特定穴位，如合谷、足三里、阳陵泉等，能够疏通气血，缓解经络阻滞，减轻关节的肿胀和疼痛。

（四）肾脏损害的调理

肾脏损害（狼疮性肾炎）是 SLE 的严重并发症之一。中医认为肾虚、湿热内蕴是导致狼疮性肾炎的重要病机，因此，在治疗上主要采取补肾利湿、清热解毒的方法。

1. 补肾益气

SLE 患者常因病程迁延而导致肾精亏虚，尤以肾阴不足为多见部分患者可兼见肾阳不足。中医通过使用补肾益精的药物，如熟地黄、山药、枸杞子等滋补肾阴，配情配伍杜仲、淫羊藿等温补肾阳，能增强肾脏功能，改善水肿、尿蛋白等症状。

2. 清热利湿

对于湿热内蕴型的狼疮性肾炎，常见尿黄、腰痛、下肢水肿等症状。中医通过清热利湿的方法，如用黄芩、茯苓、车前子、泽泻等药物，能够清除体内的湿热，减轻肾脏的炎症反应，改善尿液异常。

3. 调理脾肾

中医认为肾与脾的关系密切，脾虚则水湿不运，进一步加重肾脏负担。通过调理脾肾，如使用白术、茯苓、党参等药物，可以健脾利湿，帮助改善肾脏功能，减轻肾炎症状。

（五）疲劳乏力的调节

SLE 患者常感到极度的疲劳和乏力，这是长期的慢性炎症和免疫紊乱所致的。中医认为疲劳与气血不足、脾虚失运、肝郁等因素密切相关，治疗上多采取补气养血、健脾益气的方药。

1. 补气养血

疲劳乏力多因气血不足引起，常用的补气养血药物包括黄芪、党参、当归、白芍等，这些药物能够提升气血，增强机体的抵抗力，改善疲劳症状。

2. 健脾益气

脾虚运化失常也是导致疲劳的常见原因。中医通过健脾益气的治疗方法，如使用白术、山药、茯苓等药物，能够恢复脾的运化功能，帮助增强患者体力，缓解SLE相关性疲劳乏力症状。

3. 疏肝解郁

对于因肝郁气滞导致的疲劳乏力，常用疏肝理气的药物，如柴胡、香附、青皮等，能够疏通肝气，缓解疲劳和情绪低落等问题。

（六）免疫功能紊乱的调节

SLE 的病理机制与免疫功能紊乱密切相关。中医通过调节正气、扶正祛邪，能够平衡患者的免疫功能，减少免疫系统对自身组织的攻击，达到控制病情的效果。

1. 扶正固本

SLE 患者的免疫功能紊乱与正气不足、抵抗力下降有密切关系。通过使用扶正固本的药物，如黄芪、党参、灵芝等，可以增强患者体质，提升正气，调节免疫系统，减轻免疫攻击。

2. 清热解毒

在免疫亢进、炎症反应强烈时，中医通过使用清热解毒的药物，如黄连、黄芩、连翘等，能够清除体内的炎症因子，减少免疫系统的过度活跃，缓解症状。

3. 和解阴阳

免疫功能紊乱常伴有阴阳失衡，通过和解阴阳的方法，如使用知母、地黄等滋阴药物，能够平衡阴阳，调节免疫功能，改善 SLE 的病理状态。

（七）精神情志调节

SLE 患者常伴有情绪波动、焦虑、抑郁等精神症状，中医强调心神调节与情志调理在 SLE 治疗中的重要性。通过疏肝解郁、安神养心的药物，能够帮助患者改善情绪，减轻精神压力，从而有助于病情的稳定和恢复。

1. 疏肝解郁

情志抑郁常导致肝气郁结，进一步加重 SLE 的症状。通过使用柴胡、香附、郁金等疏肝理气的药物，可以帮助患者调畅气机，缓解情绪波动，改善精神状态。

2. 安神养心

对于因长期病痛导致的焦虑、失眠等精神症状，中医常使用安神养心的药物，如酸枣仁、柏子仁、远志等，能够帮助患者安神定志，改善睡眠质量，提升精神状态。

五、长期管理和预防措施

中医药在 SLE 的长期管理和预防中起到了关键作用，其独特的整体观念和辨证论治方法为患者提供了个性化的治疗策略。这种治疗方式不仅能有效控制 SLE 的急性发作，还能在病情稳定期通过调理体质、预防复发、减轻药物副作用，达到长期管理和预防疾病恶化的效果。以下是中医药在 SLE 长期管理和预防中的具体作用详细阐述：

（一）提高机体的自我调节能力

中医强调"正气存内，邪不可干"，即正气（机体的自我调节能力）强盛，病邪就不易入侵。SLE 的病因复杂，涉及免疫功能失调、脏腑失衡等多种因素，因此中医药的长期治疗重在扶正祛邪，增强患者的体质，提升免疫力，避免外界病邪的侵袭。

1. 扶正固本

中医通过补气养血、滋阴补肾等方法提高患者的正气，使其在长期管理中具备更强的抵抗力。常用的扶正固本药物如黄芪、党参、当归、枸杞子等能够有效调理气血，增强免疫功能，改善患者的体质，减少外感病邪引起的复发风险。

2. 平衡阴阳

SLE 的发生与体内阴阳失衡密切相关，阴虚火旺、阴阳失调常见于长期患病者。通过滋阴降火、调和阴阳的药物，如知母、玄参、麦冬等，中医药能够帮助患者恢复阴阳平衡，减轻体内炎症反应，预防疾病恶化。

（二）减轻免疫抑制剂等西药的副作用

SLE 的治疗过程中，免疫抑制剂、糖皮质激素等西药虽然能有效控制急性发作，但长期使用会带来严重的副作用，如骨质疏松、肝肾损害、胃肠功能紊乱等。中医药能够通过合理的配伍使用，在缓解 SLE 症状的同时，减轻这些药物的副作用，保护患者的脏腑功能。

1. 保肝护肾

长期服用免疫抑制剂和激素类药物容易导致肝肾功能损害。中医认为肝肾为人体的根本，通过使用滋阴补肾、疏肝理气的药物，如枸杞子、杜仲、黄精等，能够增强肝肾功能，减轻西药对这些脏器的损害，帮助患者维持长期的健康状态。

2. 健脾养胃

SLE 患者在长期用药过程中，往往会出现胃肠功能紊乱、食欲减退等情况。

中医通过健脾益胃的药物，如白术、茯苓、党参等，能够有效调理脾胃功能，帮助患者消化吸收，减轻胃肠不适，确保营养的供给。

（三）预防 SLE 的复发

SLE 具有反复发作的特点，尤其在季节变换、外感风寒、情绪波动、过度劳累等诱因的刺激下容易复发。中医药在预防复发方面强调内外结合，通过增强机体的抵抗力和改善生活方式，帮助患者减少复发概率。

1. 疏风散寒

SLE 患者对外界风寒湿邪较为敏感，外感风寒容易引起病情复发。中医通过疏风散寒、祛湿通络的药物，如防风、羌活、桂枝等，能够帮助患者抵御外邪，尤其在气候变化时，通过适当的中药调理，预防 SLE 的复发。

2. 调畅情志

情绪波动是 SLE 复发的重要诱因之一。中医注重心神调节，通过疏肝理气、解郁安神的治疗方法，如使用柴胡、香附、合欢皮等药物，能够帮助患者舒缓情绪，减轻焦虑、抑郁等负面情绪，减少情绪诱导的病情复发。

（四）调理脏腑功能，维持长期稳定

中医认为，SLE 的病机与五脏六腑功能失调密切相关，尤其是肝、脾、肾的功能异常。因此，中医药长期治疗的重点在于调理脏腑功能，恢复其正常生理活动，从而维持机体的平衡与稳定，减少复发。

1. 调理肝脏功能

SLE 患者常见肝气郁结、气滞血瘀等症状，导致情绪易波动、疲劳乏力等。中医通过疏肝解郁、活血化瘀的方法，如柴胡、郁金、丹参等药物，能够有效调理肝脏功能，帮助患者保持情绪稳定，预防因肝气郁结引起的旧病复发。

2. 健脾利湿

脾虚湿盛是 SLE 患者常见的问题，脾失健运导致水湿停滞，进一步加重体内的病邪堆积。中医通过健脾利湿的治疗，如使用白术、茯苓、泽泻等药物，能够改善脾胃功能，促进水湿代谢，减少身体的沉重感和水肿问题，维持长期的脏腑平衡。

3. 补肾固本

中医认为肾为先天之本，主宰人体的生长发育与免疫调节功能。SLE 患者长期患病，常伴有肾虚的症状，如腰膝酸软、易感疲劳、夜尿多等。通过滋补肾阴、温补肾阳的药物，如熟地黄、杜仲、山茱萸等，能够增强肾脏的功能，提高身体的抵抗力，维持长期的稳定状态。

（五）加强病情缓解期的巩固治疗

在 SLE 的治疗过程中，急性期的控制固然重要，但病情缓解期的巩固治疗同样不可忽视。中医通过持续地调理，能够帮助患者在病情缓解期稳定体质，预防复发。

1. 调养气血

缓解期的患者常表现出气血不足、阴阳失调的症状，中医通过补气养血、调和阴阳的药物，如黄芪、当归、白芍等，能够帮助患者恢复气血，提升正气，预防病情反复。

2. 滋阴清热

对于阴虚火旺的患者，缓解期易有虚热内扰的表现，如口干、盗汗、低热等。中医通过滋阴清热的治疗，如使用生地黄、知母、玄参等药物，能够清除体内余热，防止虚热复发，保持病情的长期稳定。

3. 养护脾胃

SLE 的长期治疗过程中，患者的脾胃功能容易受损，导致消化吸收不良、体力下降。通过健脾养胃的药物，如党参、白术、茯苓等，中医药能够增强脾胃功能，帮助患者恢复体力，增强对疾病的抵抗力。

第四节 · 系统性红斑狼疮中医药治疗面临的挑战与前景

系统性红斑狼疮（SLE）是一种复杂的自身免疫性疾病，其病因与发病机制尚未完全明确。中医药治疗在 SLE 的长期管理和症状缓解中发挥了重要作用，但也面临着诸多挑战。首先，缺乏标准化的治疗方案是我们面临的主要困难之一。中医药注重辨证论治，根据个体体质和症状的差异制定治疗方案，但这也导致了治疗路径缺乏统一性，难以形成标准化的临床指南，增加了疗效评估的难度。其次，西医证据的支持不足，尽管中医药在 SLE 治疗中的效果得到了很多临床医生和患者的认可，但基于循证医学的高质量研究较为有限，难以在国际上获得更广泛的认同。第三，中药成分复杂、机制不明确，中药多为复方，药物成分之间的相互作用尚未完全被西医所理解，这限制了其机制研究的深入。同时，中医药在 SLE 治疗中的应用前景广阔。首先，个体化治疗是中医药的优势，未来结合现代技术，如基因组学、蛋白质组学等，有望开发出更精准的个体化治疗方案。其次，与西医的结合将是未来的趋势，通过与西医药物联合使用，中医药有可能减少西药的副作用，增强疗效。此外，中医药的复方应用也有望与现代生物制药技术相结合，开发新的治疗药物，为 SLE 患者提供更多选择。最后，随着中医药的国际化发展，中医药疗法在全球的推广有望得到更多科学验证，扩大其在国际医学界的影响力。面对挑战并利用其独特的疗法优势，中医药在 SLE 治疗中的前景值得期待。

一、中医药治疗面临的挑战

（一）缺乏统一的标准化治疗方案

中医药在 SLE 的治疗过程中，缺乏统一的标准化治疗方案是其面临的主要挑战之一。这一问题不仅影响了中医药疗效的广泛验证和推广，也制约了中医药被国际医学领域的认同和应用。详细来看，缺乏统一的标准化治疗方案表现在以下几个方面。

1. 辨证论治的个体化特点导致方案差异大

中医药强调"辨证论治"，即根据患者的具体症状、体质、发病原因等因素，制定个体化的治疗方案。这种方式充分体现了中医的灵活性和对个体差异的重视，但也带来了较大的差异性。SLE 患者的临床表现复杂多样，有人可能以肾脏损害为主，而另一些人则以皮肤病变、关节疼痛或全身性症状为主。中医根据不同的证候类型（如阴虚火旺、气血两虚、脾肾阳虚等）使用不同的药方，这种基于个体情况的调整虽然能更精准地匹配患者的病情，但缺乏标准化的治疗路径，难以形成统一的方案，导致疗效无法在不同患者或医院间进行直接比较。例如，针对相同的SLE 患者群体，不同的中医医生可能根据各自的经验开具不同的方剂，甚至在同一名医生的治疗下，随着患者病情的变化，药方也会不断调整。这种高度个性化的治疗方式虽然体现了中医的优势，但也导致了治疗过程中的不可控性，难以进行系统的疗效评估与统一规范。

2. 缺乏大规模临床试验支持标准化治疗

西医中，标准化治疗方案的制定往往依赖于大规模随机对照试验（RCT），这是评估药物疗效与安全性的重要手段。然而，中医药由于其复杂的药物组成和个性化治疗特点，难以适应 RCT 的研究模式。在中医药领域，复方治疗是常见的方式，一种方剂通常包含多种草药，而每种草药的成分复杂且作用机制各异，这使得RCT 很难在严格控制变量的情况下验证疗效。此外，中医药治疗的效果往往是长期、缓慢的，这与西药在短期内见效的特点不同。在西医的 RCT 设计中，治疗效果的评估通常集中在几周或几个月的周期内，而中医药的疗效可能需要数月甚至更长时间才能显现，这给标准化的疗效评估带来了难度。中医药缺乏足够的大规模临床研究数据，导致其在治疗 SLE 时难以形成国际认可的标准治疗方案。

3. 缺乏统一的诊断标准

标准化治疗方案的制定不仅需要统一的诊断标准，还依赖于统一的治疗方案。

然而，中医的诊断与西医有很大不同，中医诊断强调望、闻、问、切四诊合参，通过观察患者的面色、舌苔、脉象，以及问诊病史等方式进行综合评估。这种诊断方式在很大程度上依赖医生的个人经验与判断，存在一定的主观性。即便是同一名患者，不同的中医师在诊断时可能会有不同的辨证结果，这使得制定统一的诊断标准变得困难，进而影响了标准化治疗方案的形成。以 SLE 为例，虽然西医已经明确了 SLE 的诊断标准（如血清学指标、免疫学检查等），但中医在诊断时往往更注重脏腑失调、阴阳失衡、气血不足等病机表现，而这些诊断依据通常无法通过量化的指标加以确定。缺乏统一的中医诊断标准，使得即便是相同的 SLE 患者群体，在不同的中医医生诊断下也可能得到不同的辨证结果，这进一步加剧了治疗方案的多样性和不确定性。

4. 中药剂量与疗效标准不统一

在中药治疗 SLE 的过程中，药物剂量的确定也是标准化治疗方案中的一个关键问题。中医药的治疗强调"随症加减"，即根据患者的具体病情调整药物剂量。这种灵活性虽然能更好地匹配患者的需求，但也导致了药物剂量的不统一。尤其是在治疗 SLE 这种复杂疾病时，不同医生对同一种中药的用量可能存在较大差异，缺乏明确的剂量标准。此外，中药的疗效评估标准也缺乏统一性。与西药不同，中药的疗效往往体现在整体调节和逐步改善上，因此中医药治疗 SLE 的疗效评估更多依赖于症状的缓解程度、体质的改善等主观指标，而这些指标很难进行量化和统一标准化。例如，患者的乏力、疼痛、皮疹等症状在不同个体间的感受和反应存在很大差异，因此在疗效评估时缺乏明确的量化标准。这使得在临床上难以统一中医药的治疗效果标准。

5. 中药材质量参差不齐影响治疗效果

中药材的质量直接影响治疗效果，然而由于中药材种植、采集、加工过程中的诸多因素，目前市场上的中药材质量参差不齐，药材有效成分含量波动较大。不同产地、不同加工方式甚至同一种药材在不同季节采摘，其有效成分可能有所差异，导致药效不稳定。对于 SLE 这种需要长期治疗的慢性疾病，药物疗效的稳定性尤为重要，但现阶段中药材质量的差异使得标准化治疗的实施面临挑战。为了解决这一问题，需要加强对中药材的规范化管理与质量控制，推进中药的标准化种植和生产。同时，借助现代检测技术，提升对中药材有效成分的检测能力，以确保药效的一致性。这将为中医药治疗 SLE 的标准化提供物质基础。

中医药治疗系统性红斑狼疮在缺乏标准化治疗方案方面面临着复杂而多方面的挑战。这不仅体现在辨证论治的个体化特点上，也体现在诊断、药物剂量、疗效评估和中药材质量控制等方面。要推动中医药在 SLE 治疗中的标准化，未来需要在保持中医药灵活性的同时，结合西医技术和临床研究，逐步制定统一的诊断标准、药物剂量和疗效评估体系，从而提高中医药治疗的可重复性和疗效的一致性。这不仅有助于中医药得到国际医学界的认可和推广，也将为 SLE 患者提供更为稳定有效的治疗方案。

（二）西医证据支持不足

西医证据支持不足是中医药治疗 SLE 面临的一个重大挑战。这一问题不仅限制了中医药疗法得到国际医学界的认可和推广，也给中医药在 SLE 治疗中的广泛应用带来了障碍。具体而言，西医证据支持不足的挑战可以从以下几个方面进行详细阐述：

1. 循证医学研究的缺乏

现代医学，尤其是西医，广泛依赖于循证医学（Evidence-based medicine，EBM）来验证治疗方法的有效性和安全性。循证医学的核心是通过严格设计的随机对照试验以及大规模临床研究来提供科学证据。然而，在中医药治疗 SLE 的研究中，符合循证医学标准的高质量 RCT 相对较少。这主要有以下几个原因。

（1）中医药的个体化治疗特点　中医药强调"辨证论治"，根据每个患者的具体情况调整治疗方案，因此难以像西医那样使用固定的药物或治疗标准。在西医的 RCT 设计中，通常会给所有患者分配相同的药物或治疗，但在中医中，由于不同患者的症状、体质、脉象等均有差异，治疗方案会有较大的个体差异。这种个性化的治疗模式难以与传统 RCT 的设计思路兼容，从而导致在西医的框架下，中医药疗法的临床研究较难进行。

（2）复方治疗的复杂性　中医药常常采用复方治疗，即在一个方剂中结合多种药物，每种药物可能含有数十种化学成分。与西药单一成分的设计不同，中药复方的药效是多种成分协同作用的结果，这使得在研究过程中难以确定某种单一成分的具体疗效。由于复方的复杂性，进行标准化的临床试验以验证中药的有效性和安全性变得十分困难。

（3）难以设定对照组　在 RCT 中，通常会设立一个对照组，给予安慰剂或标准治疗，但对于中医药而言，设计对照组存在挑战。例如，安慰剂的设计非常困难，因为中药的味道和质感较为特殊，很难找到不具药理作用的安慰剂来欺骗患者。即使在研究中使用了标准对照，也可能因为中药复方的复杂性而无法精确对照和评估其具体疗效。

2. 临床试验的样本量有限

在现有的中医药临床研究中，涉及 SLE 的高质量研究较为有限。很多研究样本量较小，导致统计学效力不足，无法得出明确的结论。小规模的研究通常难以排除偏倚，尤其是中医药个性化治疗模式下，个别患者的显著改善可能被放大，难以代表大多数患者的普遍效果。为了在全球医学界获得更多认可，需要大规模、国际化的多中心临床研究来验证中医药在 SLE 治疗中的有效性和安全性。

（1）研究资源有限　与西药的临床试验相比，中医药研究的资金和资源支持较少，尤其是对于国际认可的高质量研究。这限制了中医药在全球范围内开展大规模、多中心试验的能力。而西医对于药物疗效的要求非常严格，没有足够的样本量和多中心的研究数据，难以说服国际医学界接受中医药的治疗效果。

（2）临床研究设计缺乏规范性　一些中医药研究的设计和实施缺乏规范性，部分研究没有严格的随机化和盲法设计，结果的可靠性受到质疑。这种不规范的设计容易导致偏倚，影响结果的客观性，使得研究结论的可信度受到质疑。

3. 治疗机制研究尚不深入

西医注重对药物的作用机制进行深入的生物学研究，而中医药的治疗机制仍处于相对初步的阶段。虽然中医药在 SLE 治疗中的有效性得到了部分临床实践的支持，但对其具体作用机制的西医解释仍不充分。中医药的治疗理念基于"阴阳失衡""气血不和""脏腑功能失调"等传统理论，而这些理论很难用现代生物学系统进行清晰描述。

（1）药理机制复杂　中药的药理作用通常是多靶点、多途径的，其成分不仅作用于免疫系统，还可能调节内分泌、神经系统等。西医对中药的作用机制研究尚未深入，部分药物的生物活性成分、代谢途径及其对免疫功能的调控机制仍不清楚。虽然一些中药成分的抗炎、免疫调节、抗氧化等作用已经得到了实验室研究的支持，但如何将这些机制有效地转化为临床治疗方案，仍需要进一步的研究。

（2）缺乏精准的生物标志物　在西医中，药物的疗效通常通过生物标志物（如血清学指标、免疫指标等）进行监测，而中医药治疗 SLE 时，由于其调节整体功能的特点，难以通过单一生物标志物来评估疗效。中医药的整体调节效应往往是通过多个生物系统的复杂互作实现的，这种多靶点、多系统的调节作用，使得中医药的疗效评估在西医框架下显得更加困难。

4. 国际医学界对中医药疗效的质疑

在全球范围内，西医主导的医学体系更倾向于认可经过 RCT 验证的治疗方法。由于中医药缺乏足够的高质量临床试验支持，其疗效在国际医学界受到质疑。例如，欧美国家的药品监管机构通常对新药的审批有严格的科学依据要求，包括明确的药物成分、作用机制、疗效及安全性。中医药由于其复方特性和治疗机制不明，在国际药品审批和推广过程中遇到了较多困难。

（1）难以通过国际药品监管审核　目前，欧美国家的药品审批体系对药物的标准化要求较高，中药的多成分、复杂制备工艺和成分可变性使得它们难以符合国际药品标准化的要求。很多中药制剂由于缺乏确切的药理机制和高质量的临床证据，无法通过国际药品监管机构的审批，限制了中医药在国际市场的推广。

（2）中医药的疗效宣传缺乏国际认可　即使在一些地区，中医药在 SLE 治疗中的效果得到了临床医生和患者的广泛认可，但由于缺乏标准化的研究证据，这些经验往往难以得到国际医学界的采纳。医学界通常要求严谨的科学验证，而中医药在 SLE 治疗中的经验性数据还不足以支撑其疗效的广泛推广。

5. 中药安全性评估机制不足

在西医中，药物的安全性评估是必不可少的过程，尤其对于慢性疾病，如 SLE 患者可能需要长期用药。虽然中医药在临床上相对安全，且副作用较小，但缺乏系统的安全性研究是其面临的一个问题。西医对药物安全性的要求包括药代动力学、毒理学、长期安全性研究等，而中医药在这些方面的研究相对不足。

（1）长期使用的安全性研究不足　SLE 患者往往需要长期治疗，因此药物的长期安全性尤为重要。虽然中医药相对于西药激素和免疫抑制剂的副作用较小，但由于缺乏长期的毒理学研究和药物相互作用研究，部分中药的长期使用安全性尚未得到充分评估。

（2）中药与西药的相互作用研究不足　在 SLE 治疗中，患者往往需要同时使用中药和西药，而中药与西药的相互作用研究尚不充分。一些中药可能与西药发生药理学相互作用，影响疗效或增加不良反应，但由于西医对中药成分和药物相互作用的研究较少，如何合理搭配中西药物仍是一个未解的课题。

中医药在治疗系统性红斑狼疮中的西医证据支持不足，主要体现在缺乏高质量的临床研究、药理机制研究不够深入、国际医学界认同度低以及安全性评估体系不完善等方面。要应对这些挑战，需要通过更多大规模、规范化的临床试验，深入研究中药的作用机制，探索其与西医的结合途径，并加强国际的学术交流和合作，以推动中医药治疗 SLE 的现代化和国际化发展。

（三）药物质量控制困难

药物质量控制困难是中医药治疗 SLE 面临的一个重要挑战。中药的疗效依赖于药材的质量和成分的稳定性，而由于中药材的来源广泛、种类繁多、成分复杂，以及加工和储存等环节的影响，药物质量控制存在诸多困难。这不仅影响了中医药治疗的疗效，还限制了中医药在全球医学界的推广和应用。以下从多个角度对中医药在药物质量控制方面的挑战进行详细阐述。

1. 中药材的来源和种植条件差异大

中药材的质量在很大程度上依赖于药材的种植环境，包括地理位置、气候条件、土壤肥力等。由于中药材的种类繁多，生长条件对其有效成分含量的影响非常显著，甚至相同种类的中药材在不同产地和环境下生长，其药效成分也可能存在显著差异。例如，某些中药材在特定地域被认为具有最佳的药效，如道地药材的概念，指的是某些中药材在特定产地生长时，具有最好的药效。以黄连为例，其药效成分的含量受产地生态环境显著影响。四川产区因气候条件、土壤环境得天独厚，所产黄连药效成分含量高，被视为优质药材，而其他地区出产的黄连药效成分可能相对较低。然而，由于中药材种植的地域限制，市场需求的日益增长，导致中药材的种植扩展到了不同地区，药材质量参差不齐。一些药农为追求产量，可能在不适宜的环境下种植中药材，或者使用化肥、农药等来提高产量，这会直接影响药材的药效成分，使得其有效性和安全性难以保证。

2. 中药材的采集和加工不规范

中药材的采集和加工时间对药材质量有很大影响。在中医药的传统理论中，对很多药材的采集时机和加工方式都有严格的要求。例如，某些药材需要在特定的生长期采摘才能保证其有效成分的含量达到最佳状态，如果采集时间不当，药材的药效会大打折扣。以人参为例，采收时间过早或过晚都会影响其皂苷类化合物的含量，进而影响其补气滋阴的药效。中药材在采集后的加工处理环节也容易出现问题。不同的加工方法，如炮制、烘干、粉碎等，都可能影响药材的有效成分。有些药材需要经过严格的炮制以减少毒性或增强疗效，例如附子需要经过多次的炮制才能减轻毒性，但不规范的炮制工艺可能导致残留毒性增加或有效成分减少。加工不当不仅会降低药材的疗效，还可能带来安全隐患。

3. 中药材的成分复杂且含量不稳定

中药材含有大量的化学成分，且这些成分的含量受多种因素影响。在现代西药的生产过程中，通常只需控制单一或少量的活性成分，但中药材的成分复杂，往往是多种成分共同发挥药效。例如，甘草中含有多种皂苷类、黄酮类和多糖类化合物，这些成分之间可能相互协同或拮抗，共同发挥作用。但由于药材的来源、采集、加工等多方面因素的影响，这些成分的含量可能存在波动，导致药物的疗效和安全性难以稳定。此外，部分中药材的有效成分在不同的生长阶段可能发生变化，采收后经过加工储存的过程中也可能发生降解或转化。例如，黄芪中的多糖类物质对免疫功能有显著的调节作用，但在不当的储存条件下，黄芪多糖可能发生降解，降低药材的免疫调节作用。因此，控制中药材的成分含量和稳定性成为一大挑战。

4. 中药的标准化难题

中药材由于其复杂的化学成分和多样的作用机制，难以像西药那样进行成分的标准化控制。西药通常是单一成分的纯化物，可以通过化学分析严格控制药物的含量和纯度，而中药的复方多由几十甚至上百种化学成分组成，每种成分在药效中扮演不同的角色。即使通过现代化学手段分析出某种成分的含量，也很难证明这一成分与中药整体疗效之间的关系。目前，部分中成药尝试进行成分标准化控制，如丹参中的丹参酮类化合物已被用作质量控制标准，但这些成分通常只能代表药材的一部分作用，无法完全反映中药的整体疗效。此外，针对复方中药的质量控制更加困难，因为复方药物中多种成分之间的相互作用尚不完全明了，无法通过单一成分的标准化来全面评估药物质量。

5. 中药材市场的伪劣问题

由于中药材的需求量巨大，市场上伪劣药材的问题屡见不鲜。一些不法商家为牟取暴利，常以次充好或直接伪造药材。例如，一些珍贵药材如冬虫夏草、人参、鹿茸等在市场上容易被掺杂其他物质，或者直接以类似外观的植物或动物代替。伪劣药材不仅疗效不佳，还可能对患者的健康造成威胁，特别是对于像 SLE 这样复杂、需要长期治疗的疾病，药物质量直接影响治疗效果。此外，中药材在流通过程中容易受到污染，如重金属污染、农药残留等问题日益突出。由于种植和加工过程中缺乏有效的监管，一些药材可能含有过量的有害物质，使用后可能会导致不良反应甚至中毒。

6. 中药饮片的生产与储存问题

中药饮片是中药临床使用的重要形式，但在生产和储存过程中，药材的质量也面临诸多问题。中药饮片的生产工艺对药材质量有直接影响，不同的饮片加工方法可能会导致药效成分的流失或破坏。例如，过度粉碎会导致某些药材的有效成分在加工过程中被破坏，而干燥不当则可能导致药材发霉或变质。此外，储存条件对中药材质量也有显著影响，一些药材在高温、潮湿的环境下容易发生变质，甚至产生有害物质，如黄曲霉毒素的污染问题严重威胁中药的安全性。在中药的储存和流通过程中，药材的包装、存放条件（如温度、湿度、光照等）也直接影响药材的有效成分含量。很多中药材对储存环境要求较高，一旦储存不当，其有效成分可能迅速降解。例如，灵芝的三萜类化合物对免疫调节作用显著，但这些成分在暴露于空气的过程中容易被氧化，导致药效下降。

7. 药材质量监管体系不完善

尽管近年来国家加强了对中药材市场的监管，但仍存在较多问题。中药材质量标准的制定和实施并不统一，不同地区和企业对药材质量的检测标准不一致，尤其是在中药材的化学成分分析、毒性检测、农药残留和重金属含量控制等方面，还缺乏严格的监管。很多地方性的小型生产商在缺乏规范的情况下生产中药材，导致市场上的中药质量参差不齐。另外，中药的产地加工和流通过程中，监管体系的覆盖面不足，部分地区对药材种植和加工缺乏足够的监管，导致药材的质量问题时有发生。提高中药材质量控制的关键在于加强从种植到生产的全过程监管，制定统一的标准，确保药材从生产到使用的各个环节都符合质量要求。

为应对中药质量控制的难题，近年来在中药现代化领域提出了多个解决路径。首先，加强中药材的规范化种植和道地药材的推广，保证药材的源头质量。其次，推动中药材标准化和质量控制体系的建设，通过现代分析技术如高效液相色谱（HPLC）、气相色谱-质谱联用（GC-MS）等方法对中药的有效成分进行定性定量分析，以提高药材质量的可控性。此外，通过现代化的生产加工设备和储存技术，保证药材的稳定性和安全性。最后，加强中药材市场的监管，制定严格的质量标准，打击伪劣药材，确保药物安全。

（四）与西医治疗的结合挑战

在 SLE 患者的综合治疗中，如何将中医药与西医药物（如免疫抑制剂、激素类药物）合理配伍使用，以达到减轻西药副作用、提高疗效的目的，是当前临床治疗中面临的一个复杂而关键的问题。SLE 是一种多系统、多脏器受累的慢性自身免疫性疾病，西医在治疗过程中主要依赖免疫抑制剂、糖皮质激素等药物来控制病情，抑制过度活跃的免疫反应。然而，长期使用这些药物会引发一系列副作用，如感染风险增加、骨质疏松、肝肾功能损害等。如何通过中西医结合治疗，既能有效控制 SLE 的病情进展，又能减轻西药的副作用，促进患者长期健康，是一个亟待解决的临床难题。

1. 中医药与免疫抑制剂的配伍

免疫抑制剂如环磷酰胺、硫唑嘌呤和他克莫司等药物，广泛应用于 SLE 的治疗中，用以抑制患者异常活跃的免疫系统。然而，长期使用免疫抑制剂会带来一系列副作用，包括骨髓抑制、胃肠道反应、肝肾毒性等，部分患者甚至会出现严重的感染。因此，如何通过中医药与免疫抑制剂的合理配伍，减少免疫抑制剂的用量或减轻其副作用，是临床研究的重要方向。中医药在 SLE 的治疗中具有调节免疫、改善症状、扶正固本的作用。例如，黄芪、灵芝等具有显著的免疫调节作用，可增强患者的免疫功能，防止感染。研究发现，黄芪可以通过调节 Th1/Th2 的平衡，改善机体的免疫状态，减少免疫抑制剂的用量。同时，丹参、当归等中药具有活血化瘀、养血补血的作用，可在免疫抑制剂导致的骨髓抑制过程中，促进血液细胞的生成，减轻药物的毒副作用。此外，五味子、枸杞子等药材具有护肝作用，可以在免疫抑制剂引起的肝毒性中发挥保护作用。通过中药与免疫抑制剂的联合使用，既能增强免疫抑制剂的治疗效果，又能减少其对骨髓、肝肾等重要脏器的损害，从而实现疗效的优化和副作用的最小化。然而，目前关于中西药联合使用的机制研究仍需进一步深入，如何找到最佳的配伍剂量和治疗时机，是临床实践中需要解决的问题。

2. 中医药与糖皮质激素的配伍

糖皮质激素（如泼尼松）是 SLE 治疗的主要药物之一，通过强效的抗炎和免疫抑制作用快速控制病情。然而，长期应用激素类药物可能带来一系列严重的副作用，如糖尿病、高血压、肥胖、骨质疏松、肾上腺功能抑制等。尤其对于 SLE 患者，需要长期维持治疗，如何减少糖皮质激素的副作用，成为临床治疗中的关键难题之一。中医药的应用可以在一定程度上减轻激素类药物的副作用。首先，具有补益肝肾、强筋健骨的中药，如杜仲、续断、淫羊藿等，能够有效改善因激素长期使用导致的骨质疏松。研究表明，这些中药通过促进骨形成、抑制骨吸收，具有一定的抗骨质疏松作用。其次，黄芪、茯苓等具有健脾益气、利水渗湿的中药，可用于缓解激素引起的水肿、高血压等不良反应。此外，知母、石膏等清热药物可以通过清热泻火作用，减轻长期使用激素带来的内热症状，如口干、发热、失眠等。通过中药与激素的合理配伍，患者可以在使用较低剂量激素的情况下，仍然获得良好的抗炎效果，从而减少激素带来的不良反应。同时，中药的"减毒"作用还可以为那些需要长期使用激素的 SLE 患者提供更安全的治疗途径。

3. 中医药在缓解西药毒副作用中的作用机制

中医药在 SLE 患者综合治疗中的一个显著优势在于它的"减毒增效"作用，即通过调整机体的整体功能，减轻西药带来的毒副作用，增强患者的耐受力。中医理论中的"扶正固本"思想，即通过补益气血、调理脾胃、增强肝肾功能，使患者的体质得到增强，从而更好地应对西药的副作用。例如，太子参、白术、茯苓等中药具有健脾益气的作用，可以改善长期服用免疫抑制剂和激素导致的消化功能减退问题。白芍、熟地黄等补血药物，则可以用于改善因西药导致的贫血、疲乏无力等症状。另一方面，中药的抗氧化、抗炎、免疫调节作用对于减轻西药带来的肝肾损伤也具有积极作用。

尽管中西医结合在 SLE 治疗中展现出巨大的潜力，但在具体实践中仍然面临不少挑战。首先，中药与西药的配伍使用缺乏统一的临床标准和规范，如何确定最佳的剂量、时机以及使用顺序仍有待深入研究。其次，中药成分复杂，多种成分之间的相互作用机制尚不完全明了，如何在现代化医学框架下充分验证其安全性和有效性是一个亟须解决的问题。此外，患者个体差异较大，中医的"辨证论治"思想如何与西医的标准化治疗相结合，也需要在临床实践中进一步探索。展望未来，中西医结合治疗 SLE 的研究将继续朝着规范化、科学化的方向发展。通过更多的临床试验和基础研究，进一步明确中药与西药的配伍机制，制定更为合理的治疗方案。同时，随着现代医学技术的发展，如中药成分的分离与提取技术的提升，将有助于进一步发掘中药的潜力，减少西药的不良反应，提升治疗效果。中西医结合治疗 SLE，不仅有助于提高患者的生活质量，延长缓解期，还为 SLE 的长期管理和康复提供了新的思路与选择。

二、中医药治疗的前景

（一）个体化治疗的潜力

个体化治疗是中医药在未来发展中最具潜力的方向之一，特别是在系统性红斑狼疮等复杂、异质性强的疾病治疗中。个体化治疗的核心思想是根据每个患者的具体病情、体质、环境和生活方式等多方面的差异，量身定制治疗方案，以实现最优疗效。与西医中"一刀切"的标准化治疗方式相比，中医药的个体化治疗更加注重患者的整体状态，尤其是在调节身体平衡和减少副作用方面，展现出独特的优势。

1. 中医的"辨证论治"思想与个体化治疗

中医药治疗的核心理念是"辨证论治",即根据患者的症状表现、体质特点、疾病进展以及外部环境等因素进行诊断,辨别出不同的证型,然后针对性地选择相应的治疗方法和药物。这一理念本身就是个体化治疗的体现,因为每个患者的疾病表现不同,治疗方案也会有所不同。对于 SLE 等复杂疾病,患者的症状可能涉及多个系统,且病情的轻重、急缓、阴阳虚实等表现差异很大,因此通过辨证论治可以为每个患者制定更具针对性的治疗方案。例如,在 SLE 的治疗中,不同患者可能表现为不同的证型,如肾损害患者可能属于"肾虚湿热"证,皮肤损害明显者可能表现为"血热风燥"证,关节疼痛为主的患者可能是"风湿痹阻"证型。中医可以通过辨证分型,为每个患者量身定制用药方案。以"肾虚湿热"证为例,治疗可能以清热利湿、补肾固精为主,而"血热风燥"证则需要养血润燥、祛风止痒。通过精准地辨证治疗,中医药可以更加有效地调节机体功能,改善患者的整体健康状态。

2. 中药复方与个体化调节

中药复方治疗是中医药独特的治疗形式,其特点在于通过多种药物的组合,共同作用于不同的病理环节,实现综合调节。这种"多靶点、多途径"作用方式,特别适合于 SLE 这种多系统受累的复杂性疾病。同时,复方药物的灵活性也为个体化治疗提供了广泛的应用空间。在具体的治疗中,中药复方可以根据患者的具体情况进行调整。例如,在 SLE 的稳定期,可以使用补益类药物增强体质、巩固疗效;而在急性发作期,则需要以清热解毒、活血化瘀等药物为主。不同患者的体质、病情、年龄、性别等差异,使得中药复方能够根据这些变量进行个体化调节。例如,黄芪、党参等补益气血的药物适用于气虚型患者,当归、川芎等药物更适合血瘀型患者。而对于湿热较重的患者,黄连、茵陈等清热药物则更加有效。此外,中药复方可以根据患者的实际反应进行动态调整。这种灵活的组合方式使得中医药在个体化治疗方面展现出极大的潜力。通过不断调整药物成分和剂量,最大限度地发挥药物作用,减少不良反应,实现最佳的治疗效果。

3. 体质理论在个体化治疗中的应用

中医药的体质理论为个体化治疗提供了独特的理论基础。中医认为,人体的体质是由先天禀赋和后天环境共同决定的,体质不同的人对疾病的敏感性、疾病表现和治疗反应也不同。中医经典体质分类包括气虚、血瘀、阴虚、阳虚、痰湿、瘀血等类型,每种体质都有不同的病理特点和易患疾病的倾向。对于 SLE 患者来说,体质因素直接影响到病情的表现形式和治疗方案的选择。例如,阴虚体质的患者在 SLE 中常表现为口干、舌红、失眠、多梦等症状,治疗时需要以滋阴清热为主,常用药物包括生地黄、麦冬、玄参等。气虚体质的患者则可能更容易出现乏力、易感冒等症状,治疗时需要补气固表,常用药物如黄芪、白术、太子参等。而痰湿体质的患者多见肥胖、水肿、湿疹等表现，治疗时应侧重健脾祛湿，如使用茯苓、薏苡仁、陈皮等药物。根据体质进行个体化调理，不仅可以提高治疗的针对性，还可以增强患者对治疗的耐受性，减少不良反应的发生。这种因体质差异进行个体化治疗的思路，是中医药治疗 SLE 的重要特色之一。

4. 个体化治疗与患者长期管理

系统性红斑狼疮是一种慢性、反复发作的疾病，患者的治疗往往需要长期持续进行。中医药的个体化治疗不仅体现在急性期的辨证用药上，还可以延伸到疾病的长期管理中。通过对患者体质的长期调理，改善其免疫状态，增强对疾病的抵抗力，减少复发的可能性。在 SLE 的长期管理中，个体化治疗的潜力尤为显著。例如，某些患者在长期激素治疗后会出现肝肾功能的损害，而中医药可以通过补肝益肾、健脾化湿等治疗方法，针对性地保护肝肾功能。对于病情相对稳定的患者，可以通过定期的中医药调理来保持体内平衡，避免病情复发。在此过程中，中医药的个体化治疗不单是单纯的药物使用，还可以结合饮食调理、情志调节、运动养生等综合措施，帮助患者从多方面维护健康。

未来，个体化治疗有望与基因组学、代谢组学等现代生物医学技术相结合，形成更加精准的治疗体系。通过现代技术分析不同患者的体质特征、药物代谢途径等个体化信息，中医药的使用可以更加科学化、精准化。例如，不同患者对某些中药成分的代谢和反应可能存在差异，通过基因检测，可以预测哪些患者对某些中药反应较好，哪些患者可能会产生不良反应。这种结合现代医学技术的个体化治疗方式，未来将为 SLE 的治疗提供更加精准和个性化的解决方案。

（二）与现代医学技术的结合

1. 基因组学与个体化治疗的结合

中医药治疗中的"辨证论治"与现代基因组学的个体化医学有着天然的契合点。SLE 是一种复杂的自身免疫性疾病，不同患者的发病机制、免疫反应、病情进展和药物反应可能存在显著差异。现代基因组学技术可以帮助揭示患者的遗传背景、免疫系统异常情况，甚至可以筛查出与疾病相关的基因突变或表达变化，从而为个体化治疗提供依据。通过基因组学的支持，中医药可以更加精准地辨证施治。例如，不同 SLE 患者可能具有不同的免疫反应模式，某些患者的免疫系统可能存在特定基因的异常表达，导致过度地免疫激活或抑制。通过基因检测，可以提前发现这些差异，从而在中医药治疗中进行有针对性地调整。例如，如果患者的基因检测显示其免疫抑制通路存在缺陷，那么在中医药治疗中可以使用更具免疫调节作用的药物，如黄芪、灵芝等，以调节免疫系统的平衡。相反，如果患者免疫激活过度，可以加入清热解毒、活血化瘀的中药，如丹参、黄连等。基因组学的应用使得中医药治疗能够在分子层面上进行更精准的干预，实现"因人而异"的个体化治疗，最大限度地提高疗效并减少不良反应。

2. 代谢组学与中药药理研究的结合

代谢组学是一门研究生物体在特定环境下代谢产物变化的学科，它为理解中药的作用机制提供了新的视角。中药的复方治疗通常包含多种成分，通过代谢组学分析，可以了解不同中药成分在体内的代谢途径及其对生物系统的整体影响，进而揭示其作用机制。在 SLE 治疗中，代谢组学可以用于分析中药复方的作用机制。例如，通过代谢组学技术，可以发现某些中药在治疗 SLE 时调节了患者的特定代谢通路，如能量代谢、免疫代谢或氧化应激等。这些数据可以帮助我们了解某些中药成分如何改善 SLE 的临床症状、抑制病情进展，甚至减轻西药带来的副作用。通过代谢组学研究，还可以评估中药与西药联合使用时的代谢相互作用，帮助优化中西医结合的治疗方案。

3. 人工智能与中医药临床决策支持

人工智能（AI）在医疗领域的应用为中医药与西医的结合提供了新的可能性。AI 可以通过大数据分析、机器学习等技术，从大量的临床数据中提取规律，帮助医生进行更精准的诊疗决策。在中医药治疗 SLE 的过程中，AI 可以成为一种强有力的辅助工具。通过 AI 技术，临床医生可以更有效地处理患者的病历、症状、治疗反应等复杂信息。例如，AI 可以通过对大量 SLE 患者的临床数据进行分析，总结出不同证型的患者在中医药治疗中的疗效特点，帮助医生更好地辨证施治。同时，AI 还可以对中西药物联合使用的效果和不良反应进行预测，提供合理的用药建议，避免药物配伍不当造成的副作用。此外，AI 还可以用于中药成分的筛选和优化。通过机器学习技术，AI 可以分析中药复方中不同成分的相互作用，寻找出最佳的药物组合，从而为中医药的个体化治疗提供科学依据。这种基于大数据的智能化辅助决策，不仅可以提高临床医生的诊疗水平，还可以大大缩短中药药效研究的时间，推动中医药现代化进程。

4. 大数据分析与疗效评价

在 SLE 等慢性疾病的治疗中，患者的病情变化、治疗反应以及生活方式等因素都可能影响最终疗效。中医药治疗通常需要长时间地调理和调整，而大数据分析技术可以帮助追踪患者的长期疗效并进行综合评估。大数据可以帮助中医药实现更系统的疗效监控。例如，通过对大量 SLE 患者治疗数据的收集和分析，可以总结出不同证型患者在不同中药复方治疗下的长期疗效，从而为未来的临床治疗提供科学依据。大数据分析还可以帮助识别某些特定中药成分对某些特定亚群患者的特殊疗效，这为精准治疗提供了更强大的支持。通过大数据分析，还可以动态评估患者在中西药结合治疗中的药物相互作用。例如，某些 SLE 患者可能长期使用免疫抑制剂和激素类药物，通过大数据分析，可以总结出哪些中药可以有效减轻这些药物的副作用，并提高患者的整体治疗效果。随着数据的积累，大数据分析不仅能够提高中医药治疗的科学性，还能为个体化治疗方案的设计提供可靠的参考。

5. 现代药理研究与中药创新

现代药理学的研究为中药的创新和发展提供了坚实的基础。通过现代药理研究技术，可以对中药的有效成分进行深入研究，揭示其分子机制，并开发出新型药物或中成药。现代药理学结合中医药理论，未来有望开发出更符合现代医学标准的中药制剂，甚至可以应用于 SLE 等疾病的精准治疗。例如，通过对中药成分的高通量筛选和药理研究，可以发现某些中药中具有免疫调节、抗炎、抗氧化等作用的活性成分。未来，这些成分可以通过分子生物学和化学工程技术进行提纯和制备，开发出作用靶向明确、药效显著的新型中药制剂。这不仅能够提升中医药在 SLE 治疗中的疗效，还可以推动中医药走向国际化和标准化。此外，现代制药技术还可以改善中药的剂型和服用方式。例如，纳米技术和缓释制剂技术可以用于开发更加高效、安全的中药制剂，使其在 SLE 治疗中的应用更加方便和可靠。通过现代化的创新研究，中医药可以进一步提升其在复杂疾病治疗中的竞争力，拓展其应用范围。

6. 综合管理与中西医结合的未来

中医药与现代医学技术的结合，最终目标是实现患者的综合管理和长期健康维护。在 SLE 的治疗中，中医药通过调节免疫、平衡机体功能，具有长期的调理作用。而现代医学技术可以通过精确诊断、实时监控、数据分析等手段，为中医药治疗提供更加科学的依据和反馈。未来，SLE 患者的治疗将更加注重综合管理，医生可以通过中西医结合的方式，为每位患者制定个性化的长期管理方案。例如，借助现代监测设备，可以随时了解患者的免疫状态、肝肾功能和病情变化，及时调整中西药物的用量和种类。通过这种综合管理，SLE 患者的长期预后和生活质量有望大大改善。

（三）多维疗法的综合应用

中医药治疗系统性红斑狼疮（SLE）与多维疗法的综合应用，展现了未来 SLE 治疗的广阔前景。多维疗法是指在 SLE 的治疗中结合多种治疗手段，包括中医药、西药、心理治疗、饮食调理、运动养生等多方面的综合治疗模式，目标是通过多层面的调理和干预，达到控制疾病、减少复发、提高生活质量的效果。以下将详细阐述中医药与多维疗法综合应用的具体愿景。

1. 中西医结合的多维治疗模式

中西医结合是多维疗法的重要组成部分。SLE 的发病机制复杂，涉及免疫、炎症、遗传等多种因素，单一治疗手段难以全面控制病情。中医药和西药各有优势，综合应用可以实现取长补短的效果。西医药物如免疫抑制剂、激素类药物可以迅速控制 SLE 的急性发作，抑制过度的免疫反应；然而，长期使用可能带来较多副作用，如感染风险增加、骨质疏松、肝肾损害等。中医药通过调节免疫、补益肝肾、调和气血，可以在缓解症状的同时减少西药的副作用。例如，中药复方黄芪桂枝五物汤可以增强免疫功能，同时改善四肢麻木等症状；六味地黄丸则通过滋阴补肾，帮助减轻激素类药物带来的骨质疏松问题。在具体应用中，中西医结合的模式可以根据病情阶段动态调整。例如，在 SLE 急性期，中医药主要作为辅助治疗，配合西医药物迅速控制病情；而在病情稳定期或长期管理中，中医药的作用更加突出，通过整体调节身体功能，减少复发、巩固疗效。这样的多维治疗模式，不仅能在短期内缓解症状，还能在长期管理中保护患者的脏腑功能，提高其生活质量。

2. 心理治疗与情志调节的综合应用

SLE 患者长期受到病情困扰，常常伴随焦虑、抑郁等心理问题，心理因素的调节在治疗中至关重要。中医强调"心身合一"，认为情志的调节对疾病的控制和康复有直接影响。《黄帝内经》指出"百病生于气"，即情绪波动会引发或加重疾病。因此，在多维疗法中，心理治疗与情志调节是重要的一环。现代心理治疗如认知行为疗法、心理咨询等，可以帮助患者应对疾病带来的心理压力，建立积极的应对方式。而中医的情志疗法则通过调节情绪，帮助患者维持心理平衡。例如，中药方剂甘麦大枣汤，用于缓解患者焦虑、失眠等情绪问题，具有疏肝理气、安神定志的作用。结合针灸、推拿等疗法，也可以通过疏通经络、调节气血来改善患者的心理状态。此外，中医药治疗可以结合气功、太极等身心调和的传统运动疗法，帮助患者通过放松训练、呼吸调节缓解心理压力。这种心理治疗与中医情志调节相结合的多维疗法，能够全方位调理患者的心理状态，提高其对疾病的适应能力，促进身心康复。

3. 饮食调理与营养支持的多维应用

饮食调理在中医药治疗 SLE 中具有重要的辅助作用。中医认为，合理的饮食可以帮助调节脾胃功能，增强体质，促进药物疗效的发挥。多维疗法中，饮食调理与中药治疗相结合，能够在改善症状、促进康复中发挥关键作用。中医讲究"药食同源"，许多中药材如山药、枸杞、红枣等在日常饮食中广泛使用，既能调理脏腑功能，又能增强免疫力。例如，SLE 患者在病情稳定期，可以通过饮食调理来维持健康，增强体质。针对气虚、血虚、肾虚等不同证型的患者，可以分别采用健脾益气、补血养阴的食疗方案，如黄芪党参炖鸡、当归红枣汤等，以达到强身健体、巩固疗效的目的。现代营养学也可以提供对 SLE 患者饮食的指导，确保患者摄入足够的蛋白质、维生素、矿物质等营养元素，维持身体功能的正常运转。通过将中医饮食调理与现代营养支持相结合，形成个体化的饮食方案，可以帮助患者在长期治疗中保持营养均衡，减少疾病带来的体质虚弱问题，进一步提高生活质量。

4. 运动养生与康复训练的综合应用

在 SLE 的治疗和长期管理中，运动养生和康复训练的作用不可忽视。适当的运动不仅可以增强体质，还能改善机体的免疫功能，促进血液循环和新陈代谢。中医药与运动养生的结合是多维疗法中的一大特色。中医推荐的运动方式如太极拳、气功等，不仅对关节柔韧性和肌肉力量有良好的锻炼效果，还能通过调节呼吸、放松心神达到养生保健的效果。例如，太极拳通过缓慢柔和的动作，可以帮助 SLE 患者改善关节僵硬、疼痛等症状，同时增强体质，增强免疫力。气功则通过调息静心，帮助调和气血，减轻疲劳感。现代康复训练在 SLE 患者的治疗中也占有重要地位。对于长期卧床、关节功能障碍的患者，物理治疗和康复训练可以帮助患者恢复肌肉力量、关节活动度，提高生活自理能力。结合中医药的调理，可以减少西医药物引起的肌肉萎缩、骨质疏松等副作用。通过多维的运动养生和康复训练，患者不仅能恢复身体功能，还能通过日常的锻炼提升体力和心理状态，增强对抗疾病的信心。

（四）全球化发展与推广

1. 国际认可与标准化

为推动中医药治疗 SLE 的全球化，需建立并推广国际标准。这包括制定中医药治疗 SLE 的国际操作规范和治疗指南，以确保治疗方案的科学性和一致性。例如，明确中药处方的质量标准、疗效评估指标及安全使用规范，以提高其国际认可度。这些标准的建立将有助于中医药在全球范围内的应用和推广，提升其在国际医疗领域的声誉。通过国际认证机构对中药和治疗方案进行认证，可以增加其在国际市场的可信度。例如，获得国际药品标准组织（如 WHO）的认证，可以提升中药的全球接受度，确保其在不同国家和地区的合法使用。认证不仅验证了中药的质量和安全性，还能促进其在全球医疗市场的流通。

2. 跨文化交流与合作

为验证中医药在 SLE 治疗中的有效性，国际合作研究至关重要。中医药研究机构应与国际医疗中心、大学及科研机构建立合作关系，开展大规模的临床试验和基础研究。例如，合作开展 SLE 的中医药对照试验，通过跨国研究获取更具说服力的科学数据。这种合作可以促进中医药的国际化进程，并为全球 SLE 患者提供科学依据。为了让国际社会更好地理解中医药，需加强跨文化教育与培训。可以在国际医学会议上设立中医药专题，介绍中医药的理论体系和治疗实践。同时，通过建立国际中医药培训课程，培养能够理解和运用中医药的国际医学人才。这种教育不仅能够提高中医药的国际影响力，还能促进不同文化背景下的医学交流和融合。

3. 科技与创新驱动

现代科技与中医药结合可以提高其治疗效果和国际认可度。例如，利用基因组学、代谢组学等现代生物技术，研究中药成分的作用机制，揭示其在 SLE 治疗中的潜力。此外，通过人工智能、大数据分析等技术，可以优化中医药治疗方案，提高治疗的精准性和个体化。通过现代药理学研究，中药的有效成分和作用机制将得到更深入地了解。可以结合生物技术和化学工程，开发出符合国际标准的中药制剂，提升其在全球市场的竞争力。例如，利用纳米技术和缓释技术开发新型中药制剂，提高药物的生物利用度和疗效。

4. 政策支持与法规建设

各国政府和国际组织应出台相关政策，支持中医药的发展与推广。可以通过资助中医药研究项目，鼓励中医药在临床应用中的探索和创新。例如，设立专项基金，支持国际化的中医药临床试验和科研项目。此外，政府应积极参与国际标准的制定和认证，推动中医药在全球范围内的应用。在全球推广中医药，需要建立完善的法规体系。各国应根据本国的实际情况，制定适合的中医药法规，规范中医药的使用和管理。同时，应加强对中医药产品的质量监管，确保其在国际市场上的安全性和有效性。国际也应加强合作，共同制定和完善中医药的国际法规，促进全球中医药的发展。

5. 患者教育与健康推广

在全球化过程中，增强患者对中医药治疗 SLE 的认知至关重要。可以通过国际医学平台、患者教育项目等方式，向全球患者普及中医药的治疗理念和效果。例如，组织国际中医药健康讲座和线上论坛，介绍中医药在 SLE 治疗中的成功案例和临床经验。除了药物治疗，中医药还强调生活方式的调整。全球推广中医药治疗 SLE 时，可以结合健康生活方式的推广，如饮食调理、运动养生等。通过全球健康教育项目，向 SLE 患者介绍中医药的综合管理方法，提高其自我管理能力和生活质量。

6. 全球化市场与商业化策略

中医药在全球化过程中需要拓展国际市场，特别是在 SLE 治疗领域。可以通过建立国际中医药品牌，进入国际药品市场，推广中药产品。同时，考虑到不同国家和地区的市场需求，可以开发适应性强的中药制剂，满足全球患者的需求。为实现中医药的全球推广，需要推动其产业化。通过建立国际化的中药生产和销售网络，可以确保中药产品的质量和供应。同时，加强与国际医药企业的合作，共同开发和推广中医药产品。通过产业化，可以实现中医药的规模化生产和全球化销售，进一步推动其在国际市场上的发展。

三、小结

中医药治疗系统性红斑狼疮（SLE）面临的挑战主要包括：一是缺乏统一的标准化治疗方案，中医药治疗 SLE 的个体化方法虽具有针对性，但缺乏统一规范，限制了其效果的统一评估和国际推广；二是西医证据支持不足，虽然已有一些研究成果，但大规模、严谨的临床试验数据仍不足，影响了中医药的全球认同度；三是药物质量控制困难，中药材的种植、加工过程可能存在不一致性，影响药物的稳定性和疗效；四是中医药与西药的合理配伍难题，如何有效结合中医药与免疫抑制剂、激素类药物以减少副作用和提高疗效，仍需进一步探索；五是全球推广面临文化差异和认知障碍，中医药的理念和方法与西方医学差异较大，影响了其国际化发展。然而，中医药治疗 SLE 的全球化发展也展现了广阔的愿景：首先，通过建立标准化的治疗方案，可以提高中医药的国际认可度和应用范围；其次，推动国际化科研和证据积累，能够为中医药的疗效提供科学支持，增强其全球影响力；第三，结合现代科技与中医药，提升药物研发和质量控制水平，有助于中药的国际市场推广；第四，加强跨文化交流与教育，促进不同医学体系的融合与合作，推动中医药在全球的应用；最后，通过政策支持和法规建设，创造有利环境促进中医药的国际化发展。

第二章　系统性红斑狼疮中医病名探究

第一节 · 阴阳毒

一、定义

系统性红斑狼疮在历代中医古医籍中并没有确切的名称。但对系统性红斑狼疮相关症状的描述最早可以追溯至汉代张仲景所著《金匮要略·百合狐惑阴阳毒病证治》。《金匮要略》中"阳毒之为病，面赤斑斑如锦纹，咽喉痛，唾脓血。五日可治，七日不可治，升麻鳖甲汤主之。阴毒之为病，面目青，身痛如被杖，咽喉痛。五日可治，七日不可治，升麻鳖甲汤去雄黄、蜀椒主之"所述表现与 SLE 典型症状如蝶形红斑、关节疼痛、雷诺现象（手足冷）、咽喉疼痛等相契合。书中记载，本病的发生与感受疫毒有关，血分热盛，故面部起红斑如锦纹，并提出用升麻鳖甲汤来治疗本病。由此可见，张仲景认为毒邪是系统性红斑狼疮的病理因素之一。根据系统性红斑狼疮所呈现的不同症状表现，可将其归属于中医学"阴阳毒""蝴蝶丹""红蝴蝶疮""红蝴蝶病""蝶疮流注""红斑痹"等范畴。

《诸病源候论》中对阴阳毒表现进行了补充论述，言："若病身重腰脊痛，烦闷，面赤斑出，咽喉痛，或下利狂走，此为阳毒。若身重背强，短气呕逆，唇青面黑，四肢逆冷，为阴毒"。阳毒热入营血，扰动心神，则出现烦闷、躁狂或行为异常，类似狼疮性脑病表现。阴毒证"血不利则为水"（《金匮要略·水气病脉证并治》），毒邪亦煎熬津液为湿为痰，痰湿互结痹阻肾经阳气，则出现胸闷气短、呕吐、四肢厥冷等症状，此过程恰如西医公认的免疫复合物沉积导致狼疮性肾炎这一潜在机制。《诸病源候论》把阴阳毒分为伤寒阴阳毒与时气阴阳毒，其中，时气阴阳毒属于疫病范畴，加深了对阴阳毒病因的认识。近代医家则根据疾病的表现，对阴阳毒做出不同判断，陆渊雷认为斑疹伤寒即阴阳毒，丁仲佑认为麻疹即阳毒。西医中的系统性红斑狼疮、过敏性紫癜等疾病出现类似症状者，可参考本病辨治。

二、阴阳毒的局限性

阴阳毒概念的局限性体现在中医理论中，该术语描述了特定疾病状态下人体阴阳失衡的状况，并关联到生理及病理变化。然而，由于阴阳毒概念的抽象性，其在实际应用中存在若干限制。首先，辨证分类方面存在局限，尽管阴阳分类已趋向系统化，但在辨证分类中的应用仍显不足，阴阳内涵的清晰度有待提高。这导致阴阳毒证型分类可能无法全面反映疾病的本质特征，且难以提供精确的治疗指导。其次，阴阳毒理论框架较为宽泛，缺乏明确的量化标准，这在西医研究和临床应用中难以与西医的精确性相契合。最后，随着西医的迅猛发展，许多疾病已拥有更为明确的病理机制和治疗策略，这使得阴阳毒这一传统概念在某些场合可能不及西医方法有效。

在中西医结合的实践中，中医的阴阳毒证型与西医的疾病分类之间可能存在不完全对应的情况，这给临床诊断和治疗带来了挑战。由于阴阳毒病程较长，治疗过程中必须辨识标本的轻重缓急，并根据病情的不同阶段制定相应的治疗原则，这无疑增加了治疗的复杂性。这些局限性揭示了中医阴阳毒证型在现代医疗实践中所面临的挑战，迫切需要进一步的研究和改进以提升治疗效果和临床应用的适应性。因此，在运用阴阳毒理论时，必须结合西医知识，以期达到更佳的治疗效果。

三、阴阳毒病机

外感时邪是阴阳毒发病的重要因素，但根本原因还是内因。先天禀赋不足，形成了特异体质，加之情志失畅、精神抑郁，而引起内环境自我调节功能紊乱。若加上工作、生活等不利因素的影响，如感受非时之气、服用某些药物、受强烈阳光暴晒或过度劳累等，则会导致内外环境平衡的破坏，从而诱发本病。阴阳毒的病机特点是本虚标实，多以肝肾阴虚为本，以毒、热、瘀为标。

"阴阳"即对阴阳毒病的病机总括，但历代医家对"何为阴阳"的认识并不一致。朱肱《类证活人书》认为阴阳二气独盛、极寒极热，"若阴气独盛，阳气暴绝，则为阴毒。若阳气独盛，阴气暴绝，则为阳毒"。部分医家对此有不同看法。以热之异区分阴阳毒，李中梓在《伤寒括要》言："若以阳毒为热极，何不投凉剂而反入蜀椒耶？若以阴毒为寒极，何不投温剂而反去蜀椒耶"。周扬俊在《金匮玉函经二注》以邪在阴经和阳经区分，曰："岂非皆是热毒伤于阴阳二经耶……此皆阴阳水火动静之本象如此"。同样从病位角度出发，尤怡在《金匮要略心典》则根据"邪着而在表者谓之阳"与"邪隐而在表之里者谓之阴耳"的不同区分阴阳毒。巢元方在《诸病源候论》中以肢体末端温度来论述，曰："夫欲辨阴阳毒病者，始得病时可看手足指，冷者是阴，不冷者是阳"。庞安时在《伤寒总病论》中指出素体禀赋偏颇对病机的影响，认为"凡人禀气各有盛衰，宿病各有寒热，因伤寒蒸起宿疾，更不在感异气而变者，假令素有寒者，多变阳虚阴盛之疾，或变阴毒也；素有热者，多变阳盛阴虚之疾，或变阳毒也。"

通过阅读古籍，我们认为阴阳毒以素体偏虚为基础，毒邪侵犯人体后呈现不同证候，是以内因外感相合为病，绝非单纯的寒热之辨。由于先天禀赋不足，七情劳倦所伤，脏腑精气亏虚，阴血暗耗而生内毒，加之外受热毒，若正气尚足则正邪相搏于肌表，以热象多见，为阳毒；若正气不足则外邪入里，内外之毒相搏于筋肉血脉，或煎熬营血或络伤血溢或津伤血滞，终成瘀象，为阴毒。

阴阳毒以毒邪为致病关键，毒邪致病性质峻猛，传变迅速，表现多样，外邪侵入后易胶结内生之毒形成病理产物，使病情缠绵难愈。SLE 亦是由内外合邪发病，内因包括先天不足、肝肾亏虚等导致阴阳失调、气滞血瘀，外因则为六淫之邪侵袭流注机体，郁久化热成毒而内舍脏腑。具体言之，阴阳毒在内外之毒的来源、毒邪性质特点等方面皆与 SLE 发病机制相似。王冰注《重广补注黄帝内经素问·五常政大论篇》言："毒者，皆五行标盛暴烈之气所为也"。外来之毒来势强劲，易流窜于体内各处，侵犯皮肉，攻注骨节，着于筋脉，累及脏腑，损伤脏腑与气血津液功能，生成痰湿、血瘀等病理产物。研究显示，环境、气候、紫外线、感染等影响因素可直接引起 SLE 的发生，可归于阴阳毒中外来毒邪范畴。内生之毒多由肾精亏虚所致，气化不利，清浊不分，水液输布失司，日久化为浊毒，此浊毒类似于实验室检查中的免疫复合物沉积，如多种抗体升高、血沉增快与补体降低等异常结果。外来之毒又依附于内生之毒如瘀血、痰饮、水湿等，内外交困，合而为病，胶结不解，此外临床中合并其他基础疾病的患者也更易出现病情反复或加重。《金匮要略心典》云："毒者，邪气蕴蓄不解之谓。"毒邪常伏匿于内，类似《瘟疫论》描述的"如鸟栖巢，如兽藏穴，营卫所不关，药石所不及"，故患者往往病情迁延，缠绵难愈。毒邪日久不去，暗耗正气，更生虚劳诸症，临床中疲乏正是 SLE 患者最常见的主诉之一。

阴阳毒的病变部位广泛，外至皮肉，内达五脏六腑，均可发病。毒邪潜藏于体内伺机发病，可随血脉流行全身并随瘀血、痰浊等侵蚀人体，故肌肤、官窍、筋脉、脏腑均可作为阴阳毒发病的病位。而究其根本，关键病位当在于肾：一方面肾的先天之精不充，禀赋不足则虚邪贼风趁虚伤人；另一方面内外毒邪损伤机体各处，肾为五脏六腑之根本，随着疾病进展进一步伤肾。肾为水火之宅，寓真阴而涵真阳，真阴即肾所藏之精，为涵养脏腑的物质基础，真阳为命门中具有温煦、推动、气化功能的阳气。疾病后期，真阴真阳平衡失调，真阴亏损可致脏腑功能失调，累及呼吸、循环、消化、神经等多个系统；真阳不足则膀胱失于温煦，水液代谢失司，出现尿浊、尿血、水肿等表现，恰如 SLE 的肾脏病变表现。

四、阴阳毒证型论治

本病一般分为急性发作期和慢性缓解期，急性发作期表现为高热、咽痛、面部红斑、关节疼痛等，多以热毒为主；慢性缓解期多见低热、体倦、脱发、腰膝酸软等，以阴虚、血瘀为主。治疗时须紧扣毒、热、瘀 3 个病理关键，同时兼顾肝肾之虚。急性期重在治标，以清热解毒、凉血祛瘀为主，缓解期重在治本，以滋养肝肾为主。以病为主，从证辨治，明确病因，专病专方的病证结合治疗是既往治疗 SLE 的有效思路。

如前文所述，阴阳毒以毒、热、瘀为主，由于毒邪致病广泛的特点可出现不同症状表现。《金匮要略浅注》有"咽喉者，阴阳之要会也"之论，提示外邪从口鼻而入，向下侵袭则咽喉痛。《东医宝鉴·外形篇·咽喉》言："咽喉诸病皆属于火"，而阴阳毒二证均出现"咽喉痛"，亦佐证阴毒实为真热假寒证。《重订通俗伤寒论》言："火盛者必有毒"，故阴阳毒邪总属热邪。阳毒为病，正气尚充而奋起抗邪，热毒升腾壅塞于上，故症状多在头面浅表位置，出现"面赤斑斑如锦纹（《金匮要略·百合狐惑阴阳毒病证治》）"，即发热、面颊部蝶形红斑等 SLE 临床常见症状。燔灼焚焰，壅聚营血，热盛肉腐成脓，故吐脓血，与 SLE 常见并发症狼疮性肺炎、弥漫性出血性肺泡炎的症状相似。阴毒为病，正气不足以抗邪，故而内外毒邪胶结，毒邪深伏于里，伏于脉络暗耗津血，瘀血败浊内阻，颜面肌肤失濡，正如《金匮要略·黄疸病脉证并治第十五》所述之"目青面黑"，可出现类似网状青斑、黄疸、视觉障碍等症状；毒邪伏于筋肉骨节，瘀血滞碍经络而堵塞气之往来则"身痛如被杖"（《金匮要略·百合狐惑阴阳毒病证治》），即关节痛、肌痛；瘀从毒结，阻遏阳气则如《诸病源候论》中阴毒之"手足冷"，与 SLE 常见的雷诺现象类似。

SLE 患者活动期常有阳毒证中发热、蝶形红斑等症状，而在 SLE 疾病活动度评分（SLEDAI）中视觉障碍、肌痛、关节炎、肺部受累也是其活动期的常见表现，且与阴毒证中面目青、身痛如被杖、咽喉痛相吻合，提示阴毒、阳毒二者均与 SLE 活动期密切相关。阴毒虽热象不甚，但瘀象明显时病情亦趋危重，积留日久恐如《血证论》所言："血在经络脏腑之间，则结为癥瘕"，故阳毒证、阴毒证均应遵循早治原则。

常见证型如下：

（一）热毒血瘀证

症见斑疹鲜红、面赤，关节肌肉酸痛，口疮，小便黄、大便秘结，舌质红、苔黄，脉滑数或洪数。

治宜凉血解毒、祛瘀消斑。

方用犀角地黄汤加减。

（二）风湿痹阻证

症见肢体关节疼痛或肿胀，痛处游走不定，关节屈伸不利，四肢肌肉酸痛或困重，舌质红、苔白，脉滑或弦。

治宜祛风除湿、通络止痛。

方用大秦艽汤加减。

（三）气血两虚证

症见神疲乏力、头晕、心悸、气短，自汗，面黄少华，舌质淡红、苔薄白，脉细弱。

治宜益气补脾、养血活血。

方用归脾汤加减。

（四）肝肾阴虚证

症见低热、盗汗，面颧潮红，局部斑疹暗褐，口干咽燥，腰膝酸软，脱发，眼睛干涩或视物模糊，月经不调或闭经，舌质红、苔少或光剥，脉细或细数。

治宜滋补肝肾、养阴清热。

方用青蒿鳖甲汤加减。

遵照《金匮要略·百合狐惑阴阳毒病证治》中"见于阴者，以阳法救之；见于阳者，以阴法救之"的治疗原则，选用升麻鳖甲汤为基础方治疗阴阳毒，意在"解阳分之毒……救阴分之血"（《温热经纬》）。升麻清热解毒，轻清疏泄，可"薄引阴火之邪，分散于玄窍"（《高注金匮要略》）；鳖甲益阴除热，可除脉中恶血，又寒咸润可"补至阴之水"（《本草新编》）。两药相合，共奏解毒、祛瘀、泄热之功。当归破宿血、养新血，补五脏，润肠胃、筋骨、皮肤，并助鳖甲行血；甘草清热解毒，缓急止痛，调和诸药。取雄黄、蜀椒辛散宣通之性，既可因势利导，使邪速散，又可辛温发汗使邪从汗而解。而阴毒证由于邪毒已深伏于里，雄黄、蜀椒药性峻猛，恐伤阴气，故去之。原文中升麻鳖甲汤嘱"顿服"从速，是由阴阳毒邪本身懔疾峻烈的性质所决定，为防止病邪内陷宜速散之。而老人及幼儿因其自身正气不充，阴津更亏，病邪更易内陷，故原文述需"再服取汗"。

SLE病情复杂，临床表现多样，但病机核心不外乎先天本虚加之外受热毒，进而燔灼耗津、伤络致瘀。实际临床诊疗中圆机活法紧扣"毒、热、瘀"三个病理关键，兼顾培补肾元。以阴阳毒理论为指导，急则治其标，缓则治其本或标本兼治，分清病情轻重缓急，根据证候不同而选用适宜方药。SLE高活动度或狼疮危象的患者常表现为阴虚热毒夹瘀证，治疗可予足量激素冲击联合免疫抑制剂治疗，并应用升麻鳖甲汤合犀角地黄汤（《备急千金要方》）以清热解毒、凉血消斑，重在协同增效，快速控制病情。SLE轻中度活动度的患者可在激素治疗的基础上辨证用药，帮助减撤激素。阴虚火旺者重在透热养阴，方用升麻鳖甲汤合青蒿鳖甲汤（《温病条辨》）；气阴两虚者治以扶助正气、滋阴活血，方用生脉散（《医学启源》）合当归补血汤（《内外伤辨惑论》）；气滞血瘀者重在理气活血，方用升麻鳖甲汤去蜀椒、雄黄合桃红四物汤（《医垒元戎》）。血中热毒较重者如面部红斑，加积雪草、白花蛇舌草、豨莶草等解毒消斑；毒入络者如关节疼痛，加青风藤、蜈蚣、蜂房等通络止痛；脾肾阳虚者如下肢浮肿，治以真武汤温阳利水。疾病缓解期以气阴两亏、邪毒内伏为主，治以六味地黄丸滋阴益气；长期应用免疫抑制剂者，可选玉屏风散扶助正气，抵御邪气以避免病情反复。该病总以清热解毒、凉血祛瘀、滋肾补阴为治疗原则，随证加减化裁，不必拘泥于一方。同时发挥中西医结合的优势，在控制病情的同时，尽量减少或规避激素与免疫抑制剂的不良反应。

第二节 · 蝶疮流注

一、定义

蝶疮流注是因素体虚弱，真阴不足，热毒内盛，痹阻脉络而导致的以双颊部蝶形红斑为主要临床特征，伴有发热、脱发、关节疼痛等症状，常可出现五脏六腑俱损的风湿病。隋代巢元方《诸病源候论》曰："阳毒者，面目赤……阴毒者，面目青而体冷。"描述了本病皮肤、四肢、心系、脾胃等多脏腑受累的临床特征。有关本病皮肤红斑表现，元代朱震亨《丹溪手镜》曰："发斑、热炽……面赤，阳毒也。"清代《疡医大全》曰："鸦啖疮者……发于皮肤之上，相生如钱窍，后烂似鸦啖。"根据本病既有蝶疮的表现，又有毒邪流注全身累及脏腑的特征，1997年《中医临床诊疗术语》将本病命名为"蝶疮流注"。

二、局限性

蝶疮流注作为中医病名，从蝶疮表现和全身累及特点对SLE的临床症状做出了一定的描述，但是描述不完全，且缺乏特异性，在诊断和治疗时存在一定的局限性。SLE症状复杂，包括发热、关节疼痛、皮肤黏膜病变、肌痛、肌无力、肾脏损害、血液系统损害、神经系统病变等临床表现，蝶疮流注的症状不能涵盖完全。西医学的系统性红斑狼疮、盘状红斑狼疮、亚急性皮肤红斑狼疮、混合性结缔组织病、重叠综合征等可出现蝶疮流注表现，对于SLE的诊断特异性较差。蝶疮流注的病机内涵主要体现在正虚邪侵，痰浊瘀血，热毒炽盛方面，SLE的病理机制则更为复杂，与遗传、激素分泌水平、环境因素以及感染等密切相关。蝶疮流注的病机无法解释SLE的复杂病理机制和发病过程。

三、病因病机

（一）素体不足，真阴本亏

先天之精禀受于父母，若父母体虚，胎气不足，或胎中失养，或临产受损，导致阴精不足；或因房劳过度，命相火动，阴火消烁，肾水亏枯；或因产后百脉空虚，精血耗失，真阴亏虚，水不济火，相火妄动，水亏于下，火炎于上，虚火升浮燔灼，发为本病。

（二）外感六淫，郁而化热

营卫空虚，腠理不密，外邪乘虚而入，春有风邪外袭，夏有湿热交阻，秋有燥邪伤津，冬有寒邪阻滞脉络，日久化热；风暑燥火为阳邪，阳热亢盛，弥漫上下内外，损及皮肤关节，流注三焦脏腑，渐深渐重，而为本病。

（三）饮食劳伤，损及脾胃

饮食不节，过食辛辣、肥甘厚味，损伤脾胃，内生湿热、痰浊，热毒内盛或痰湿阻滞气血，气血不畅而发病；或过食生冷，损伤脾胃；或劳累过度，耗伤气血，五脏失养，功能失调，而发为本病。

（四）毒邪为患，蕴久而发

强光暴晒，阳毒入侵，燔灼肌肤，伤津耗液，炼液成痰，入里灼伤五脏，阻滞气机，气血闭阻而发为狼疮；或体质特异，禀受拒药，变生药毒，毒损脏腑，亦致本病。病邪久留不去，影响脏腑气血功能，导致痰热瘀血搏结。

（五）七情过极，久而化火

情志因素影响气机，以肝气失调最为突出。情志抑郁不舒，气郁日久化火生热；或暴喜狂怒等使气机紊乱，瘀血痰湿等内生，日久化热酿毒，阻滞三焦，水饮积聚，气火燔灼，热毒弥漫，而致本病。

四、中医论治

（一）实证

1. 热毒炽盛证

治法：清热解毒，凉血消斑。

推荐方药：清瘟败毒饮加减。生石膏、生地黄、水牛角、黄连、栀子、桔梗、玄参、连翘、甘草、牡丹皮、鲜竹叶等。

中成药：牛黄解毒片、双黄连口服液等。

2. 瘀热痹阻证

治法：清热解毒，化瘀通络。

推荐方药：白虎加桂枝汤合玉女煎加减。知母、生石膏、甘草、粳米、桂枝、熟地黄、麦冬、牛膝等。

中成药：连翘败毒丸、清开灵胶囊等。

（二）虚证

1. 阴虚内热证

治法：滋阴清热，解毒透邪。

推荐方药：青蒿鳖甲汤合二至丸加减。青蒿、鳖甲、知母、生地黄、牡丹皮、女贞子、墨旱莲等。

中成药：知柏地黄丸等。

2. 脾肾两虚证

治法：温阳补肾，健脾利水。

推荐方药：济生肾气丸合真武汤加减。肉桂、附子、牛膝、熟地黄、山茱萸、山药、茯苓、泽泻、车前子、牡丹皮、白芍等。

中成药：参苓白术丸、金匮肾气丸等。

（三）静脉滴注中成药注射液

根据病情辨证选择具有清热活血作用的中药注射液如脉络宁注射液、川芎嗪注射液、双黄连注射液等，针对体质虚弱的患者可以选择具有补虚作用的参芪扶正注射液等。

（四）针灸治疗

根据病情辨证施治，比如热毒炽盛型可以针刺大椎穴、陷谷穴、大陵穴等穴位；阴血亏虚型可以针刺曲池穴、迎香穴、合谷穴等穴位；阳气虚衰型可以针刺百会穴、足三里穴、命门穴等穴位。同时可以采用穴位注射的方式来进行治疗，如应用黄芪注射液等中药注射液在足三里穴位或其他相应穴位进行注射，达到通经活络的目的。

（五）其他治疗

1. 外敷治疗

针对常见的口腔溃疡、皮肤溃烂等症状，将加味冰硼散、皮粘散和红油膏等外敷患处，能促进伤口愈合，具有清热解毒、消肿止痛的功效。

2. 食疗

通过合理的饮食安排，增强患者体质，促进病情恢复，如丝瓜饮、地黄枣仁粥、柴胡丝瓜薏仁汤等，这些食疗方剂具有清热解毒、祛风通络、养阴退热等功效，对于患者有一定的辅助治疗效果。

（六）调护

1. 家庭护理

本病的治疗是终身的，不良情绪不但不利于患者坚持治疗，也对病情变化有负面影响，精神护理十分重要。家属及患者需要接受专业人士科普相关知识，并尽量让患者保持愉快的心情，积极、向上的精神状态，如患者出现精神异常，要及时求助于精神或心理的专业人员。

2. 日常生活管理

要注意保持患者衣物干燥、清洁、柔软、舒适、保暖性好，以减少皮肤、呼吸系统感染风险，外出时要尽量穿长袖衣裤，减少阳光的照射。

3. 饮食调护

患者平时应注意食用高热量，富含蛋白质和维生素，易消化的食物，如水产、禽肉、蛋类、蔬菜、水果和乳制品，避免食用刺激性、油腻的食品如辣椒、炸鸡等，以免加重病情。

第三节 · 周痹

一、定义

周痹是指因风寒湿热诸邪气侵入人体、客于血脉之中，随血脉或上或下，以剧烈疼痛、局部红热肿胀为主要表现的病证。其特点为：单侧多见、速发速止、反复发作、发则症著、止则如常。《灵枢·周痹》载："周痹者，在于血脉之中，随脉以上，随脉以下，不能左右，各当其所。""此内不在脏，而外未发于皮，独居分肉之间，真气不能周，故名曰周痹。"《医学正传》卷五载："又有因气虚而风寒湿三气乘之，故周身掣痛麻木并作者，古方谓之周痹。"证见周身疼痛，上下游行，或沉重麻木、项背拘急、脉濡涩等。

二、局限性

周痹作为中医病名，在诊断和治疗系统性红斑狼疮（SLE）时存在一定的局限性，如病名不完全对应、症状多样性、病理机制复杂、诊断标准差异、治疗局限性、缺乏特异性等。SLE 是一种多器官受累的自身免疫性疾病，其症状复杂多变，而中医的周痹病名并不能全面涵盖 SLE 的所有症状和病理变化。周痹主要描述的是血脉中邪气引起的疼痛，而 SLE 的症状和受累器官远不止于此。SLE 的症状包括皮疹、关节痛、发热、头痛、纳差等，涉及多个器官和系统，而周痹主要描述的是肢体疼痛和麻木，无法完全对应 SLE 的临床表现。SLE 的病理机制涉及免疫调节异常、炎症反应、组织损伤等多个方面，而周痹的病理机制主要与风寒湿邪侵袭、气血运行不畅有关，无法完全解释 SLE 的复杂病理过程。西医对 SLE 有明确的诊断标准，包括临床症状、实验室检查和免疫学检查等，而中医的周痹诊断更多依赖于症状和体征的观察，缺乏客观的实验室检查支持。周痹作为一个中医病名，其描述的症状和体征在其他疾病中也可能出现，缺乏对 SLE 的特异性诊断价值。

三、病因病机

（1）正气不足　正气不足是周痹发生的内在因素和病变基础。体虚腠理空疏，营卫不固，为感邪创造了条件。

（2）外邪入侵　外邪有风寒湿邪和风湿热邪两大类。外感风寒湿邪，多因居处潮湿、涉水冒雨或睡卧当风、气候变化、冷热交错等原因，以致风寒湿邪乘虚侵袭人体所致。

（3）风、寒、湿、热病邪留注　风、寒、湿、热病邪留注肌肉、筋骨、关节，造成经络壅塞，气血运行不畅，肢体筋脉拘急、失养为本病的基本病机。

（4）邪气阻滞　风寒湿热病邪为患，各有侧重，风邪甚者，病邪流窜，病变游走不定；寒邪甚者，肃杀阳气，疼痛剧烈；湿邪甚者，黏着凝固，病变沉着不移；热邪甚者，煎灼阴液，热痛而红肿。

（5）痰瘀痹阻　痹病日久不愈，气血津液运行不畅之病变日甚，血脉瘀阻，津液凝聚，痰瘀互结，闭阻经络，深入骨骱，出现皮肤瘀斑、关节肿胀畸形等症状。

（6）气血耗伤　初病属实，久病必耗伤正气而虚实夹杂，伴见气血亏虚，肝肾不足的证候。

四、中医论治

（一）发作期

风湿热痹证

治法：清热祛风，除湿通络。

推荐方药：白虎加术汤合二妙散加减。苍术、白术、生薏苡仁、炒薏苡仁、知母、炒黄柏、秦艽、豨莶草、川草薢、忍冬藤、青风藤、桑枝、泽兰、泽泻、生石膏、生甘草、穿山龙等。

中成药：四妙丸、白芍总苷胶囊等。

（二）缓解期

1. 肝肾阴虚证

治法：补益肝肾，滋阴清热。

推荐方药：知柏地黄丸合二至丸加减。生地黄、山药、山茱萸、茯苓、泽泻、牡丹皮、知母、炒黄柏、女贞子、墨旱莲等。

中成药：血塞通软胶囊、知柏地黄丸等。

2. 脾肾阳虚证

治法：补脾益气，温肾助阳。

推荐方药：金匮肾气丸加减。熟地黄、砂仁、山药、山茱萸、茯苓、牡丹皮、泽兰、泽泻、肉桂、制附片、川续断、桑寄生等。

中成药：尪痹颗粒、金匮肾气丸等。

（三）静脉滴注中成药注射液

根据病情辨证选择具有活血化瘀作用的中药注射液如血塞通注射液、川芎嗪注射液、复方丹参注射液、正清风痛宁注射液等。

（四）针灸治疗

体针：根据病情，辨证选取肩髃、曲池、尺泽、手三里、外关、合谷、环跳、阳陵泉、阿是穴等穴位，或根据疼痛部位采取局部取穴或循经取穴。针刺时根据寒热虚实不同配合针刺泻法、补法或点刺放血等。根据病情需要，还可选用穴位注射疗法、经皮穴位电刺激等治疗方法。

（五）其他治疗

1. 健康教育

对患者进行详细全面的健康教育，包括病情特点、疾病转归与预后、目前治疗方法等，使患者树立长期坚持治疗的信心。

2. 体育锻炼

关节功能锻炼及康复，包括慢步、游泳等全身锻炼，握握力器、踏自行车等局部关节锻炼等。

（六）调护

1. 情志调护

本病是一种迁延难愈的疾病，疾病呈突发突止的特点，部分患者还可演变为类风湿关节炎，且目前尚缺乏根治药物，许多患者因长时间被疾病困扰而影响工作及生活，因此应做好患者的情志调护，使患者积极配合治疗，可以起到事半功倍的效果。医务人员应与患者多进行面对面的沟通，给予耐心的开导、热心的抚慰与鼓励，帮助患者正确认识自己的病情、了解治疗的过程与方法，使患者建立战胜疾病的信心。

2. 生活调护

本病发作期呈现湿热痹阻之证，平素需注意保持环境的干燥清洁，温度适宜，使湿热之邪无所侵；日常生活中，嘱患者坚持关节功能锻炼，但在发作期，因局部组织水肿，应避免锻炼，并行冷敷治疗；注意煎药、服药的方法和时间，注意对服药后疗效及不良反应的观察。使用外用药时，注意皮肤过敏情况，熏洗时勿烫伤，抹药时勿用力过度，以免损伤皮肤。

3. 饮食调护

因本病发作期多表现为突发受累关节及周围组织、筋脉等肿胀、走注、疼痛，甚者局部热、红，属于湿热痹阻之证，所以饮食方面应避免饮酒、食辛辣食物，防止化热，诱发本病发作；"气有余便是火"，故还应避免使用人参、鹿茸等补气温阳之药，防止内生热邪，诱发疾病发作。

第四节 · 日晒疮

一、定义

日晒疮是中医术语，指的是由于长期暴露在强烈阳光下，暑热毒邪外袭，蕴郁皮肤，导致皮肤出现红肿、灼热、疼痛、起疱甚或脱屑为主要表现的皮肤疾患，类似于西医所说的"日光性皮炎"或"晒伤"。在中医理论中，日晒疮主要归属于"火热内生"或"湿热外侵"的范畴。

治疗上，中医通常通过清热解毒、活血化瘀、祛湿止痛等方法来缓解症状，常用药物包括金银花、菊花、黄连、白芷等。

二、局限性

中医中的"日晒疮"指的是因阳光暴晒导致的皮肤损伤，常归因于外邪侵袭、火热内生或湿热积聚，而系统性红斑狼疮是一种免疫系统疾病，其发病机制复杂，涉及免疫失调、抗体生成、遗传易感性等，表现为"本虚标实"。SLE患者的皮肤损伤不仅由日晒引起，还涉及免疫复合物沉积和T细胞介导的炎症反应，因此不能简单地用"日晒疮"概括。日晒疮症状通常局限于日光照射部位，表现为红肿、灼热、疼痛，而SLE皮肤症状更为复杂，包括蝶形红斑、脱发、皮肤溃疡等。此外，"日晒疮"是局部皮肤病，而SLE是系统性疾病，影响多个系统。治疗上，中医治疗日晒疮侧重局部调理，而SLE需调节免疫功能、控制全身炎症反应，中医治疗需调整全身阴阳、气血以增强体质、改善免疫功能。日晒疮是急性短期反应，SLE 则是慢性、反复发作性疾病，治疗需综合考虑全身多系统的协调与调理。因此，中医在治疗 SLE 时需全面辨证论治，关注皮肤症状的同时，也要考虑免疫调节和全身健康改善。

三、病因病机

（一）外邪侵袭与日光过度暴晒

在中医理论中，外邪（如风、寒、湿、热等）是导致多种疾病的主要外因。对于 SLE 患者，日晒过度可被视为一种外邪，特别是阳光中的紫外线对皮肤的直接刺激，会导致局部血液循环障碍及免疫反应异常。过度的日晒引起的皮肤损伤可能促使体内的热邪上升或湿热内生，进一步引发局部皮肤炎症反应，从而形成日晒疮。

（二）热毒内生

在 SLE 的发病过程中，由于免疫系统失调，体内常常伴随有较强的炎症反应和内热症状。此时，外部日晒会激发体内潜藏的热毒，导致局部或全身炎症反应加剧，表现为皮肤红肿、灼热、疼痛等症状，这与"热毒内生"的病机相关。日晒后的皮肤损伤可能与体内火热之气上升有关，或内热与外热相互作用，导致皮肤病变的加剧。

（三）气血虚弱与免疫失调

中医认为，SLE 是一种免疫功能紊乱的疾病，往往伴有气血虚弱和阴阳失衡。气血不足使得皮肤的营养供给不充足，容易导致皮肤脆弱、抵抗力下降，易受外界不良因素（如阳光暴晒）侵害，从而发生损伤和炎症。此外，SLE 患者的免疫系统异常，可能导致自身免疫反应加剧，形成免疫复合物并沉积在皮肤血管内，产生炎症反应，而日晒则可能加重这一过程，导致皮肤损伤和日晒疮的形成。

（四）湿热内蕴与血瘀

中医认为，湿热是许多慢性皮肤病的根源，湿热内蕴可导致皮肤炎症及损伤。在 SLE 患者中，由于长期的免疫失调，湿热邪气可长期困阻体内，临床表现为皮肤红肿、溃疡、糜烂等症状。日晒作为外部刺激，可能加重湿热的积聚，导致皮肤反应更加剧烈。此外，SLE 患者的气血运行不畅，容易形成血瘀，这与日晒后的局部皮肤红肿、灼热、疼痛等症状相符。

四、中医论治

（一）外热邪侵犯，内热毒旺证

治法：清热解毒，祛外邪，凉血消肿。

常用方药：如银翘解毒汤、龙胆泻肝汤等。银翘解毒汤具有清热解毒、疏风散热的功效，而龙胆泻肝汤则具有清肝泻火、解毒的功效。

（二）气血虚弱，阴阳失调证

治法：益气养血，调和阴阳，增强抵抗力。

常用方药：如八珍汤、人参养荣汤等。八珍汤用于补气养血，增强体质；人参养荣汤有助于增强气血功能，改善免疫调节。

（三）湿热内蕴，血瘀阻络证

治法：清热祛湿，化瘀通络。

常用方药：如龙胆泻肝汤、四妙丸、薏苡仁汤等。龙胆泻肝汤清热解毒，四妙丸祛湿化痰，薏苡仁汤具有利水渗湿、清热解毒的作用。

（四）血虚风燥，阴虚内热

治法：滋阴养血，润燥祛风。

常用方药：如当归六黄汤、知柏地黄丸等。当归六黄汤能滋阴养血，清热解毒；知柏地黄丸用于滋阴降火，尤其对阴虚内热引起的皮肤病变有较好效果。

（五）脾虚湿盛，内外邪互结

治法：健脾祛湿，化浊除热。

常用方药：如参苓白术散、五苓散等。参苓白术散具有健脾祛湿、益气养血的作用，而五苓散则可利水渗湿、健脾祛湿。

（六）综合调理与辅助治疗

无论是哪种类型的日晒疮，治疗过程中都应注重综合调理，增强免疫功能，避免反复发作。可以通过针灸、推拿等手段改善气血运行，增强脾胃功能，促进体内气血的调和。此外，调整患者的生活方式和饮食结构，避免过度日晒、减轻精神压力、保持良好的作息，有助于改善整体免疫状况，预防日晒疮的复发。

第三章 系统性红斑狼疮中医病因病机

系统性红斑狼疮（SLE）是一种主要由 B 淋巴细胞异常活化、自身免疫性 B 细胞清除障碍及免疫耐受缺陷引起的慢性自身免疫性疾病，具有多系统、多器官损害，并有以抗核抗体为代表的多种自身抗体出现。中医认为其属于风湿病范畴。"狼疮"之名源于拉丁语，因其皮肤损害似狼咬之状而得名，同时该病皮肤病变具有迁延难愈、反复发作的特点故得此名。其主要病理特征为炎症反应及血管炎，主要临床症状可见发热、脱发、皮疹、红斑、关节疼痛等，常累及其他脏器组织，甚至造成死亡。西医对 SLE 发病机制的认识仍不明确，目前遗传、病毒、感染、激素水平、环境等因素是 SLE 发病的主要因素，其病情变化多端，病因病机尚未完全阐明。中医古代并没有 SLE 这一病名，对于它复杂的病情及一些临床表现，中医文献中有类似的记载。该病最早出自医圣张仲景著的《金匮要略》，为感受疫毒，内蕴咽喉，侵入血分的病症。SLE 病因病机是不明且复杂的，是由内、外之邪相互影响所致，正气亏虚，外邪伏郁于内致病程迁延不愈，基本病机为本虚标实。《灵枢·百病始生》指出："风雨寒热不得虚，邪不能独伤人。"可见 SLE 的发病机制与脏腑亏虚、正气不足密不可分。就中医病因病机而言本病总属本虚标实之证，与肾精亏虚、温毒侵袭及瘀血内阻等因素密切相关。肾藏精，为先天之本，若先天禀赋不足，肾精亏虚，阴血不足，则脏腑无以充养，故 SLE 患者常见头晕乏力、腰酸、脱发等症。《金匮要略》曰："阳毒之为病，面赤斑斑如锦纹，咽喉痛，吐脓血……阴毒之为病，面目青，身痛如被杖，咽喉痛。"此条文强调了毒邪在 SLE 中的病理作用：阳毒为热入营血，气营两燔，热毒伤络，血溢肌肤，而见颜面及肢体红斑、反复发热、口腔溃疡等；阴毒为毒邪内陷，凝滞气血，则见关节疼痛、肌痛以及伴或不伴有结节样病变的表面皮肤样损害等，两者皆为疾病的标实的表现。

中医学术流派是中医学在长期历史发展过程中形成的具有独特的学术思想或学术主张及独到临床诊疗技艺，具有清晰的学术传承脉络和一定历史影响与公认度的学术派别。中医学各个学术流派的形成有诸多因素，包括历史、社会及个人对中医经典理论的理解和临床经验的积淀等。历来各学派各陈己见对其皆有论述，该病因侵袭多脏，故脏腑辨证分型繁杂，多以病因、病机辨证。

第一节 · 温病学派

温病学派是明代末年以后，在南方逐渐兴起的，以研究外感温热病为中心的一个学术派别。其代表医家有吴有性、叶天士、吴鞠通等。作为中医的重要流派之一，它对 SLE 有着独特的认识和治疗理念。温病学派认为，SLE 属于"温病"范畴，其发病原因多为外感温热邪毒、内伤七情、饮食劳倦等，导致体内阴阳失衡，气血失调，进而引发脏腑功能失调和经络阻塞。其中温病血分理论和伏气温病理论两方面尤为突出。

一、温病学派对 SLE 病因的认识

（一）邪气侵袭

温病学派认为，SLE 的发病主要与邪气侵袭有关。邪气分为外邪和内邪，其中外邪主要包括风、寒、湿、热等，内邪包括情志内伤、饮食不当等。"伏邪"顾名思义是指藏伏于体内而不立即发病的病邪。伏邪学说理论雏形最早可追溯至《黄帝内经》，后经各代医家不断发展完善，最终形成一套超越伏气温病范畴的完善理论体系。"伏邪"又称"伏气温病"，是温病学的重要组成部分。伏邪从狭义上讲是指伏气温病，即外邪侵犯人体，伏匿不发，逾时而发。广义上伏邪是指一切伏而不即发的邪气，其范畴广泛，涉及六淫、七情、痰食瘀血聚集，乃至先天因素。伏邪学说，源于《内经》："冬伤于寒，春必温病"。《伤寒论·伤寒例》"冬令严寒……中而即病者，名曰伤寒；不即病者，寒毒藏于肌肤，至春变为温病，至夏变为暑病。暑病者，热极重于温也；是以辛苦之人，春夏多温热病者，皆由冬时触寒所致，非时行之气也。"首次翔实地解释了《内经》"冬伤于寒，春必温病"的病机，可谓伏气温病的奠基之论。温病主要根据四时温病初起的证候表现，并联系时令致病之邪的致病临床特点，将温病分为新感温病和伏邪温病两大类。伏邪温病是指感受外邪后伏藏于体内，过时才发病的一类温病。与新感温病发病之初一般由卫入气、再深入营血相比，伏邪温病发病初起即呈现热邪蕴伏在里的证候。其传变复杂、多变（里热既可由里达外，也能进而深陷），具有病情缠绵，病势较重，变证较多，病程较长，难于速愈的特点。

（二）正气虚弱

温病学派强调正气（即人体免疫力）在疾病发生发展过程中的重要作用。SLE 患者正气虚弱，抵抗力下降，易受外邪侵袭，进而导致邪正相搏，最终引发疾病。

SLE 的病因主要为患者先天禀赋不足，正气不足，气血失和，外邪趁虚而入，侵袭肌表，流注肌肤关节，进而内舍五脏六腑，导致气血津液运行异常，郁毒和瘀血内生，内外合邪导致发病，属本虚标实之证。本病发病迅速，临床表现为发热、皮肤红疹密布等症状；在疾病缓解期，病情症状较稳定，常伴有乏力、低热、斑色紫黑等临床表现。但预后较差，缠绵难愈。这与血分证的早中期血热妄行、热灼营血、瘀热交结及晚期热瘀气脱传变规律、临床特征极其相似。

本病邪伏于少阴，有明显的先天因素。从临床看，遗传因素是其发病的重要原因，一个家庭可以有数个成员同时或先后发病，有的连续几代患病。患者多为青中年女性。孕产、房劳可诱发、加重病情。内脏损害以肾为最多、最重。从临床表现看约有 75% 的患者有肾损害，尸检发现率为 100%。遗传性因素属先天范畴，中医认为肾为先天之本，故提示此类患者素体禀赋不足，责之于肾；女子体阴而用阳，阴常不足，阳常有余，青中年正值气火旺盛之时，天癸既行，水易亏，火易旺，故多有肾阴亏虚，虚火上炎之象；肾藏精，主生殖，房劳、孕产均可导致精血耗失，肾水亏枯；肾本已虚，邪易内传，故内脏损害以肾最多、最重。因此，本病患者未病之时即有肾虚之象，发病之后肾虚更为明显，而至虚之地便是容邪之处，故邪伏于少阴。

二、温病学派对 SLE 病机的认识

（一）热毒内蕴

著名温病学专家钟嘉熙教授认为 SLE 的发病是由于素体亏虚，肝肾不足，气阴两虚，蕴蒸化热，或由外邪引动而发。《素问·金匮真言论》曰："夫精者，身之本也，故藏于精者，春不病温"。先天肾阴不足，肾之阴阳失衡（免疫功能紊乱，体液免疫亢进，细胞免疫低下）、毒瘀互结，阴虚火旺贯穿整个病程，阴虚生内热，邪毒内藏是 SLE 的病机关键。钟嘉熙教授确立清养透解法治疗 SLE，其在长期的临床观察中发现，SLE 的发病、临床表现、传变规律等均与伏气温病颇类似，伏气温病是指发病初期以里热证候为主要表现，且与当令时邪的致病特点不相符的一类温病，认为 SLE 是当邪气侵犯人体时，由于体质较弱，邪气不能被消灭或排除，也不能应期发病，而是在一定条件下保持机体的邪正平衡，使毒邪伏藏待机，等待内外环境有利于毒邪时，邪毒暴张，干扰或破坏体内的正常生理状态而发病，像 SLE 初期即为里热证候。

伏气温病的病机主要是郁热伤阴，邪气内伏的部位因邪气的种类不同而异，亦与气候、发病时间、机体的正气强弱等因素有关，因此 SLE 的临床表现多种多样。发病之始即可见高热、红斑（常见面部蝶形红斑）、关节疼痛，甚则有心烦、谵语、舌绛红、苔黄、脉细数等热在营血的表现。SLE 病机传变复杂，柳宝诒在《温热逢源》中指出："伏气由内而发……其见证至繁且杂。"本病通常因先天禀赋不足，

复加日光暴晒，或情志抑郁或外伤或药毒等发病，初始即见热在营血的表现，其后传变纷繁复杂。主要表现为三焦阻塞，具体分为三焦气火通行失调和水液运行失调。三焦气火通行失调：元气根于肾，人体先天之元气和后天之营气、卫气都是通过三焦和经络输布到全身各部，充沛于五脏六腑的，三焦是人身诸气出入升降的通道。相火常寄于肝肾，而三焦为其升降出入之通道。系统性红斑狼疮患者三焦阻塞，气血运行不畅，营卫失调，营血不足，三焦气火弥漫，以致或营血热盛而壮热不退；或阴虚火旺而低热缠绵。津液精血被气火煎熬耗损，或上焦津液干涸而口眼干燥、渴喜冷饮；或中焦营血生化乏源而血虚眩晕；或下焦精失而见白浊；在外或面红肤热、爪甲枯槁、毛发枯落。三焦水液运行失调：《内经》称三焦为决渎之官，揭示其是疏通水道，运行水液的器官。全身的水液代谢功能从脾胃吸收至渗入膀胱，排出体外，是通过三焦气化作用和通道作用，并与脾胃、肺、大肠、小肠、肾、膀胱等许多器官协同作用而完成。系统性红斑狼疮会损伤三焦，导致水道阻塞，水液无法运行气化。"上焦如雾"，雾不散而聚水，上焦之水积聚，留于肺外积于胁下则为悬饮，留于心外积于包络内则为心包饮。"中焦如沤"，沤不利则为留饮，中焦之水积聚而成鼓胀腹水。"下焦如渎"，渎不利则小便难，下肢肿满，甚则腰腹、阴部水肿。王孟英在《温热经纬》曰："温热由口鼻而入，伏于脾胃之膜原，与胃至近……邪气向里则径入阳明"。温热毒邪蕴积阳明，燔灼营血，可见皮肤红斑。而营阴被灼，血液黏稠运行不畅易致瘀，热毒迫血妄行，血溢脉外亦可致瘀，若瘀血阻络、筋脉失养则见关节肌肉疼痛；若热毒灼伤肾络、精血外溢，则见血尿、蛋白尿；若热毒耗伤阴液，阴血不足，引动肝风，蒙蔽清窍，或肾虚瘀结，清窍失养，可见神昏、抽搐等狼疮脑病的症状。

（二）气血瘀滞

温病学派认为，SLE 的病机还包括气血瘀滞。热毒内蕴、损伤气血，致气血运行不畅，形成血瘀，进而加重病情。温病血分理论是叶天士提出的卫气营血理论的核心之一，其主要表现为身热、多窍道出血，或神昏谵语、密布紫黑斑、舌质深绛等，这与 SLE 症状表现相似，血分证作为这一理论的重要组成部分，在温病卫气营血辨证中，属于疾病发展过程后期阶段。

卫气营血之名首见于《内经》，其主要指维持人体生命活动的精微物质和某些功能。《金匮悬解》指出："无气则营虚，营虚则血不足。"《瘟疫论》中提到"凡疫邪留于气分，解以战汗；留于血分，解以发斑。"卫气营血论述，通过后世医家不断完善，至清代叶桂集先人之大成，首先明确提出了温病须"辨卫气营血"，并用其来概括温病病位的深浅及病情轻重，即邪气先犯于卫，继则气，后入营，最后深入血分。近代医学家们在叶氏基础上也从病机、证候、治疗等不同角度进行完善，充实了卫气营血内容。SLE 的病因多为先天禀赋不足、真阴亏虚，复感外邪，致气血津液代谢异常，毒热和瘀血内生而发病。叶氏《温热论》一书中："大凡看法，卫之后方言气，营之后方言血。"指明了在温病发展过程中，血分证是疾病发展过程中的极期及后期。同时提出"入血就恐耗血动血"，表明了在温病发展到血分证这一阶段时，机体会出现耗血、动血之病变，从而出现以身热、斑疹密集、吐血、尿血等多窍道出血的一类病症，或神昏谵语、舌质深绛为主要临床表现。SLE 目前尚未有统一的中医病名称谓，因本病常累及其他组织器官，对其常存在不同称谓。如在张仲景《金匮要略·百合狐惑阴阳毒病证治第三》一书中主要是指"阴阳毒"而言，文中有述："阳毒之为病，面赤斑斑如锦纹，咽喉痛，唾脓血……阴毒之为病，面目青，身痛如被杖，咽喉痛……"而在此所描述的"阳毒"表现跟SLE 急性发作期高热、口腔溃疡、红斑等临床症状相似；而对于"阴毒"中所描述的症状则与深部狼疮相似，主要表现为伴或不伴有结节样病变的表面皮肤损害。可见"阳毒"主要病机为热毒炽盛，燔灼营血，损伤血络；而"阴毒"为毒邪内陷，凝滞气血，其主要病机仍不离血分理论。患者先天禀赋不足，外感温热邪气，热盛入血，灼伤血络，迫血离经，溢于脉外，故而出现一系列临床症状。病情日久不愈，气随血脱，虚热外浮，从而出现低热不退、乏力等临床表现，在《黄帝内经》中则可辨为"五脏痹"，指出"痹"可客于心、肝、脾、肺、肾五脏，而在临床中，不难发现当 SLE 累及其他相关器官系统时，同样伴随着五脏痹的表现。

第二节 · 扶阳流派

扶阳学派（又称火神派），是由清末四川名医郑钦安创立的医学流派，其学术思想源自《周易》《黄帝内经》，并深度融合张仲景的《伤寒杂病论》阳虚证治理论。该学派经刘止唐传承至郑钦安，后由卢氏等继承发扬，逐渐形成了如今的扶阳学派。其以《内经》为宗，强调"洞明阴阳之理""功夫全在阴阳上打算"，认为病情变化不离阴阳两法；除此之外推崇阳气，主张阳主阴从，认为阳气是人体生命活动的根本动力，在人体的生长、发育、衰老以及疾病的发生、发展和治疗中都起着主导作用。扶阳学派作为中国传统中医学派的一个重要分支，其首要学术观点就是人生立命在于"以火立极"，认为人之阳气在阴阳二气交感气化过程中处于立极或主导之位，是生命存在的基点或根本前提，也是疾病发生发展的先决条件，主要强调了人体阳气的重要性，认为人体疾病大多源于阳气不足，其发展也与阳气虚衰密不可分。扶阳学派认为，SLE 的根本病机就在于人体阳气的虚弱，阳虚内生痰饮、瘀血等病理产物，导致气血失调、脏腑功能失常，从而引发疾病。在系统性红斑狼疮的病因病机上，扶阳学派有以下认识。

一、扶阳学派对SLE病因的认识

（一）阳虚体质

著名的扶阳学派医学家郑钦安曾说过：“子不知人之所以立命者，在活一口气乎？气者阳也，阳行一寸，阴即行一寸；阳停一刻，阴即停一刻，可知阳者，阴之主也。阳气流通，阴气无滞，自然胀病不作。阳气不足，稍有阻滞，百病丛生。”告诫人们要重视人体阳气，在辨证中倡导扶阳学术见解，扶持阳气的防治疾病要领。主张以“治未病”为本，治疗药物多选取辛温扶阳益气类，最终畅通经脉，安和五脏六腑，调畅气血，达到治疗效果。扶阳学派认为，素体阳气虚弱是SLE病发的内在基础。阳气不足，难以抵御外邪侵袭，容易导致邪气入侵，从而引发疾病。扶阳理论认为阴阳是相辅相成的，但是阴气处于随从地位，阳气为主。只有阳气旺盛，才能有效地保证阴气的平衡，正如《内经》所说：“阴在内，阳之守也。”因此，扶阳理论的重点仍然集中在“阳主阴从”方面。而通常导致疾病发生的原因，主要以阳气为主，阴阳对立统一的关系被破坏所致。素体阳虚，此时阳气处于随从地位，阴气为主，阳气不足，阳气的保护扶持作用减弱，稍微地有所阻滞，易发SLE。

此外，如果阳气化生、温煦作用消失，阴精也难以形成。中医学认为肾藏精，主骨生髓，只有当肾气充盛时，方能“筋骨坚”，从而达到“骨强，肌肉满壮”的状态。邪之所凑，其气必虚。张景岳在《景岳全书》中明确提出“痹证因虚者多”，并强调肾阳虚是内因。李中梓《医宗必读》主张久痹从肾论治，提出“治风先治血，治寒先温阳”，正是由于肾虚，肾主骨功能不利，才使得风、寒、湿邪侵袭人体发为痹证。由此可见，肾虚所致的阳虚是SLE发生的重要内因。

（二）感受外邪

《素问・生气通天论篇第三》“凡阴阳之要，阳密乃固，两者不和，若春无秋，若冬无夏，因而和之，是谓圣度。故阳强不能密，阴气乃绝；阴平阳秘，精神乃治；阴阳离决，精气乃绝。”强调了人体阳气的重要性。外邪侵袭，如风、寒、湿、热等，是SLE发病的重要原因。外邪侵袭人体，最易耗伤阳气，导致阳气虚衰，进而引发疾病。

《内经》论述痹的病因为风寒湿三气夹杂合而为痹。风痹：以感受风邪为主，侵犯肌肤、关节、经络，以其性走窜，疼痛游走不定为症状特点。因风为阳邪，易袭阳位，故多发于上肢、肩背等处；卫阳不固，腠理空虚，故有恶风、汗出之表现。寒痹：因阳气不固，感受寒邪为主，故其表现以肢体关节疼痛为主，固定不移，遇寒加重，得热痛减或缓解。湿痹：以感受湿邪为主，湿邪留滞肢体、关节、肌肉之间，临床表现以上述部位肿胀疼痛、重着麻木为特征。中医治疗SLE的关键是温阳，近几年来，中医扶阳理论在临床上得到广泛应用。扶阳理论强调阳气的重要性，阳主阴从，主张温扶阳气，选择干姜、附子、桂枝等一些温热药为主治疗。除 SLE 外，从现代疾病特点及疾病谱变化情况看，中医"扶阳"方法具有广泛的适应证，疗效显著。

（三）情志内伤

扶阳学派认为 SLE 患者的内伤七情中以怒、思为多。怒则气逆，思则气结，如忧思郁结、情绪波动等，容易导致气血失调，进一步加剧阳气虚衰。龚廷贤《寿世保元》曰："盖气者，血之帅也，气行则血行，气止则血止。"瘀血既成，阻滞脉络，而发痹痛。

（四）饮食不当

暴饮暴食、恣食生冷、过食肥甘、饮酒过度等饮食失节，导致脾胃受损，脾胃为后天之本，脾主运化水湿，胃主受纳腐熟水谷，脾胃受损，脾失运化，痰浊内生，阻滞经络，则阳气的生成与运转受阻，进而引发 SLE。华佗《中藏经》曰："血痹者，饮酒过多""肉痹者，饮食不节，膏粱肥美之所为也。"

二、扶阳学派对 SLE 病机的认识

SLE 的病机主要体现在阳气虚衰、脏腑功能失调、气血运行失常等方面。

（一）阳气虚衰

阳气虚衰是 SLE 病发的根本原因。正气是决定发病的关键因素，《灵枢·百病始生》说："风雨寒热不得虚，邪不能独伤人……，此必因虚邪之风，与其身形，两虚相得，乃客其形。"邪气之所以能够侵袭人体而致病，必然是因正气虚弱，故说"邪之所凑，其气必虚"。对于 SLE 患者，阳气不足，致腠理疏松不固，无法温煦周身，正如清·林佩琴《类证治裁·痹症论治》曰："良由营卫先虚，腠理不密，风寒湿乘虚内袭，正气为邪气所阻，不能宣行，因而留滞，气血凝滞，久而成痹。"导致营卫失和，气血运行不畅，脏腑功能失调，免疫力下降，可引起身痛、关节肿痛等症状。

（二）脏腑功能失调

正气不足，阳气虚衰，对脏腑功能活动的推动和调节能力下降，脏腑经络功能失常，精血津液的代谢运行失常，可产生内风、内寒、内湿、内燥、内火等内生五邪而发病，或导致痰饮、瘀血、结石等病理产物的产生而引起新的病变。SLE 与五脏均有联系，扶阳学派认为其主要在肾。脾主肌肉、四肢，为气血生化之源；肝主筋，主藏血；肾主骨，主藏精。痹证的病位主要在肌肉筋骨。若脾肝肾虚损，则

肌肉筋骨失养，风寒湿热之邪乘虚侵入。

1. 脾虚湿盛

脾主运化水湿，阳气虚衰导致脾失健运，湿邪内生，对于 SLE 患者进而引发关节疼痛、浮肿、乏力等症状。中医认为脾胃虚弱，饮食失调，起居失常，可致气血不足，卫外不能；或痰湿内生，湿浊为患，复感外邪而致痹。如《素问·痹论》指出"此亦其食饮居处，为其病本也"。《金匮要略》曰："四季脾旺不受邪"。脾气充足，邪不易侵，脾胃素虚之人，或因饮食失节，或因劳倦内伤，或外受寒湿之邪，均可导致脾胃虚弱，运化失司，痰浊内生，气机不利。脾虚亦致气血生化乏源，肌肉不丰，四肢关节失养，久则气血亏虚，筋骨血脉失去调养，营卫失于调和，风寒湿热之邪乘虚而入，着于筋脉则发风湿痹病。故脾胃虚弱、气血亏虚、痰浊内生是本病的重要病机。本病临床上除一般的关节局部症状，如关节肿胀、疼痛以外，还常见胃脘痞满、食少纳呆、大便溏泄、舌质淡、苔腻等。湿为阴邪，其性黏滞、重着，不但单独作祟，而且极易与其他外邪如风寒、热邪合而为病，使之临床表现纷繁复杂，缠绵难愈。

2. 肺肾阳虚

肺主气、司呼吸，肾为先天之本，内寓元阳。扶阳学派认为肺肾阳气亏虚是关键环节。肺阳不足，则卫外不固，机体易受外邪侵袭。如同一个房子的"窗户"关不紧，风、寒、湿等邪气就容易进入人体。而肾阳为一身阳气之根，肾阳虚弱，不能温煦全身脏腑经络。在这种状态下，人体的阳气不能正常地发挥其温煦、推动、防御等功能。最终会导致气化不利，水液停聚，引发咳嗽、痰多、水肿等症状。

正常情况下，肺主通调水道，肾主水液，二者协同维持体内水液平衡。阳气不足会导致水液停聚，产生痰湿等病理产物。而且这种虚寒的内环境，会让气血运行不畅，形成瘀血。在 SLE 病情中，这些痰湿、瘀血等病理因素会进一步影响脏腑功能，同时人体正气虚衰也难以抵御外邪，外邪引动内邪，使得疾病反复或加重，比如外感邪气后可能诱发红斑狼疮病情活动，出现发热、关节痛、皮肤红斑等症状加剧的情况。

3. 心肾不交

扶阳学派认为心主血脉，肾主藏精，心肾不交导致心脉瘀阻，肾精亏损，引发心悸、失眠、腰膝酸软等症状。另外根据肝主筋、肾主骨的理论，风湿病的发生与肝肾密切相关，其性质不外阳虚、阴虚为其本，夹风、夹寒、夹湿、夹热、夹瘀为其标。故脏腑之虚重在肝、肾，而肾居下焦，藏真阴而寓元阳。五脏之伤以肾为本，故就肝肾而言，则又以肾虚为主。脏腑内伤既是痹证发生发展的重要原因，也是痹证经久不愈，内传入里的结果。痹证早期虽以邪实为主，然而标实的同时寓有本虚，先天禀赋不足，肾精亏虚是其发病之根。久痹则邪伤气血阴阳，病及脏腑及所属五体而致虚。久痹病邪内伤肝肾，使关节失养而不用，筋骨失养而挛缩。临床见关节肿大、变形、僵硬、肌肉萎缩等症状，故中、晚期类风湿关节炎脏腑之虚重点在肝肾。根据"至虚之处，便是受邪之处"的理论，病邪往往直接深入虚者所主的机体组织或直接犯及内脏，引起五体痹或五脏痹。中医学认为肾为先天之本，精血之源，五脏之伤穷必及肾。《冯氏锦囊》认为鹤膝风多属肾虚，肾主骨，肾气衰弱，邪气乘之而得。因此，凡遗传因素致病的，多与肾有关。痹证患者中有 1/3 以上有家族史，与肾关系更加密切。

（三）气血运行失常

阳气虚衰，导致气血运行失常，主要体现在以下几个方面。

1. 气虚血瘀

气是不断运动着的具有很强活力的精微物质，还是构成和维持人体生命活动的基本物质。气血是人体生命活动的重要物质基础，扶阳学派认为气虚不能推动血行，及邪留日久致血液瘀滞，引发 SLE 患者关节疼痛、面色晦暗等症状。如《医门法律》所云："气聚则形存，气散则形亡。"《素问·六节藏象论》则云："五气入鼻，藏于心肺，上使五色修明，音声能彰；五味入口，藏于肠胃，味有所藏，以养五气，气和而生。津液相成，神乃自生。"然而，在一定条件下体内气机出现阻滞不畅（即气滞），使之成为人体致病的内在因素。气滞是疾病过程中形成的，机体的气滞会导致易感外邪，同时感受了外邪的机体更易出现气滞。气滞可使经脉骨节受阻，不通则痛。因此，气滞也是引发或加重风湿性疾病如 SLE 的内在因素之一。

2. 痰瘀互结

SLE 大多为慢性进行过程，疾病既久，病邪由表入里，由轻而重，阳气虚衰，导致水液停聚，亦不能推动血行，致脏腑功能失调而产生痰浊与瘀血。扶阳学派认为痰瘀互结阻于经络，导致关节疼痛、肌肉酸痛、面色晦暗、舌质紫暗等症状。明·龚廷贤在《万病回春》中论及痰浊与痹证的关系："治周身、四肢骨节走注疼痛，牵引胸背，亦作寒热喘咳烦闷，或作肿块，痛难转侧，或四肢麻痹不仁，或背心一点如冰冷，脉滑，乃是湿痰流注经络关节不利故也""骨体痛甚及有肿块作痛者，名曰痰块；"《医门法律》中提出湿痰凝滞致关节肿痛的观点："中风外证，错见不一。风火相煽，多上高巅。风湿相搏，多流四末。手足麻木，但属气虚。关节肿痹，湿痰凝滞。"朱丹溪在《格致余论》中提出"湿浊蒙窍"理论，而滑寿《读素问钞》则发展《内经》痹证学说，强调虚实兼辨，二者共同完善了湿热致痹的理论体系。元末明初医家滑寿在《读素问钞》对《素问》进行了注释发挥，并对仅从风邪论治关节肿疼提出观点："愚按，丹溪云湿者土之浊气，首为诸阳之会，其位高，其气济，其体虚，故聪明系焉；浊气熏蒸，清道不通，沉重不利，似乎有物蒙之。失而不治，湿郁为热，热留不去，大筋软短者，热伤血，不能养筋，故为拘挛，小筋弛长者，湿伤筋，不能束骨，故为矮弱……素常气急，湿热加之，气湿热争，故为肿也。然邪气渐盛，正气浸微，阳气衰少，致邪代正，气不宣通，故四维发肿，诸阳受气于四肢也，今人见膝间关节肿疼全以为风治者误矣。"

SLE 的病程演变复杂多样，扶阳学派认为，SLE 的病程可分为三个阶段：初病期，SLE 患者表现为阳虚症状，如面色苍白、手足不温、关节疼痛、乏力等；发展期，疾病进一步发展，出现脏腑功能失调和气血运行失常的症状，如心悸、失眠、头晕、关节肿胀等；晚期，疾病进入晚期，脏腑功能严重受损，出现严重并发症，如肾脏病变、心脏病变等。扶阳学派在治疗系统性红斑狼疮时，注重温补阳气、化解痰瘀，以达到调和营卫、恢复脏腑功能的目的。

第三节 · 血瘀学派

血瘀学派源于《黄帝内经》，它主要基于中医理论中的"瘀血"概念。后经各家学说的发展和传承，形成了以瘀血为核心理论的中医学派。清代王清任是瘀血理论的突出代表，其所著的《医林改错》强调"瘀血留滞，为害匪浅"，系统论证了瘀血在多种疾病发生发展中的关键作用，书中创新性地总结瘀血证的特点，记载了许多活血化瘀方剂，像血府逐瘀汤等，至今在治疗多种瘀血相关疾病上疗效显著。血瘀学派认为，血液运行不畅是导致疾病发生的关键，瘀血不仅会导致局部症状，还会影响全身功能。血瘀学派在诊断和治疗疾病时，注重活血化瘀、疏通经络。血瘀学派的核心观点是：瘀血是多种疾病的共同病理基础，包括内科、外科、妇科、儿科等多科疾病。瘀血可以由多种原因引起，如外伤、情志不畅、饮食不节、寒邪侵袭、气滞血瘀等。血瘀学派认为，SLE 的发病亦与瘀血密切相关。通过活血化瘀、扶正固本、清热解毒等治疗思路，可以改善 SLE 的临床症状，提高患者生存质量。然而，SLE 的治疗是一个长期的过程，需要根据患者的具体情况进行个体化的治疗。在今后的研究中，我们应该进一步探讨血瘀学派在 SLE 治疗中的应用效果，以便为 SLE 患者提供有效的治疗方案。

一、血瘀学派对 SLE 病因的认识

"瘀"作为医学概念，其文字记载最早见于《楚辞·九辩》，东汉《说文解字》谓之为凝滞而不流通的血。我国现存最早医学典籍《黄帝内经》虽未直接使用"瘀血"一词，但记载的"血脉凝泣""恶血"即为"瘀血"。"瘀血"作为规范名称最早出自张仲景《金匮要略·惊悸吐衄下血胸满瘀血病脉证治第十六篇》，其对血瘀的病因病机及治疗进行了独特的论述。

（一）情志失调

中医认为，情志内伤是导致瘀血产生的重要原因之一。SLE患者往往情绪波动大，易受外界环境的影响，导致肝气郁结，进而引起血瘀。《血证论》言："有瘀血，则气为血阻，不得上升，水津因不能随气上布"。瘀血阻络，经脉不通，造成津液输布障碍及脏腑气血的运行受阻，造成脏腑功能受损。痰湿瘀血与郁滞之气相互影响，共同引起SLE的症状。数情交织致病，可损伤一个或多个脏腑，此与SLE的临床表现相符。内伤七情中以怒、思为多。怒则气逆，思则气结，两者均致气机运行不畅，瘀滞不通。龚廷贤《寿世保元》曰："盖气者，血之帅也，气行则血行，气止则血止。"《中藏经·论气痹第三十四》曰："气痹者，愁忧思喜怒过多……久而不消则伤肺，肺伤则生气渐衰……注于下，则腰脚重而不能行。"可见SLE患者思虑过度，气机郁结，脾失健运，痰浊内生；恚怒伤肝，肝郁气滞，气滞血瘀，痰瘀互结；瘀血既成，阻滞脉络，而发痹痛。如过惊过喜，既可损伤心，又可累及肾；郁怒太过，既可伤肝，又影响心、脾；忧思内伤，既可伤脾，又可影响心、肺等。

（二）劳逸过度

长期缺乏适当的运动和体力活动或过度劳累，特别是脑力和体力的过度消耗，可能损伤人体正气，导致脾胃功能受损，气血生化不足，导致机体免疫力下降，从而使外邪乘虚而入，血脉瘀滞，引发或加重血瘀，进而可能导致SLE的发生或病情加重。此外，过逸除引起正虚而致SLE发病外，还易引起痰浊瘀血内生，阻滞脉络而发。

（三）禀赋不足

肾藏精，为先天之本，主管一身阴阳，其盛衰决定人之生、长、壮、老的生命全过程；夫精者，身之本也，若禀赋不足，肾精亏虚，虚火内生，损伤血络，则有低热、乏力、斑疹，血脉无力，血行不畅，易于导致瘀血。《黄帝内经》曰："肾者，胃之关也，关门不利，故聚水而从其类也。"若日久不愈，出现阴阳两虚，气化失常，水液输布或排泄障碍，则有水肿、少尿。肾虚证的现代病理生理学基础也得到了多方面的证实，临床研究发现，肾精亏虚型患者参与免疫吞噬与炎症反应的补体C3和炎症后期的免疫球蛋白类型IgG呈现不同水平，说明肾虚证患者机体更易发生免疫异常与炎症反应。

二、血瘀学派对SLE病机的认识

（一）瘀血阻滞

血热则瘀，血寒则凝，不论真阴不足，水亏火旺，还是外感六淫郁而化热，血与热结而成瘀热，故 SLE 以瘀热为多，瘀寒为少。急性发作期、慢性活动期患者大多有火旺内热之象。林佩琴《类证治裁·痹症论治》云："诸痹……良由营卫先虚，腠理不密，风寒湿乘虚内袭，正气为邪气所阻，不能宣行，因而留滞，气血凝滞，久而成痹。"无论是何种病因参与，寒凝、血热、气滞、湿阻、痰浊、气血阴阳亏虚等均会导致血瘀的产生。历代医家对此都有深刻的认识，《医林改错》亦云："血受寒，则凝结成块"。热盛伤津，津伤血虚，则血液黏滞而致瘀血内生；或热迫血妄行，血溢脉外未散，形成离经之瘀血。《血证论》亦云："气结则血凝。"气机运行不畅，郁滞日久致血行瘀阻。而湿为阴邪，湿性重着黏腻，易阻碍气血运行而成瘀滞。《医学传心录·痹症寒湿与风乘》曰："风、寒、湿气侵入肌肤……或变痰饮，或成瘀血，闭塞隧道，故作痛走注，或麻木不仁。"血瘀学派认为瘀血阻滞经络，导致气血运行不畅，引起肢体麻木、疼痛等症状。此外，在 SLE 患者中瘀血阻滞于体表局部皮肤、关节，则可见皮肤色暗青紫、关节肿胀疼痛，或出现肌肤甲错、色素沉着。若感受寒邪，寒邪收引，容易凝滞脉络，寒凝经脉，血液进一步瘀滞，使得阳气不能达于四末，则可出现指端皮肤发红、发紫等雷诺现象以及紫癜样皮疹、结节性红斑等局部皮肤表现。

（二）正气亏虚

瘀血内阻，气血生化无源，导致 SLE 患者正气不足，抗病能力下降。王清任《医林改错》曰："元气既虚，必不能达血管，血管无力，必停留而瘀。"气虚无以行血，则必有瘀。阴虚血少，脉道失充；或阳虚寒凝，则涩滞成瘀。各因素之间又相互影响，多种病因共同作用，最终导致瘀血痹阻关节或经络，或滞塞于肌肉筋骨之间而致痹。血瘀学派的观点与 SLE 患者的病机相符。

（三）脏腑功能失调

瘀血内阻可导致脏腑功能失调，如肝肾阴虚、脾虚湿盛、肺热痰湿等，进一步加重病情。SLE 除了有关节表现外，还常合并有全身多系统的损害，如心、肝、肺、肾等脏器受累的表现。痹证日久不愈，由经络而病及脏腑，或六淫之邪直中脏腑，则形成五脏痹。如《素问·痹论》曰："五脏皆有合，病久而不去者，内舍于其合也，故骨痹不已，复感于邪，内舍于肾；筋痹不已，复感于邪，内舍于肝；脉痹不已，复感于邪，内舍于心；肌痹不已，复感于邪，内舍于脾；皮痹不已，复感于邪，内舍于肺"。痹证首先侵犯五体，而后由外及里，内攻五脏。痹证可以侵犯人体各个脏器，导致全身上下的病变，这与 SLE 多系统受累的特点非常相似。

（四）热毒内蕴

瘀血日久化热，热毒内蕴，损伤肌肤、经络、脏腑，导致 SLE 的临床表现。

第四节 · 阴虚火旺学派

　　阴虚火旺学派是中医学中的一个重要流派，其理论基础主要源于中医的阴阳五行学说，认为人体生病主要是因为阴阳失衡，阴阳平衡是健康的关键，阴液不足会导致阳相对亢盛，火旺则会进一步损伤阴液，形成恶性循环。其由元代医学家朱丹溪创立，提出"阳常有余，阴常不足"和"妄动相火煎熬真阴"的病机理论，滋阴思想的主要内涵，从最初丹溪提倡"淡食寡欲"以"养阴"之养生说和补养精血思路，经门人弟子阐扬发挥，丰富了阴虚及火旺的病机认识，临床针对气血精津及肾阴的不同滋阴治法得到梳理和拓展，阴虚火旺会导致脏腑功能失调，特别是肝肾阴虚，肝火上炎，影响全身气血运行。阴虚火旺学派认为，SLE 的病因病机主要与阴虚火旺有关。治疗应以滋阴降火、清热解毒、调理脾胃为原则，结合中药、针灸、食疗等多种方法，以达到改善患者症状、延缓病情发展的目的。在实际治疗过程中，应根据患者具体证候，灵活运用治疗原则和方法，以提高疗效。

一、阴虚火旺学派对 SLE 病因的认识

（一）肾阴亏虚

　　朱丹溪对人身之"阴"的认识，既包含有形之"血"，即生、长、壮、老、已的基础；又包括生殖之"精"，即生育能力的根源，"精"源于先天，又靠后天水谷补充。丹溪认为，人体阴气、阴精难成而易耗，成之待养："有形之后，犹有待于乳，哺水谷以养，阴气始成而可与阳气为配，以能成人，而为人之父母"，此为丹溪滋阴思想的理论基础。阴虚火旺学派认为 SLE 患者，病程日久，反复发作，则出现肾阴亏损表现，如可见五心烦热、腰膝酸软、舌红苔少，脉细数。

（二）情志内伤

　　情志不畅，导致肝气郁结，郁而化火，进一步耗伤阴液，形成阴虚火旺之证。阴虚火旺学派认为，SLE 患者若属气郁体质，情绪郁结日久可化火伤阴，形成肝郁气阴虚证表现为肝郁气滞与肝肾阴虚并见，如视力减退，两目干涩、红赤，头晕耳鸣，胸胁窜痛，咽干、口苦，夜寐不安，舌淡红、苔薄黄，脉弦细数。

（三）饮食不节

　　过食辛辣、油腻之物，损伤脾胃，脾胃化源不足，导致阴液亏虚。脾为后天之本，气血生化之源，脾运则五脏安，免生他病，《素问·调经论篇》云："人之所有

者，血与气耳"《难经·二十二难》载："气主煦之，血主濡之。"脾气不足，则统摄无权，血行不畅，失于健运，脏腑不得濡养，则有蛋白尿、便溏、乏力等症；四季脾旺则不受邪，若脾虚则气血不足，卫外不固，易感外邪，邪气内蕴，久积郁而化火，热毒内生，瘀血热毒入血入络，皮肤则发斑疹。另一方面，从西医学角度出发，中医学定义中的脾并非某一确切实体脏器，而是多脏器系统功能的集合，肝脏的合成与解毒、胰腺的分泌、肠道菌群的营养代谢等生命过程均可归属于中医学"脾主运化"范畴。此外，研究显示，肠道菌群具有调控 SLE 炎症反应、免疫功能等作用，SLE 患者菌群结构与正常人相比丰富度明显降低。

饮食厚味则胃气虚，阴血生化无源。同时，丹溪指出，阴的消耗是人生、长、壮、老、已的趋势，"人生至六十、七十以后，精血俱耗，平居无事，已有热证"，而阴虚、气机升降不利又进一步导致病理产物堆积："内虚胃热则易饥而思食，脾弱难化则食已而再饱，阴虚难降则气郁而成痰"。故丹溪以水谷精微所化生的阴精（精血津液）作为"阴"的核心，主张"养胃即养阴"（如"人之阴气，依胃为养"）并强调"收心降火"（如"燥热已多，血伤亦深，须淡食以养胃，内观以养神，则水可生而火可降"）。对于 SLE 患者，脾为后天之本，肾为先天之本，脾肾二脏互资互用，一脏不安，累及对方，脾肾亏虚，瘀毒内生，终致发病。

（四）劳欲过度

劳欲过度，耗损阴液，导致阴虚火旺。如房事不节，肾精流失，而致肾虚阴亏，或情志太过，使邪火妄动，消烁津液，则会出现一系列阴虚内热的临床表现，SLE 患者常有发热、乏力，并伴有口腔溃疡、脱发等症状。《景岳全书·火证》云："阴虚者能发热，此以真阴亏损，水不制火也""肾者，其华在发"，肾虚则发不荣。阴亏于下，相火上炎，则易反复出现口腔溃疡。另《素问·宣明五气篇》曰："久立伤骨、久行伤筋。"王怀隐《太平圣惠方》曰："夫劳伤之人，表里多虚，气血衰弱，肤腠疏泄，风邪易侵……随其所感，而众痹生焉。"劳力过度，主要伤及营卫气血，就脏腑而论，以脾、肺、肝为主，这与 SLE 表现出的多系统损害相符合。

二、阴虚火旺学派对 SLE 病机的认识

（一）阴虚火旺

阴虚火旺学派认为 SLE 的根本原因是阴虚，即体内阴液不足（包括血液、体液、津液等）。由于阴液不足，不能制火，导致阳气相对偏旺，内热耗伤阴液，形成阴虚火旺之证，进而形成火旺的病理状态。火旺可以表现为实火和虚火两种。在 SLE 中，通常是指虚火旺盛，导致一系列热症状，如发热、口干、咽痛、烦躁不安、失眠多梦等。阴虚可能涉及肝肾阴虚、肺阴虚等多种情况，其中肝肾阴虚尤为

关键，因为肝肾是藏精之处，精能化血，阴虚则血虚。肾阴为人体阴液之根，肾阴亏虚可导致阴虚火旺，火旺内扰，影响机体阴阳平衡。肾藏精，为先天之本，主管一身阴阳，其盛衰决定人之生、长、壮、老的生命全过程；夫精者，身之本也，阴虚火旺学派认为 SLE 恢复期多表现为阴虚火旺证，可见面颊或手指红斑隐隐、潮热、盗汗、形体消瘦、不耐劳作，咳嗽、咯血，口干或苦，舌红、苔薄黄，脉细数，其思想与 SLE 临床表现相符。此外，阴虚火旺可以导致湿热、瘀血、痰浊等病理产物的形成，这些病理产物进一步加剧了阴虚火旺的病机。

（二）热毒内蕴

热毒内蕴是指热邪入里，毒邪蓄积体内，导致机体功能障碍和病理变化。在 SLE 中表现为患者体内热毒累积，扰乱了正常的阴阳平衡。阴虚火旺学派认为，SLE 患者的热毒内蕴通常是由于阴虚不能制火，火热内生，加之外感邪毒，内外合邪，热毒亢盛所致。火旺内生，热毒损伤血脉、肌肤、经络、脏腑，出现 SLE 的临床表现，故可见火热症状：如持续性低热、面红、口干、烦躁等。毒邪症状：如关节热痛、肌肉疼痛、皮肤红斑等。阴虚表现：如手足心热、盗汗、失眠等。对于系统性红斑狼疮急性期，邪热炽盛，迫及血分，血热妄行，而见颜面、皮肤红斑。或因热毒、痰热扰乱心神，蒙蔽清窍，或因瘀血阻滞，或阴血不足，虚火上扰，导致脑络受损致神经系统损害，出现神经或精神方面的症状时，称为神经精神狼疮。热毒内蕴可能导致多个脏腑功能失调，尤其是心、肝、肾等脏器。如可导致心脉不畅，出现心悸、失眠等症状。热毒内蕴亦可引发肝火旺盛，出现头晕目眩、眼干涩等症状，也可导致肾阴受损，出现腰膝酸软、耳鸣等症状。

（三）气阴两虚

在阴虚火旺学派的中医理论中，SLE 的气阴两虚病机是指患者体内既有气虚，又有阴虚，两者相互影响，导致机体功能衰退和疾病发生的病理状态。阴液亏虚，不能滋养脏腑，气阴两虚，易致正气亏虚，抗病能力下降。气阴两虚可以是由于长期受到外界邪气的侵袭，如风、寒、湿邪等，损伤了人体的正气，导致气虚进而阴虚。也可以是由于病程日久，阴虚火旺进一步耗伤了气，从而形成了气阴两虚的病机。在 SLE 患者中，气虚往往表现为乏力、气短、自汗、易于疲劳等。又有阴虚的症状，如口干、咽燥、手足心热、盗汗、失眠。阴虚火旺学派认为 SLE 的气阴两虚病机是疾病发展到一定阶段的病理表现，治疗上需气血同补，阴平阳秘，以恢复机体的平衡状态。

SLE 发病以肾阴亏虚为本，热毒炽盛为标，与肝、肾、脾、肺密切相关。肾纳元阴元阳，以滋养诸脏腑之阴阳，临床上肾脏亏损以肾阴虚最为常见。且病程日久易耗伤阴液，使肾水匮乏、阴精亏损。正如张景岳言："肾水亏，则肝失所滋而血燥生；肾水亏，则水不归源而脾痰起……故曰：虚邪之至，害必归阴；五脏之伤，穷必及肾。"肾为先天之本，其精为至阴之液，本于十二脏之生化，藏之于肾。诸痹者，皆在阴分，其因总属真阴衰及精血亏，三气得以乘而袭之为此诸证。故有言人之有肾，犹如树有其根，水有其源。故阴虚火旺学派重视肾阴的盈亏及肝脾肾三脏之阴，滋肾水而填精髓，养肝血以益肾精。而 SLE 在脏腑亏虚的基础上，多以热毒炽盛为标，疾病处于活动状态之时，患者常表现有面部蝶形红斑、发热、关节疼痛、紫癜，甚至会出现神昏、烦躁等表现，证属营分，可用清营汤加减。清营汤出自清代著名医家吴鞠通的《温病条辨》，此方清营解毒、透热养阴，方中犀牛角（现水牛角替代，下同）苦、寒，主清心营、凉血解毒。生地黄、玄参、麦冬为增液汤药物组成，咸寒与甘寒并用，滋阴清热、扶正祛邪，为滋阴增液的基础方。金银花、连翘、竹叶质轻性凉，善宣通气机、透营分热邪，有"透热转气"之妙。

第五节 · 脾胃学派

脾胃学派是中医学术中的一个流派，其理论基础主要源自《黄帝内经》等经典著作中对脾胃功能的论述。在中医理论中，脾胃被认为是后天之本，气血生化之源，对人体健康起着至关重要的作用。其强调脾胃的功能在人体健康中的核心地位，认为脾胃为后天之本，人体出生后的一切生命活动都需要脾胃提供营养支持；脾胃化源，能够将摄入的水谷精微转化为气血，进而滋养全身；脾胃具有升降功能，能够将食物精华向上输送至心肺，并将废物向下输送到大肠；脾胃功能正常与否，与人体阴阳平衡密切相关。脾胃学派认为，脾胃功能失调是 SLE 发病的关键因素。下面将从脾胃学派的角度探讨 SLE 的中医病因病机。

一、脾胃学派对 SLE 病因的认识

（一）饮食不节

脾胃学派认为，脾胃为后天之本，水谷之海。若饮食不节，暴饮暴食，损伤脾胃，导致脾胃虚弱，脾胃功能失调，则无法正常运化水谷精微，进而影响全身气血，容易导致湿、痰、瘀等病理产物内生，这些病理产物又是引发 SLE 的内在原因。《中藏经》曰："肉痹者，饮食不节，膏粱肥美之所为也"。脾胃学派认为，饮食不节是 SLE 发病的直接原因之一。SLE 患者若饮食过于肥甘厚腻，容易生湿生热，湿邪困脾，热邪内扰，进一步加重脾胃功能的损害，导致疾病恶化。脾胃喜温恶寒，饮食不当（饥饱失宜、过食生冷等）会损伤脾胃阳气，导致脾胃功能进一步减弱。不良的饮食习惯，如偏食、暴饮暴食、饮酒过量等，均可影响脾胃的运化功能，导致内环境紊乱。

（二）情志内伤

中医认为，脾胃与情志密切相关。脾胃为气血生化之源，长期的情志不畅，如思虑过度、忧愁焦虑等可能影响脾胃的功能。情志不畅，导致肝气郁结，横逆侮脾，脾胃运化失常。情志内伤导致气机郁滞，气的运行不畅，可以引发或加重SLE的病情。气机郁滞可以化火、生风、生痰，进而形成复杂的病机。

（三）外感六淫

脾胃学派在中医理论体系中，对于SLE外感六淫病因的认识，主要是基于中医关于六淫致病学说。在SLE患者中，风邪可能会引发或加重血脉瘀滞，导致皮肤损害等症状。寒邪侵袭则可导致关节疼痛、肌肉酸痛等症状，这与SLE患者的关节痛症状相符合。湿邪内侵可能导致肢体沉重、关节疼痛、水肿等症状，在SLE患者中表现为关节痛和水肿。火邪可能导致阴虚火旺，出现发热、口干、口苦等症状。脾胃虚弱，卫外不固，六淫外邪乘虚而入，与内生之痰、瘀相合，干扰机体气血运行，导致SLE的发生。

二、脾胃学派对 SLE 病机的认识

（一）脾胃虚弱

脾胃学派对SLE脾胃虚弱病机的认识是基于中医的整体观念和辨证论治原则。中医认为脾胃是人体消化吸收的重要器官，是气血生化之源。脾主运化水谷精微，胃主受纳腐熟水谷，二者协调作用，为人体提供必需的营养物质。脾胃学派认为SLE的发生与脾胃虚弱密切相关。脾胃为后天之本，气血生化之源，若脾胃功能失调，则无力化生气血，不能滋养身体，导致身体虚弱，机体抗病能力下降，邪气易于侵犯。饮食不节可以加重脾胃损伤，进而引发SLE。司命者当常以甘温益气血，不可恣用寒凉以耗人气血。且火热内盛、瘀毒内结，非一朝一夕可除，故苦寒之剂当中病则已，不可过剂。时时不忘固本，病去之后，即须甘温培补。且痹证病程日久必然耗伤气血津液、损及脏腑功能，《景岳全书》云："治病之法，尤唯求本为首务……直取其本，则所生诸病，无不随本皆退"，因此在疾病缓和之时，当抓住核心病机，益脾土以滋化源，复坤顺以壮中州。一则脾属阴土，土为万物之母，气血赖之以生，正如汪文绮言："脾健则运化有权，散精归，肺主皮毛而卫气充，腠理密，邪自不容矣。"程杏轩《医案》喻脾胃如土母，心、肝、肺、肾似四子："子病可乞灵于母，母病则四子失庇"（续录）。此论揭示：四脏皆赖脾土输精（《素问》"脾灌四傍"）；脾胃衰败必致多系统受累（如SLE之胃肠症状→血液/神经/肾等多脏器损伤）可见脾健即生金保肺固卫、补肾壮骨生髓，其盛衰亦关乎SLE的发展与预后。脾胃虚弱，气血生化不足，导致SLE患者出现乏力、面色萎

黄、头晕等气血不足症状。

（二）水湿痰瘀

脾居中焦，运化水湿，为制水之脏，是人体水液代谢的枢纽。脾胃虚弱，不能正常运化水湿，导致水湿内生，湿阻中焦，气血运行不畅，则痰瘀互结。清·林佩琴《类证治裁·痹症论治》认为痹久"必有湿痰败血瘀滞经络"。同样，痰瘀又可进一步导致正虚，正虚与痰瘀，互为因果，交结难辨。脾胃为后天之本，气血生化之源。脾胃功能失调，运化水谷失常，一则营气不充，二则后天之精化生受阻，不能滋养先天之精，导致肾脏受累。精津不足，致气血生化乏源，脏腑失于濡养，周身正气亏虚，遇邪气入侵，导致人体经脉阻滞，气机失调，从而发为"周痹"。临床患者多见腰膝酸软、倦怠乏力、脱发、关节肌肉酸痛无力、麻木不仁、屈伸不利，SLE 严重者可出现皮肤散在瘀点瘀斑。饮食不节，如过食生冷、肥甘厚腻，容易导致脾虚湿困。脾虚失运，水湿内停，进而化热生痰，痰湿内阻，影响气血运行，痰湿阻络，进而引发血瘀。血瘀不仅会加重病情，还会导致疼痛、肿块等症状。痰瘀既成，胶着于骨节，闭阻经络，遂致关节肿大、变形、疼痛加剧，皮下结节，肢体僵硬，麻木不仁，其证多顽固难已。《证治汇补》揭示痰浊内生的核心病机为"脾虚清浊失运，津液停滞则痰生"。脾失运化，清气不升，浊阴停留，痰浊生成；或脾气亏虚，精微不得输布，湿聚则痰生。肾为主水之脏，津液代谢依靠肾的气化功能，肾阳、肾气能滤清泄浊，人体水液经肾阳温化和肾气推动而发生气化之变。肾阳不足，相火虚衰，开阖失司，水液输布失常，则痰饮水湿接踵而至；或因肾阳虚衰，阳损及阴，虚火妄动，煎熬津液，聚而成痰。张介宾在《景岳全书》强调"五脏之病，虽俱能生痰，然无不由于脾肾。盖脾主湿，湿动则为痰；肾主水，水泛亦为痰。故痰之化无不在脾，而痰之本无不在肾"。故脾胃学派认为脾肾虚损，气化功能失调，水液代谢失常日久化生水湿、痰浊等病理产物阻滞脉络、中焦、关节、四肢等，影响血液生成、运行，临床常见四肢麻木、皮下结节、肿块、雷诺现象、头重、食欲缺乏等症状，中医舌诊可见舌胖质淡，有齿痕，舌苔薄白或白腻。

（三）湿热蕴结

脾胃虚弱，湿邪内生，或由素体阳气偏盛，或为风寒湿痹经久不愈，蕴而化热，湿与热合，形成湿热，湿热蕴结于体内，气血瘀滞经脉关节，而出现关节肌肉红肿灼痛，屈伸不利。复因湿性黏滞，故病情缠绵难解，湿邪内盛又可以引发痰湿、瘀血等病理产物，进一步加重病情。湿热之邪可导致血脉瘀阻，表现为皮肤瘀斑、关节疼痛等症状。湿热蕴结亦可影响肝、肾等脏腑的功能，导致脏腑阴阳失调。如湿热侵袭肝肾，可能导致肝肾阴虚、肝阳上亢等症。

第六节 · 新安医派

新安医学是以古徽州为中心的地域性中医学术流派，肇始于南宋，鼎盛于明清。学派以汪机"营卫一气说"和徐春甫固本培元论"为理论核心，临床强调四诊合参（尤重脉诊），善用祁术、贡菊等道地药材。清代汪昂《医方集解》、吴谦《医宗金鉴》集其大成，形成"辨证精准、用药轻灵、兼顾脾胃"的学术风格，对中医温病学、方剂学发展影响深远。新安医派对 SLE 的病因病机的认识具有独到之处，强调内外因相互影响，重视脾胃、肝肾、气血的失调。在治疗上，新安医学采用辨证论治，针对不同证型采取相应的治疗方法，其中新安医家中存在一派以温养脾肾、培补元气为主要治法的群体，即固本培元派。汪机首先提出了"营卫一气说"，主张温补营卫。孙一奎继承汪机之说并发展了"动气命门说"强调温补下元。罗周彦提倡"元阴元阳说"，补充滋阴益元。各学说不断发展成为固本培元派的中坚力量，医家不断传承与发展"固本培元"思想，遵循治病求本原则，突出强调辨证论治、整体观念，提出以温养气血、培补脾肾元气为核心治疗 SLE。这一理论和方法对临床治疗 SLE 具有重要的指导意义。

一、新安医派对 SLE 病因的认识

（一）外感六淫

在正常情况下，风、寒、暑、湿、燥、火是自然界的六种气候变化，称为"六气"，当六气太过或不及，或因起居调摄不当、营卫不和、卫外不固时，六气就会成为发病因素，即为"六淫"或"六邪"。六气之中，风、寒、湿三邪最易引发痹病。《素问·痹论》云："风寒湿三气杂至，合而为痹也。"新安医学认为，外感六淫（风、寒、暑、湿、燥、火）是引起疾病的重要因素。SLE 患者多因感受外界邪气，导致内伤脾胃，进而引发疾病。

（二）禀赋不足

新安医家认为禀赋不足是 SLE 发病的重要内在因素。禀赋即先天赋予个体的体质因素等，包括先天禀赋不足和后天调养不当，导致机体正气虚弱，易于感受外邪。他们认为患者先天体质虚弱，脏腑功能不够健全。比如，肾为先天之本，若先天肾精亏虚，会使得人体正气不足。正气具有抵御外邪的功能，正气虚则易受外邪侵袭，而且在疾病发生发展过程中，也会因这种先天不足而导致病情复杂难治。同时，禀赋不足还可能涉及其他脏腑，像脾胃虚弱等情况也较为常见，脾胃为后天之

本，气血生化之源，脾胃虚弱会导致气血不足，影响人体的防御机制，从而让机体更容易在各种因素诱发下出现 SLE。

（三）肝肾亏损

肾为先天之本，肝肾亏损会导致免疫力下降，易发生自身免疫性疾病。新安医学认为，肝肾亏损是 SLE 发病的关键因素，SLE 主要责之于肝、脾、肾三脏。肝主藏血，主筋，为疲极之本；肾藏精，主骨充髓，为先天之本；脾胃为后天之本，气血生化之源。年过半百，肾气自半，精血渐衰，或先天禀赋不足，或久病劳损，肝肾自虚。肾元不足，肝血亏虚，则筋肉不坚、骨软无力，既不能充养骨髓，濡养关节，又不能约束诸骨，防止脱位，导致关节痿软疼痛、行动不利，发为痹病。《医宗金鉴》载："历节之病，属肝、肾虚。肝、肾不足于内，筋骨不荣于外，客邪始得乘之而为是病也。"脾胃虚弱，一则气血生化乏源，营卫失充，肌肉失养，卫外不固，易受外邪侵袭；另则，脾虚失于健运，饮食水谷不能化为水谷精微，反而聚湿生痰，痰可碍血，瘀可化水，痰瘀交阻，痹于关节经络，导致痹病迁延不愈。

（四）饮食不当

饮食不当是导致 SLE 发病的重要原因之一。过食油腻、辛辣、生冷等食物，损伤脾胃，脾胃失调导致气血生化无源，进而引发疾病。新安医家认为饮食不节是重要因素。过度食用肥甘厚味，辛辣、生冷等刺激性食物，会损伤脾胃。脾胃为后天之本，气血生化之源，脾胃功能失调会导致水谷精微运化失常。水湿内停、痰湿内生等病理产物积聚，时间长了会影响气血运行和脏腑功能，使得机体的正气受损，抵抗力下降，从而诱发疾病或者使病情加重。如过食辛辣可能导致体内热毒蕴结，扰乱机体的阴阳平衡，在体质等因素的综合作用下诱发 SLE 或使原有病情反复。

二、新安医派对 SLE 病机的认识

（一）脾胃虚弱

中医学虽无 SLE 病名载录，但根据临床症状，可将其归属于"阴阳毒""日晒疮""茱萸丹"等痹证范畴。"固本培元"，本主要指脾肾，元指元气，是人体生命的根本。脾肾与元气共同构成生命活动的根基，也是疾病发生与转归的关键所在。《灵枢·营卫生会》中说"人受气于谷，谷入于胃……阴阳相贯，如环无端"。饮食是生命活动的物质基础，脾胃则是生命活动的捍卫者。固本培元派医家徐春甫强调饮食调摄对元气养护的关键作用，提出："人元之寿，饮食有度者得之。"并指出："人知饮食所以养生，不知饮食失调亦所以害生。"他认为，合理的饮食是维系先天

元气（肾精）与后天之本（脾胃）的重要基础，若饮食失节，则反伤正气，动摇生命根本。推崇"谨和五味""节制饮食""食有禁忌"的观点，以培固人体元气。言下之意是饮食有度，无伤脾胃，则人不得病，得以长寿。"脾胃为人体后天之本""土生万物"的道理即饮食须通过脾胃受纳、运化，方能转化为气血，濡养全身。脾胃功能失常，化源不足，气血匮乏，元气不得养身。徐春甫曾师承于李东垣，认为脾胃受损，百病由生，导致身体被戕害。明代固本培元派医家罗周彦深刻阐述了脾肾先后天互济的关系，提出："脾胃之谷气实根于先天无形之阴阳，而更为化生乎后天有形之气血"，强调脾胃运化的水谷精气既禀受于先天肾命之气的激发，又能转化生成后天气血。同时指出："肾命之真阴元阳不足，固不能为十二经气血以立天根；脾胃之谷气不充，更不能为肾命之真阴元阳以续命"，揭示了肾中真阴元阳为气血生化之本，而脾胃谷气又是维系肾命之气的关键，二者相互资生，共同维系生命活动。同时提出"胃气弱则百病生"。他也在《医宗粹言》中谈"元气论"，认为"元气论乃根本要语"，创"元气空虚致生百病论"。结合罗周彦所倡导的理论，他认为脾肾之气血阴阳皆为元气，乃人之一身正气，用元气来概括脾肾作为生命之本的特点。孙一奎认为"命门动气为生生不息之根"，同样推崇肾在人体生命健康活动中的主导地位。

众所周知，无论对西医或者中医学而言，系统性红斑狼疮都属于复杂疑难病证。SLE 作为免疫系统疾病，以多个系统和器官受损为特征，可出现肾脏、心脏、肺脏、肝脏、皮肤、骨骼等全身脏器系统损害并表现为相应症状。结合"固本培元"理论，SLE 总体病因病机归纳为素体禀赋不足，脾肾亏虚，脾虚则气血生化障碍，卫外不固，气血运行失和，血络不通，全身脏腑功能失常；肾虚则脏腑阴阳失平，功能紊乱，气血津液紊乱，或复感六淫外感之邪，或因劳累、情志所伤、阳光、生产等，以致真阴不足，瘀热内盛，外犯肌肤，内伤脏腑，最终引发 SLE 全身脏腑系统受损。故 SLE 这一免疫功能紊乱疾病，整个病程均伴随脾肾亏虚，元气不足的病机特点。而免疫功能紊乱与脾肾功能紧密相连，正气能护卫肌表、抵御外邪、驱邪达外、疾病晚期帮助机体恢复正常，只有人体正气充足，人体免疫器官才能正常发挥防御、稳定、监视作用，正如"邪之所凑，其气必虚"。

（二）肝肾阴虚

新安医派认为本病以正气不足、热毒血瘀等邪气内伏为病机。或从脏腑辨证角度出发，认为本病多与肝肾阴虚或肾精不足有关。《孙文垣医案》载："阴血虚则筋失养，故营不营于中；气为寒束，百骸拘挛，故卫不卫于外。营卫不行，故肢节肿而痛。"可见新安医家孙一奎认为，痹证发生的关键在于后天之本，脾失健运，精微吸收减少，若外邪袭之，卫外不固，故而发病。脾胃虚弱是 SLE 病机的核心。脾胃虚弱会导致气血生化无源，不能正常运化水湿，湿邪内生，湿阻中焦，进而引起 SLE 的临床症状。脾为后天之本，气血生化之源，脾运则五脏安，免生他病，

《素问·调经论篇》云："人之所有者，血与气耳。"《难经·二十二难》："气主煦之，血主濡之。"脾气不足，则统摄无权，血行不畅，失于健运，不得濡养，则有蛋白尿、便溏、乏力等症；四季脾旺则不受邪，若脾虚则气血不足，卫外不固，易感外邪，邪气内蕴，久积成瘀，郁而化火，热毒内生，瘀血热毒入血入络，皮肤则发斑疹。肾藏精，为先天之本，主管一身阴阳，其盛衰决定人之生、长、壮、老的生命全过程；夫精者，身之本也，若禀赋不足，肾精亏虚，虚火内生，损伤血络，则有低热、乏力、斑疹。《黄帝内经》曰："肾者，胃之关也，关门不利，故聚水而从其类也。"若日久不愈，出现阴阳两虚，气化失常，水液输布或排泄障碍，则有水肿、少尿。肾虚证的现代病理生理学机制已得到多维度验证。临床研究显示，肾精亏虚型患者体内参与免疫吞噬与炎症反应的补体 C3 水平异常，同时炎症后期相关的免疫球蛋白（如 IgG）也呈现显著变化，提示肾虚证患者存在免疫调节紊乱和慢性炎症倾向。此外，中医理论认为肝肾阴虚是系统性红斑狼疮（SLE）发病的重要病机基础，这与现代医学中自身免疫异常的观点具有内在一致性。肝肾阴虚导致机体免疫力低下，易于受到外邪侵袭，进而引发 SLE。

第四章

系统性红斑狼疮辨证规律

第一节·系统性红斑狼疮的中医证候特点

系统性红斑狼疮（SLE）作为一种复杂的自身免疫性疾病，其临床表现具有高度多样性与复杂性，可累及多个系统及脏器。中医对于 SLE 的认识基于整体观念与辨证论治，对其证候特点有着独特的阐释。传统中医理论认为，"邪之所凑，其气必虚"，SLE 发病，多因患者禀赋不足，正气亏虚，复感外邪，内外相引而致。如明代医家张景岳所云"凡脾肾不足及虚弱失调之人，多有积聚之病。"此正契合 SLE 患者素体正气不足，易受邪侵，进而导致脏腑功能失调，气血阴阳紊乱之病机特点。

在长期的临床实践与理论探索中，中医发现 SLE 在发热、皮肤系统、肌肉骨骼系统、泌尿系统、神经系统、血液系统、消化系统等多方面均呈现出具有规律性与特征性的证候表现。深入剖析这些中医证候特征，有助于精准把握疾病的本质，为中医辨证论治提供关键依据。中医凭借对 SLE 中医证候特点的深刻洞察，充分发挥在改善患者症状、调节机体免疫功能、提高生活质量以及延缓疾病进展等方面的独特优势，实现对系统性红斑狼疮更为全面、有效的个体化诊疗干预，彰显中医在西医领域应对疑难病症的重要价值与深远意义。

一、发热

（一）发热的特点

1. 发热类型特点

（1）低热

许多系统性红斑狼疮（SLE）患者呈现低热状态，体温一般在 37.5～38℃。这种低热可能是持续性的，也可能是间歇性的。例如，在疾病的缓解期或慢性阶段，由于机体的免疫炎症处于相对缓和状态，低热较为常见。

（2）中等度热

体温通常在 38.1～39℃，也是 SLE 患者较为常见的发热类型。这种热型可能出现在病情活动但还未达到急性发作的阶段，此时体内的免疫反应和炎症介质释放使得体温有所升高，但尚未达到高热的程度；高热相对较少见，但病情严重时可出现体温超过 39℃ 的高热情况，相对较少，一般在疾病的急性发作期，如出现严重的狼疮肾炎、狼疮脑病等并发症，或者合并严重感染时，患者可能会出现高热。高热如同风暴来袭，来势汹汹，是病情危急的信号。

2. 发热时间规律

无明显时间规律，但部分患者有午后或夜间发热倾向，有些 SLE 患者的发热没有特定的时间规律，可能随时出现体温升高。然而，有一部分患者会表现出午后或夜间发热的情况。午后发热可能与人体的生物钟以及阳气的变化有关，午后阳气渐衰，对于一些本身体内有湿热或阴虚内热的患者来说，此时正气与邪气的平衡被打破，邪气相对亢盛，从而出现发热。夜间发热则多见于阴虚内热型患者，夜晚阴气渐盛，阴虚不能制阳，虚火更易内生，导致发热。

3. 发热原因及相应特点

（1）自身免疫炎症反应

SLE 是一种自身免疫性疾病，患者体内产生大量自身抗体，这些抗体与自身抗原结合形成免疫复合物，沉积在组织和器官中，引发炎症反应。这种炎症反应会刺激机体释放多种炎症介质，如白细胞介素 1、白细胞介素 6 和肿瘤坏死因子 α 等，这些介质作用于下丘脑体温调节中枢，引起发热。其发热特点是与疾病的活动程度密切相关，当疾病处于活动期，炎症反应加剧，发热往往更明显，且可能伴有其他系统受累的症状，如关节疼痛、红斑加重、蛋白尿等。

（2）感染

由于 SLE 患者自身免疫功能紊乱，抵抗力下降，容易受到各种病原体的感染，包括细菌、病毒、真菌等。感染引起的发热通常比较急骤，体温可能在短时间内迅速升高。而且，感染导致的发热可能会伴有感染部位的症状，如呼吸道感染时出现咳嗽、咳痰，泌尿系统感染时出现尿频、尿急、尿痛等。此外，感染引起的发热会使 SLE 病情更加复杂，因为感染可能会进一步刺激免疫系统，导致原有疾病的复发或加重。

（3）药物热

在 SLE 治疗过程中，部分患者可能会出现药物热。这是因为某些药物（如抗生素、抗癫痫药等）作为抗原或半抗原，可引发机体的免疫反应。药物热的特点是在使用可疑药物后出现发热，停药后体温可逐渐恢复正常。其发热的类型多样，可表现为低热、中等度热或高热，同时可能伴有皮疹、瘙痒、关节痛等过敏反应。

（二）病因病机

1. 外感六淫

（1）风热之邪

外感风热之邪，侵袭肌表，卫气失和，正邪交争，可导致发热。其发热的特点是起病较急，体温升高较快，伴有咽喉疼痛、头痛、咳嗽等症状。在 SLE 患者中，风热之邪入侵可能会诱发疾病的发作或使原有病情加重，因为患者本身正气不足，难以抵御外邪，外邪容易与体内的伏邪相结合。

（2）暑热之邪

在夏季，暑热之邪当令，若患者长时间暴露在高温环境中，或者过度劳累后感受暑邪，暑热之邪会内侵人体，引起发热。暑为阳邪，其性炎热，容易耗气伤津，所以患者除了发热外，还会出现大汗淋漓、口渴、乏力等症状。对于 SLE 患者来说，暑热之邪可能会加重体内的热毒，使病情更加复杂。

（3）湿热之邪

湿热之邪的侵袭是导致部分 SLE 患者发热的重要原因。湿热之邪可从外感受，也可由内而生。外湿多因居住环境潮湿、涉水淋雨等引起，内湿则与脾胃功能失调有关。当湿与热合，就会形成湿热之邪，阻滞气机，导致发热，并且伴有一系列湿热内阻的症状。

2. 内生五邪

（1）内火

情志不畅，肝郁气滞，气郁化火，或者久病耗伤阴液，阴虚火旺，都可产生内火。内火可以扰乱人体的气血和脏腑功能，导致发热。肝郁化火引起的发热，患者多伴有情绪抑郁或烦躁易怒、胸胁胀满等症状；阴虚火旺导致的发热则以低热、盗汗、五心烦热等阴虚症状为主。

（2）内湿

脾胃运化功能失常，水液代谢障碍，导致水湿内生。内湿蕴积，日久可化热，形成湿热之邪，也可与其他邪气相结合，如与瘀血相互作用，形成湿瘀互结的病理状态，导致发热。内湿引起的发热一般较为缠绵，患者身体困重、舌苔腻等症状较为明显。

（3）瘀血

疾病过程中，气血运行不畅，瘀血内生。瘀血阻滞经络，气血不通，可导致发热。这种发热多为低热或中等度热，疼痛症状较为突出，如关节刺痛、肌肤疼痛等，且疼痛部位固定。瘀血发热是因为瘀血内停，气血瘀滞，瘀而化热。同时，瘀血还会影响新血的生成和津液的输布，进一步加重病情。

二、皮肤系统

（一）皮肤黏膜受累的特点

1. 蝶形红斑

蝶形红斑是系统性红斑狼疮（SLE）最具特征性的皮肤表现。它主要分布在患者的鼻梁和双侧脸颊部，形状类似蝴蝶，边界较为清晰。红斑颜色多为鲜红或紫红色，有时可伴有轻度的水肿。在病情活动期，红斑颜色往往更加鲜艳，范围也可能扩大；而在缓解期，红斑颜色会逐渐变淡，但一般不会完全消失。例如，患者在受到阳光照射、感染或过度劳累等因素刺激后，蝶形红斑可能会加重，同时还可能伴有发热、关节疼痛等其他症状。

2. 冻疮样红斑

冻疮样红斑好发于手指、脚趾、耳部等肢体末端部位，外观类似冻疮。红斑呈紫红色，质地较硬，有时会出现肿胀，患者可自觉局部有疼痛或瘙痒感。这种红斑在寒冷环境下可能会更加明显，并且容易反复发作。与真正的冻疮不同的是，冻疮样红斑即使在温暖的环境下，恢复也相对较慢，并且可能与 SLE 的其他症状如关节痛、雷诺现象等同时出现。

3. 网状青斑

网状青斑主要表现为皮肤出现紫红色或青紫色的网状斑纹，就像渔网一样。斑纹的大小和形状不一，一般分布在四肢，尤其是下肢更为常见。这种斑纹在遇冷时会更加明显，当肢体暖和后，颜色可能会有所减轻，但不会完全消失。部分患者可能会伴有皮肤发凉、麻木等感觉异常，而且网状青斑也可能是 SLE 患者山现血管炎的一个表现。

4. 荨麻疹

SLE 患者出现的荨麻疹样皮疹通常为大小不等的风团，颜色可呈淡红色或苍白色，形态多样，可为圆形、椭圆形或不规则形。风团可孤立存在，也可融合成片，边界清楚。患者会感到剧烈的瘙痒，搔抓后风团可能会增多，而且皮疹的出现和消退都比较迅速，此起彼伏。这种荨麻疹样皮疹可能会反复出现，有时会与疾病的活动程度相关，在病情发作时更为频繁。

5. 光过敏

患者皮肤对紫外线照射异常敏感，在阳光照射后，皮肤会迅速出现红斑、丘疹、水疱等，伴有瘙痒或灼痛感。皮疹的形态和严重程度因人而异，一般在曝光部位如面部、颈部、上肢伸侧等出现。有些患者可能在短时间的日晒后就会出现明显的反应，而且这种光敏反应可能会持续数天甚至数周，即使避免再次日晒，皮肤的症状也需要一段时间才能恢复。

6. 口腔溃疡

SLE 患者中口腔黏膜溃疡通常表现为反复发作的特点。溃疡好发于口腔内特定区域，尤其多见于硬腭（尤其是硬腭后部）和颊黏膜，其他部位如舌缘、牙龈、唇黏膜等也可能受累。溃疡大小不等，常为多发性，形态较规则（圆形或椭圆形），边界相对清晰规则，基底（溃疡底部）较为浅表，呈淡黄色或灰白色，缺乏明显的假膜覆盖。患者可能自觉溃疡无痛或仅伴有轻微灼痛感，进食刺激性食物时不适感可能加重。溃疡的发生和加重常与 SLE 疾病的活动性相关，可在疾病复发或活动期出现或加剧，缓解期可能减轻或愈合。

（二）中医病因病机

1. 外感六淫

（1）热毒侵袭

外感热毒之邪是导致皮肤黏膜出现红斑、丘疹、水疱等热毒症状的主要原因之一。热毒之邪侵袭人体，燔灼营血，使血分有热，热迫血行，溢于肌肤则形成红斑；热毒蕴结于肌肤，气血凝滞，则出现丘疹、水疱。例如，在阳光照射后出现的光过敏反应，中医认为是热毒与日光之毒相结合，侵袭肌肤，引发皮疹。

（2）风热犯表

风热之邪外袭肌表，可引起皮肤瘙痒、红斑、丘疹等症状。风邪善行数变，所以皮疹的出现和变化较为迅速，如荨麻疹样皮疹。风热之邪侵袭人体后，使肺气失宣，肌肤腠理开合失常，风热与气血相搏于肌肤，就会出现皮肤黏膜的病变。

（3）湿热浸淫

外感湿热之邪，或者由于脾虚湿盛，湿郁化热，湿热之邪浸淫肌肤，导致皮肤黏膜出现各种病变。湿热之邪黏滞，容易阻滞气机，使气血运行不畅，所以皮疹常常融合成片，伴有瘙痒、渗出等症状。例如，在南方潮湿地区，或者患者过食肥甘厚味，内生湿热，容易出现皮肤湿疹样改变或口腔溃疡等黏膜病变。

2. 内生五邪

（1）内火上炎

情志过激，肝郁化火，或者久病阴虚，虚火内生，内火上炎可导致口腔溃疡、皮肤红斑等皮肤黏膜病变。肝郁化火引起的病变，多与情绪有关，患者情绪波动时，皮肤黏膜症状会加重。虚火内生则是由于阴液不足，不能制约阳气，虚火灼伤肌肤黏膜，形成慢性、反复出现的病变，如阴虚内热型的淡红斑疹和口腔溃疡。

（2）瘀血内阻

疾病过程中，气血运行不畅，瘀血内阻，可导致皮肤黏膜出现暗红色的斑疹。瘀血阻滞经络，肌肤失于气血的濡养和温煦，就会产生病变。例如，冻疮样红斑和网状青斑的出现，部分原因是瘀血阻滞肢体末端的经络，使局部气血不畅，皮肤呈现出瘀血的特征。

（3）痰湿蕴结

脾胃运化功能失常，水湿内停，聚湿成痰，痰湿蕴结于肌肤，也可引起皮肤黏膜病变。痰湿之性黏滞，可使皮肤出现结节、囊肿等改变，或者使口腔溃疡迁延不愈。例如，一些肥胖患者，体内痰湿较重，在患有 SLE 时，皮肤黏膜病变可能会更加复杂，恢复也相对较慢。

三、肌肉骨骼系统

（一）肌肉骨骼系统受累的特点

1. 关节炎

系统性红斑狼疮患者的关节炎通常累及多个关节，常见的有手指、手腕、膝关节、踝关节等。这些关节可同时或先后出现症状，例如，患者可能先感到手指关节疼痛和肿胀，随后膝关节也出现类似症状。

2. 疼痛性质多样

关节疼痛的性质各不相同，有的患者表现为隐痛，疼痛程度较轻，在活动后可能会稍有加重；有的则是钝痛，感觉较为持续和沉闷；还有部分患者会出现刺痛，这种疼痛较为尖锐，像针刺一样，而且疼痛部位相对固定。

3. 肿胀与活动受限

关节周围可能出现肿胀，这是由于炎症反应导致关节腔内积液或周围软组织水肿。肿胀会使关节活动受到限制，患者在屈伸关节时会感到困难，严重时甚至无法正常活动，如握拳、行走等动作都可能受到影响。

4. 晨僵现象

部分患者会出现晨僵，即早晨起床后关节僵硬、活动不灵便的症状，一般持续数小时后逐渐缓解。晨僵的时间长短因病情而异，病情较重者晨僵时间可能较长。

5. 肌痛

（1）广泛性疼痛

肌痛可累及全身多个部位的肌肉，包括四肢肌肉、颈部肌肉、腰背肌肉等。疼痛范围较广，患者可能感觉全身肌肉酸痛，但难以准确指出具体疼痛点。

（2）疼痛程度变化

疼痛程度不一，有的患者只是轻微的酸痛，类似于过度运动后的肌肉疲劳感；而有的患者则会感到剧烈疼痛，甚至影响正常的肢体活动。肌痛的程度可能会随着病情的变化而波动，在疾病活动期疼痛往往加重。

（3）与活动的关系

活动时肌痛可能会加剧，尤其是在进行一些需要肌肉力量的动作，如提重物、长时间行走等情况下。休息后疼痛可能会有所减轻，但在病情严重时，即使休息也难以缓解疼痛。

6. 肌无力

（1）渐进性无力

肌无力通常是逐渐出现的，患者会发现自己的肌肉力量逐渐减弱。例如，一开始可能只是在爬楼梯时感觉腿部有些无力，随着病情发展，可能会出现平地行走困难，甚至无法站立或抬起手臂等情况。

（2）对称分布

肌无力多呈对称性分布，即双侧肢体的相同肌肉群同时出现无力症状。例如，双臂或双腿的肌肉力量同时下降，而不是单侧肢体受累。

（3）影响日常生活

严重的肌无力会对患者的生活造成很大影响，如穿衣、进食、洗漱等基本生活自理活动都可能变得困难，甚至需要他人协助。

（二）中医病因病机

1. 外感六淫

（1）风寒湿邪

外感风寒湿邪，如久居潮湿寒冷之地，或冒雨涉水，风寒湿邪乘虚侵入人体，留滞于肌肉、骨骼、经络之间。寒性收引，可使肌肉关节拘挛疼痛；湿性黏滞重浊，导致关节肿胀、肌肉酸痛沉重；风性善行数变，使得疼痛部位游走不定。若风寒湿邪痹阻经络日久，可导致气血运行不畅，瘀血内生，加重关节肌肉的疼痛和功能障碍。

（2）风湿热邪

外感风湿热邪，或风寒湿邪郁久化热，热邪与风湿相搏，痹阻经络关节。热邪燔灼气血，导致关节红肿热痛；湿性黏滞，使关节活动不利；风邪善行，可使疼痛游走。这种风湿热邪痹阻的情况在系统性红斑狼疮患者中较为常见，尤其是在疾病活动期，患者体内热毒偏盛，易与风湿之邪相合，侵犯肌肉骨骼系统。

2. 内生五邪

（1）瘀血阻滞

疾病过程中，由于正气不足，气血运行无力，或因热毒、痰湿等病理因素影响，导致血液凝滞，形成瘀血。瘀血阻滞于肌肉骨骼的经络之中，导致气血不通，出现关节刺痛、夜间痛甚、肌肤甲错等症状。例如，患者长期患病，气血耗伤，或因情绪不畅，肝郁气滞，气滞血瘀，均可导致瘀血阻络的证候。

（2）痰湿内生

脾主运化水湿，若脾失健运，水湿内停，聚而成痰。痰湿之邪流注于肌肉骨骼，可导致关节肿胀、肌肉酸痛。痰湿性黏滞，阻碍气血运行，使病情缠绵难愈。如患者饮食不节，过食肥甘厚味，损伤脾胃，导致痰湿内生，在系统性红斑狼疮的发病过程中，痰湿与其他病理因素相互作用，加重肌肉骨骼系统的病变。

（3）内火伤津耗气

情志失调，肝郁化火，或久病阴虚，虚火内生。内火可灼伤津液，使肌肉失于濡养，导致肌痛；同时耗气伤阴，使正气不足，气血运行不畅，加重关节肌肉的病变。例如，患者长期焦虑、抑郁，导致肝郁化火，或因系统性红斑狼疮久病不愈，阴液亏损，虚火上炎，均可出现肌肉骨骼系统的相关症状，并伴有口干咽燥、五心烦热等内火症状。

四、泌尿系统

（一）泌尿系统受累的特点

1. 蛋白尿

持续性或间歇性出现，蛋白尿在系统性红斑狼疮患者中可表现为持续性存在，即每次尿液检查均能检测到蛋白质。也有部分患者呈间歇性出现，可能在疾病活动期或受到某些诱发因素（如感染、劳累等）影响时出现蛋白尿，而在病情相对稳定时蛋白尿减少或消失。蛋白含量不等，轻者仅表现为微量蛋白尿，即尿蛋白总量在 0.15~0.5g/24h；重者可出现大量蛋白尿，尿蛋白总量大于 3.5g/24h，导致患者出现严重的低蛋白血症，引起水肿等一系列症状。

2. 血尿

以镜下血尿为主，多数 SLE 患者的血尿为镜下血尿，即尿液外观无明显变化，但在显微镜下可观察到红细胞。红细胞数量多少不一，少量镜下血尿可能仅在高倍镜下偶见红细胞，而严重时可满视野红细胞；肉眼血尿少见，少数患者可出现肉眼血尿，此时尿液呈洗肉水样或浓茶色，通常提示肾脏病变较为严重，可能伴有肾小球毛细血管的严重损伤或出血。

3. 脓尿

常合并感染。脓尿的出现往往提示泌尿系统存在感染，SLE 患者由于自身免疫功能紊乱，抵抗力下降，容易并发泌尿系统感染，从而出现脓尿。脓尿时尿液可呈浑浊状，有脓臭味，显微镜下可见大量白细胞及脓细胞。在疾病活动期，患者更容易发生泌尿系统感染，导致脓尿出现或加重。同时，脓尿的存在也可能进一步加重肾脏的损害，使 SLE 病情更加复杂。

（二）中医病因病机

1. 外感六淫

（1）热毒伤肾

外感热毒之邪，热毒深入下焦，灼伤肾络，导致血尿。热毒之邪可直接损伤肾脏的脉络，使血液外溢，同时也可影响肾脏的气化功能，导致精微物质外泄，出现蛋白尿。例如，在一些 SLE 患者发病初期，可能因感受外界热毒之邪，迅速出现肾脏受累症状，表现为发热、血尿、蛋白尿等。

（2）湿热蕴结

外感湿热之邪，或因饮食不节，内生湿热，湿热蕴结于肾脏和膀胱。湿热之邪可阻碍肾脏的气化和分清泌浊功能，使精微物质随尿液排出，产生蛋白尿；湿热下注膀胱，导致膀胱气化不利，出现尿频、尿急、尿痛等症状，若湿热久蕴，还可滋生细菌，引起泌尿系统感染，出现脓尿。

2. 内生五邪

（1）阴虚内热

久病耗伤肾阴，或因情志失调，肝郁化火，灼伤肾阴，导致肝肾阴虚。阴虚则生内热，热灼肾络，可引起血尿；肾阴不足，肾脏的封藏功能失调，精微物质外泄，形成蛋白尿。同时，阴虚内热还可伴有一系列阴虚症状，如五心烦热、咽干颧红、盗汗等。

（2）脾肾阳虚

先天禀赋不足，或后天久病伤阳，导致脾肾阳虚。脾阳虚不能运化水湿，肾阳虚不能温煦气化，水湿内停，泛溢肌肤则为水肿，水湿下渗膀胱，影响肾脏的分清泌浊功能，使精微物质随尿液排出，产生蛋白尿。脾肾阳虚还会导致机体的抵抗力下降，容易并发泌尿系统感染，加重肾脏病变。

（3）瘀血阻滞

疾病过程中，由于正气不足，气血运行不畅，或因热毒、痰湿等病理因素的影响，导致瘀血内生。瘀血阻滞肾脏脉络，气血不通，络破血溢，形成血尿；同时，瘀血也可影响肾脏的正常功能，导致精微物质的代谢和排泄异常，出现蛋白尿。例如，SLE患者长期患病，肾脏局部气血瘀滞，可加重肾脏病变，使病情缠绵难愈。

五、心血管系统

（一）心血管系统受累的特点

1. 胸痛

（1）临床表现

胸痛的性质多样，可为刺痛、钝痛或隐痛。刺痛多为瘀血阻滞心脉所致，疼痛较为尖锐，部位固定，患者可明确指出痛点；钝痛则感觉较为沉闷、胀痛，可能与痰湿痹阻心胸有关；隐痛一般程度较轻，绵绵不休，常是由于心气不足或心阴虚损，心脏失于濡养而引起。疼痛部位多位于心前区，可向左肩、左臂内侧放射，也有部分患者表现为胸骨后疼痛。

（2）疼痛发作与诱因

胸痛发作可呈间歇性或持续性。部分患者在劳累、情绪激动、受寒等诱因下发作或加重，这是因为这些因素易导致气血运行失常，加重心脏的负担或使已有的病理产物痹阻更甚。例如，劳累后耗气，气虚则无力推动血液运行，易致瘀血停滞；情绪激动可使肝郁气滞，气滞则血行不畅，进而引发胸痛。

2. 呼吸困难

（1）临床表现

呼吸困难程度轻重不一，轻者仅在活动后出现气短、呼吸急促，重者在安静状态下也可感到呼吸费力，甚至出现端坐呼吸，即患者不能平卧，需采取端坐位或半卧位以减轻呼吸困难。患者常伴有呼吸频率加快、深度加深，严重时可出现鼻翼扇动、发绀等表现。

（2）与心肺功能的关系

呼吸困难与心肺功能密切相关。在系统性红斑狼疮中，可能由于心脏病变导致心肌收缩力减弱、心功能不全，使肺部血液灌注不足，引起肺淤血、肺水肿，从而影响气体交换，产生呼吸困难；也可能因肺部受累，如胸膜炎、胸腔积液等，限制了肺部的扩张，导致通气功能障碍而出现呼吸困难。

3. 咯血

（1）临床表现

咯血量差异较大，少量咯血仅表现为痰中带血，多为血丝状；中等量咯血可为整口鲜血；大量咯血则可出现咯出大量鲜红色血液，甚至可引起窒息。咯出的血液一般呈鲜红色，若伴有肺部感染，血液可混有痰液，呈暗红色或铁锈色。

（2）与血管损伤相关联

咯血主要是由于肺部血管损伤所致。在系统性红斑狼疮中，可能因肺部血管炎导致血管通透性增加、破裂出血；也可能是肺动脉高压引起肺血管压力增高，使血管破裂而咯血。此外，长期的心肺功能障碍导致的肺淤血、肺水肿也可使肺泡壁或支气管黏膜的毛细血管破裂，引起咯血。

4. 肺动脉高压

（1）临床表现

患者早期可无明显症状，随着病情进展，可出现呼吸困难、乏力、胸痛、头晕、晕厥等症状。体征方面，可在肺动脉瓣听诊区闻及第二心音亢进、分裂，有时可伴有收缩期喷射性杂音。严重的肺动脉高压可导致右心衰竭，出现下肢水肿、肝大、颈静脉怒张等表现。

（2）发病机制

系统性红斑狼疮导致肺动脉高压的机制较为复杂，可能与自身免疫反应引起的肺血管内皮损伤、血管平滑肌细胞增殖、原位血栓形成以及肺血管重构等因素有关。免疫复合物在肺血管壁的沉积可激活炎症细胞，释放多种炎症介质和细胞因子，进而损伤血管内皮细胞，启动一系列病理过程，最终导致肺动脉压力升高。

5. 胸膜炎

（1）临床表现

胸膜炎患者主要表现为胸痛，疼痛性质多为刺痛或牵拉痛，患者在呼吸、咳嗽或变换体位时疼痛加剧，这是因为胸膜的脏层和壁层在呼吸运动时相互摩擦。医生在体格检查时，可在患侧胸部触及胸膜摩擦感，有时可闻及胸膜摩擦音，这是胸膜炎的典型体征。

（2）胸腔积液的形成

随着病情发展，胸膜炎可导致胸腔积液的形成。胸腔积液量少时，患者可能仅有轻微的胸闷感；当积液量增多时，可压迫肺组织，导致呼吸困难加重，胸部影像学检查可发现胸腔内有液性暗区。胸腔积液的形成与炎症导致的胸膜毛细血管通透性增加、淋巴回流障碍以及蛋白质渗出等因素有关。

6. 胸腔积液

（1）临床表现

胸腔积液量不同，症状表现也有差异。少量胸腔积液（一般少于 500mL）时，患者可能仅有轻度的胸部不适或隐痛，可伴有轻微的呼吸困难；中等量胸腔积液（500～1000mL）时，呼吸困难较为明显，胸部有憋闷感，患侧胸廓饱满，呼吸运动减弱；大量胸腔积液（超过 1000mL）时，患者可出现严重的呼吸困难，甚至端坐呼吸，纵隔向健侧移位，患侧胸部叩诊呈浊音，听诊呼吸音减弱或消失。

（2）积液性质与病因

胸腔积液可以根据其性质分为渗出液和漏出液。在系统性红斑狼疮中，多为渗出液，其特点是蛋白含量高、细胞成分多，常含有免疫复合物、淋巴细胞等。胸腔积液的形成主要是由于胸膜炎症引起，自身免疫反应导致胸膜毛细血管通透性增加，使血浆蛋白和细胞成分渗出到胸腔内形成积液。

7. 心包炎

（1）临床表现

心包炎患者常出现胸痛，疼痛部位多位于心前区或胸骨后，可放射至颈部、左肩、左臂等部位，疼痛性质多为尖锐的刺痛或闷痛，在平卧、咳嗽、深呼吸时疼痛加重，坐位或前倾位时疼痛可减轻。医生在听诊时，可在心前区闻及心包摩擦音，这是由于心包的脏层和壁层因炎症而变得粗糙，在心脏搏动时相互摩擦产生的声音。

（2）心包积液与心脏压塞

心包炎可导致心包积液的形成。少量心包积液时，患者可能无明显症状或仅有轻微的心前区不适；随着积液量增加，可出现呼吸困难、面色苍白、乏力、水肿等症状。当大量心包积液迅速积聚时，可导致心脏压塞，表现为急性循环衰竭，如血压下降、心率加快、静脉压升高等，严重时可危及生命。心包积液的形成机制与胸膜炎导致胸腔积液的机制类似，也是由于炎症引起心包毛细血管通透性增加，液体渗出到心包腔内。

（二）中医病因病机

1. 外感六淫

（1）风寒袭肺

外感风寒之邪，侵袭肺卫，肺气失宣，可导致咳嗽、胸痛等症状。风寒之邪束表，使肺气不能正常宣发肃降，气机不畅，不通则痛，故出现胸痛；肺失宣肃，还可引起咳嗽、咳痰等。若风寒之邪不解，入里化热，或与体内的热邪相结，可进一步加重病情，导致肺部炎症加重，出现咯血、呼吸困难等症状。

（2）风热犯肺

风热之邪侵袭肺系，可使肺失清肃，出现发热、咳嗽、咽痛、胸痛等症状。风热之邪灼伤肺络，可引起咯血；热邪壅盛，肺气不利，可导致呼吸困难。此外，风热之邪还可与体内的痰湿等病理产物相结合，形成痰热之邪，痹阻于心肺之脉，导致心肺功能障碍，出现心悸、胸闷等症状。

2. 内生五邪

（1）瘀血阻滞

久病入络，或因情志不畅，肝郁气滞，气滞血瘀，导致瘀血阻滞于心脉、肺络。瘀血痹阻心脉，引起胸痛、心悸等症状；瘀血阻肺，可使肺的气血运行不畅，出现咯血、呼吸困难、胸膜炎等症状。此外，瘀血还可影响津液的代谢，导致水液停聚，形成胸腔积液、心包积液等。

（2）痰湿内生

脾失健运，水湿内停，聚湿成痰。痰湿之邪可上犯心肺，阻碍心肺之气机，导致胸闷、呼吸困难、咳嗽、咳痰等症状。若痰湿与瘀血相互搏结，形成痰瘀互结之证，可加重病情，导致肺动脉高压、心包炎等心血管系统的严重病变。

（3）内火上炎

情志失调，肝郁化火，或久病阴虚，虚火内生。内火上炎可灼伤肺络，引起咯血；火扰心神，可导致心悸、心烦等症状。内火还可与痰湿、瘀血等病理产物相互作用，使病情更加复杂，如痰火扰心可出现心悸、怔忡、失眠等症状，火热与瘀血相结可加重胸痛、咯血等症状。

（4）阳虚水泛

肾阳亏虚，不能温煦脾阳，脾肾阳虚，水液代谢失常，水湿泛滥。水饮之邪可上凌心肺，导致心悸、气喘、咳嗽、胸腔积液、心包炎等症状。阳虚则寒，患者还会出现畏寒肢冷、腰膝酸软等症状，这是阳气不足，机体失于温养的表现。

六、血液系统

（一）血液系统损害的特点

1. 贫血

（1）临床表现

系统性红斑狼疮患者的贫血类型多样，常见的有慢性病贫血、自身免疫性溶血性贫血等。慢性病贫血多表现为轻至中度贫血，患者面色苍白或萎黄，头晕乏力，活动后心悸、气短等症状逐渐加重。自身免疫性溶血性贫血则可出现黄疸，表现为皮肤、巩膜黄染，尿色加深，可呈浓茶色，同时伴有贫血的一般症状，且贫血程度可能较重。

（2）与疾病活动的关系

贫血程度常与疾病活动度相关，在疾病活动期，由于自身免疫反应活跃，红细胞破坏增加、骨髓造血功能受抑制等因素，贫血往往加重；而在缓解期，贫血症状可能有所改善，但部分患者仍可能存在轻度贫血，这可能与长期疾病导致的身体虚弱、脾胃功能失调等因素有关。

2. 血小板减少

（1）临床表现

血小板计数减少，轻者可能无明显症状，仅在血常规检查时发现。当血小板减少到一定程度时，可出现皮肤瘀点、瘀斑，多分布于四肢、躯干等部位，表现为针尖至米粒大小的紫红色斑点，压之不褪色。严重者可出现鼻出血、牙龈出血、月经过多甚至内脏出血等症状，如呕血、黑便、血尿等，可危及生命。

（2）病情波动影响

血小板减少的程度在疾病过程中可波动：在疾病发作或受到感染、药物等因素影响时，血小板数量可能急剧下降，出血症状明显加重；而在病情稳定或经过治疗后，血小板计数可能有所回升，出血风险降低，但易复发，需要长期监测和治疗。

3. 白细胞减少

（1）临床表现

主要涉及中性粒细胞、淋巴细胞等多种白细胞类型。中性粒细胞减少时，患者易发生感染，表现为发热、咳嗽、咽痛、尿频、尿急等呼吸道、泌尿系统等部位的感染症状。淋巴细胞减少也会影响机体的免疫功能，使患者对病毒等病原体的抵抗力下降，容易反复感染，且感染后恢复时间可能延长。

（2）与整体病情相关

白细胞减少与 SLE 的整体病情进展密切相关。疾病活动期，自身免疫反应可导致白细胞破坏增加、生成减少；而长期白细胞减少又会进一步削弱机体的免疫防御能力，导致各种并发症的发生，加重病情，形成恶性循环。

（二）中医病因病机

1. 外感六淫

（1）热毒伤血

外感热毒之邪，热毒入血，可灼伤营血，导致血液妄行，出现贫血、血小板减少等症状。热毒之邪可直接破坏红细胞、血小板等血液成分，使血液生成与消耗失衡。例如，在 SLE 发病初期，若患者感受外界强烈热毒之邪，可能迅速出现溶血性贫血、血小板急剧减少等严重血液系统损害，同时伴有高热、皮肤红斑等症状，这是热毒在血液系统肆虐的表现。

（2）湿热蕴脾

外感湿热之邪，或因饮食不节，内生湿热，湿热蕴结于脾脏。脾主运化，湿热困脾，可影响脾的运化功能，导致气血生化无源，出现贫血。同时，湿热之邪可影响血液的正常运行和统摄，导致血小板减少、白细胞减少等。例如，长期居住在潮湿环境或过食肥甘厚味的患者，易受湿热之邪侵袭，出现面色萎黄、乏力、皮肤瘀点瘀斑等血液系统症状，且常伴有口苦口黏、脘腹胀满、大便溏泄不爽等湿热内阻的表现。

2. 内生五邪

（1）阴虚内热

久病耗伤阴液，或因情志失调，肝郁化火，灼伤肾阴，导致肝肾阴虚。阴虚则生内热，热灼阴血，可引起贫血；虚火内扰，灼伤血络，可导致血小板减少。例如，SLE 患者长期患病，疾病缠绵，阴液不断消耗，或因长期情绪抑郁，肝郁化火，进一步耗伤肾阴，出现头晕耳鸣、腰膝酸软、贫血、皮肤瘀斑等症状，且伴有五心烦热、咽干、颧红、盗汗等阴虚内热之象。

（2）瘀血阻滞

疾病过程中，由于正气不足，气血运行不畅，或因热毒、痰湿等病理因素的影响，导致瘀血内生。瘀血阻滞于血脉之中，可影响血液的生成、运行和统摄。瘀血阻络，新血不生，导致贫血；瘀血使血行不畅，血液易溢出脉外，造成血小板减少；同时，瘀血也可影响骨髓的造血功能，进一步加重血液系统损害。例如，患者长期患病，气血瘀滞，出现面色晦暗、唇甲青紫、皮肤瘀斑青紫且固定不移、贫血等症状，反映了瘀血在血液系统病变中的作用。

（3）脾肾阳虚

先天禀赋不足，或后天久病伤阳，导致脾肾阳虚。脾阳虚不能运化水谷精微，肾阳虚不能温煦气化，气血生化不足，导致贫血。脾肾阳虚，阳气不足，不能温煦和推动血液运行，也不能鼓舞正气抗邪，导致白细胞减少，机体免疫功能低下，易发生感染。例如，一些 SLE 患者素体阳虚，或在疾病发展过程中因用药、劳累等因素损伤阳气，出现畏寒肢冷、倦怠乏力、食少便溏、腹胀、易感染等症状，同时伴有贫血等血液系统损害，体现了脾肾阳虚对血液系统的影响。

（4）气虚不固

久病或劳累过度，耗伤正气，导致气虚。气有固摄作用，气虚则不能固摄血液和津液，导致血小板减少，出现皮肤瘀点瘀斑、鼻出血、牙龈出血等出血症状；气的防御功能减弱，不能抵御外邪，导致白细胞减少，易发生感染。例如，SLE 患者长期与疾病斗争，身体虚弱，或因工作、生活压力大，劳累过度，出现自汗、易感冒、皮肤瘀斑等症状，这是气虚不固在血液系统的表现。

七、神经系统

（一）神经系统受累的特点

1. 头痛

（1）临床表现

头痛性质多样，可为胀痛、刺痛、隐痛或跳痛等。胀痛多与肝郁气滞或肝阳上亢有关，患者感觉头部有胀满感，疼痛程度轻重不一；刺痛则提示瘀血阻滞脑络，疼痛较为尖锐，部位相对固定，如针刺样；隐痛一般较为缓和，多因气血不足或肾虚髓亏，脑失所养而致，常伴有头晕、乏力等症状；跳痛多与风火上扰有关，疼痛呈节律性跳动，较为剧烈。头痛部位可在颠顶、前额、两侧太阳穴或全头部，不同部位的头痛与经络气血的分布及受阻情况相关。例如，颠顶痛多与厥阴经病变有关，前额痛常涉及阳明经等。

（2）发作频率与诱因

头痛发作频率因人而异，有的患者偶尔发作，有的则频繁发作。常见的诱因包括劳累、情绪激动、睡眠不足、强光刺激等。劳累过度可耗伤正气，使气血不能上荣于脑，引发头痛；情绪激动易致肝郁化火，肝火上炎，扰乱清空而头痛；睡眠不足则会导致气血亏虚或阴虚阳亢，诱发头痛；强光刺激对于一些有光过敏倾向的系统性红斑狼疮患者，可能会引起脑部血管痉挛或神经功能紊乱，导致头痛发作。

2. 谵妄

（1）临床表现

谵妄患者表现为意识障碍，对周围环境的认知和注意力减退，思维混乱，言语不连贯，可出现幻觉、错觉等精神症状。患者可能会出现躁动不安、胡言乱语、行为紊乱，如无端的攻击行为、四处游走等，严重影响正常的生活和社交。其症状在一天内可呈现波动性变化，有时清醒有时加重，夜间往往更为明显。

（2）与疾病严重程度相关

谵妄通常提示系统性红斑狼疮病情较为严重，多发生在疾病的活动期或伴有脑部严重病变时，如狼疮性脑病、脑血管炎等。当脑部神经细胞受到广泛的炎症侵犯、缺血缺氧或免疫复合物沉积等损害时，大脑的正常功能严重受损，从而出现谵妄症状，且往往伴有其他神经系统症状及全身多系统的功能障碍，如发热、抽搐、肢体瘫痪等。

3. 癫痫

（1）临床表现

癫痫发作类型多样，常见的有全身强直阵挛性发作、失神发作、部分性发作等。全身强直阵挛性发作时，患者突然意识丧失，全身肌肉强直性收缩，牙关紧闭，四肢伸直，随后出现阵挛性抽搐、口吐白沫、眼球上翻、小便失禁等，持续数分钟后逐渐恢复，但常伴有头痛、嗜睡等发作后症状；失神发作则表现为短暂的意识丧失，双眼凝视，动作中断，一般持续数秒至十余秒后迅速恢复，每日可发作多次；部分性发作可仅表现为局部肢体的抽搐、感觉异常或自主神经功能障碍，如一侧肢体的麻木、刺痛或短暂的抽搐等，可逐渐扩散至全身或仅局限于局部。

（2）脑部病变

系统性红斑狼疮患者的癫痫发作主要基于脑部的病理改变，如脑部血管炎导致局部脑组织缺血、缺氧，神经细胞变性坏死；免疫复合物在脑内沉积，引起免疫性炎症反应，破坏神经元的正常结构和功能；脑血管痉挛可导致短暂的脑供血不足，诱发癫痫发作。此外，长期的疾病状态、药物副作用等因素也可能对脑部神经电生理活动产生影响，促使癫痫发作。

（二）中医病因病机

1. 外感六淫

（1）热毒扰神

外感热毒之邪，热毒之邪深入营血，内陷心包或上扰神明，可导致谵妄、癫痫等神经系统症状。热毒炽盛，煎熬津液，炼液为痰，痰火交结，蒙蔽心窍，扰乱心神，使患者出现意识障碍、狂躁不安等症状。例如，在系统性红斑狼疮患者感染外邪后，热毒之邪诱发疾病活动，可迅速出现高热、谵妄等症状，这是热毒直接侵犯神明的结果。

（2）风邪引动

风邪侵袭人体，可引动体内的肝风，肝风内动，上扰清窍，导致头痛、癫痫等症状。风性善行数变，其性主动，所以头痛可呈跳痛，癫痫发作突然，且症状多变。在系统性红斑狼疮患者中，若素体肝肾不足或久病阴虚，风邪更易乘虚而入，与内风相煽，加重神经系统的损害。

2. 内生五邪

（1）肝阳上亢

情志不舒，肝郁气滞，气郁化火，耗伤肝阴，导致肝阳上亢。肝阳上亢，气血上逆，冲扰头部，导致头痛、眩晕等症状。长期的精神压力、焦虑、抑郁等情绪问题在系统性红斑狼疮患者中较为常见，这些因素可促使肝阳上亢的形成，进而影响神经系统的功能，使头痛等症状频繁发作，且在情绪波动时加重。

（2）瘀血内阻

疾病过程中，正气不足，气血运行不畅，或因热毒、痰湿等病理因素影响，导致瘀血内生。瘀血阻滞脑络，气血不能正常濡养脑部神经，导致头痛，且疼痛固定不移。同时，瘀血可影响脑部的气血流通和神机运转，为癫痫、谵妄等神经系统严重病变埋下伏笔。例如，长期患病的系统性红斑狼疮患者，脑部血管因炎症反复刺激，容易形成瘀血，进而出现神经系统症状。

（3）痰浊蒙窍

脾失健运，水湿内停，聚湿成痰。痰浊之邪上扰清窍，蒙蔽心神，可导致谵妄、癫痫等症状。在系统性红斑狼疮患者中，由于疾病本身影响脾胃功能，加上长期使用药物等因素，容易导致脾失运化，痰浊内生。痰浊与风、火等邪相互勾结，使病情更加复杂，如痰火扰心可出现严重的谵妄症状，风痰闭阻可引发癫痫发作。

（4）肝肾阴虚

久病耗伤肝肾之阴，或因情志失调，肝郁化火，灼伤肝肾之阴。肝肾阴虚，水不涵木，肝风内动，可导致癫痫发作；阴虚不能上荣于脑，脑失所养，可引起头痛、眩晕等症状。系统性红斑狼疮患者长期处于疾病状态，身体的阴液不断消耗，尤其是肝肾之阴，容易出现阴虚风动的神经系统症状，且病情缠绵难愈。

八、消化系统

（一）消化系统受累的特点

1. 腹痛

（1）临床表现

腹痛性质多样，可为隐痛、胀痛、刺痛或绞痛。隐痛多因脾胃虚弱，气血不足，脏腑经络失于濡养，疼痛程度较轻，绵绵不休，常表现为胃脘部或腹部隐隐作痛；胀痛常与气滞相关，如肝郁气滞犯脾，导致脾胃气机不畅，表现为腹部胀满疼痛，疼痛部位多游走不定，时轻时重，常因情绪波动而加剧；刺痛则提示瘀血阻滞胃肠脉络，疼痛较为尖锐，部位固定，如刀割针刺，按压时疼痛可加重；绞痛多由寒邪凝滞、实邪闭阻等引起，如寒邪直中胃肠，或饮食积滞、蛔虫内扰等导致气机闭塞，不通则痛，疼痛剧烈难忍，患者常伴有冷汗出、辗转反侧等表现。疼痛部位可遍及胃脘、脐周、小腹等整个腹部区域，不同部位与相应的脏腑经络病变有关。例如，胃脘痛多与胃相关，脐周痛常涉及小肠，小腹疼痛可能与大肠、膀胱或胞宫等有关。

（2）发作规律与诱因

腹痛发作规律不一，有的患者呈间歇性发作，有的则为持续性疼痛。常见诱因包括饮食不节、情志失调、受寒等。饮食不节如过食生冷、辛辣、油腻食物，可损伤脾胃，导致脾胃运化功能失常，引起腹痛。情志失调，如长期焦虑、抑郁、愤怒等情绪，可使肝气郁结，横逆犯脾，导致气机紊乱而引发腹痛。受寒则可使寒邪凝滞胃肠，气血运行不畅，诱发腹痛，此类腹痛遇寒加重，得温则减。

2. 腹泻

（1）临床表现

腹泻时大便性状多为稀溏便或水样便，大便次数增多，每日可达数次甚至十余次。若因脾胃虚寒所致，大便多清稀，夹杂未消化食物，无明显臭味；若为湿热泄泻，则大便黄褐而臭，肛门灼热，常伴有黏液；肝郁乘脾导致的腹泻，大便溏结不调，时干时稀，常随情绪变化而改变。

（2）伴随症状与病情变化

腹泻常伴有食欲缺乏、腹胀、恶心、呕吐等消化系统症状。病情严重时，可因大量失水导致脱水、电解质紊乱，出现口渴、皮肤干燥、眼窝凹陷、乏力、心悸等症状，甚至可引起休克。长期腹泻还可导致患者体重下降、营养不良、贫血等全身症状，影响患者的身体健康和生活质量。

3. 假性肠梗阻

（1）临床表现

假性肠梗阻患者主要表现为恶心、呕吐、腹胀、腹痛、便秘或腹泻与便秘交替等症状，类似于机械性肠梗阻，但无肠道器质性病变。患者腹部膨隆，可见肠形及蠕动波，叩诊呈鼓音，听诊可闻及亢进的肠鸣音或减弱的肠鸣音，严重时可出现肠鸣音消失。由于肠道排空障碍，患者常伴有食欲缺乏、体重减轻等表现。

（2）发病机制与影响因素

其发病机制主要与系统性红斑狼疮导致的神经病变、平滑肌功能障碍、血管炎以及免疫复合物沉积等因素有关。神经病变可影响肠道的神经传导，使肠道蠕动减慢或不协调；平滑肌功能障碍导致肠道收缩无力，不能推动肠内容物正常运行；血管炎可引起肠道血液循环障碍，影响肠道的正常功能；免疫复合物在肠道的沉积可引发炎症反应，进一步破坏肠道的组织结构和功能。此外，长期使用某些药物、感染、电解质紊乱等因素也可诱发或加重假性肠梗阻。

4. SLE 肠系膜血管炎

（1）临床表现

SLE 肠系膜血管炎患者常出现剧烈腹痛，疼痛性质多为绞痛，部位多在脐周或全腹，伴有恶心、呕吐、腹泻或便血等症状。腹痛程度较为严重，患者难以忍受，常伴有冷汗、面色苍白等表现。便血可为鲜血便或暗红色血便，出血量多少不一，严重时可导致失血性休克。此外，患者还可能出现发热、乏力等全身症状，反映了系统性红斑狼疮的疾病活动状态。

（2）对消化系统功能的影响

肠系膜血管炎可导致肠系膜血管狭窄、阻塞或痉挛，影响肠道的血液供应，使肠道黏膜缺血、缺氧，进而引起肠道黏膜糜烂、溃疡、出血等病变，严重影响消化系统的消化、吸收和排泄功能。若病情得不到及时控制，可导致肠道穿孔、腹膜炎等严重并发症，危及患者生命。

（二）中医病因病机

1. 外感六淫

（1）寒湿之邪

外感寒湿之邪，如淋雨、涉水、居处潮湿寒冷等，寒湿之邪侵袭脾胃，可导致脾胃阳气受损，运化失职，出现腹痛、腹泻等症状。寒湿之邪凝滞气血，使胃肠气血运行不畅，不通则痛；脾失健运，水湿不化，混杂于食物残渣中，形成稀溏便。例如，一些系统性红斑狼疮患者在受寒湿环境影响后，容易出现胃脘部冷痛、腹泻等消化系统症状，且病情缠绵难愈。

（2）湿热之邪

外感湿热之邪，或因饮食不节，过食辛辣、油腻、甘甜食物，内生湿热，湿热蕴结脾胃，可引起腹痛、腹泻、便血等症状。湿热之邪困阻脾胃，使脾胃气机不畅，不通则痛；湿热下注大肠，灼伤肠络，导致腹泻、便血。例如，在南方潮湿炎热地区，或患者长期饮食不规律，湿热之邪常诱发或加重系统性红斑狼疮患者的消化系统病变，出现发热、腹痛、腹泻、肛门灼热等症状。

2. 内生五邪

（1）肝郁气滞

情志不舒，如长期焦虑、抑郁、愤怒等，可导致肝郁气滞。肝主疏泄，肝郁气滞则疏泄失常，横逆犯脾，影响脾胃的运化功能，导致气机紊乱，出现腹痛、腹胀、腹泻、纳差等消化系统症状。例如，系统性红斑狼疮患者因疾病带来的心理压力和生活困扰，容易产生情绪问题，进而引发肝郁气滞，使消化系统症状加重或反复出现。

（2）瘀血阻滞

疾病过程中，正气不足，气血运行不畅，或因热毒、痰湿等病理因素影响，导致瘀血内生。瘀血阻滞胃肠脉络，可引起腹痛、便血等症状。瘀血停滞，气血不通，故腹痛如针刺，固定不移；瘀血损伤脉络，可导致出血，形成便血。例如，长期患病的系统性红斑狼疮患者，胃肠脉络因久病而瘀滞，容易出现腹痛、便血等消化系统并发症，且病情较为顽固。

（3）痰浊内生

脾失健运，水湿内停，聚湿成痰。痰浊之邪可阻滞脾胃气机，影响消化功能，导致腹胀、腹痛、呕吐、便秘或腹泻等症状。在系统性红斑狼疮患者中，由于疾病本身及药物等因素影响脾胃功能，痰浊内生较为常见，且痰浊常与其他病理因素如气滞、瘀血等相互结合，使消化系统病变更加复杂。例如，痰气交阻可导致假性肠梗阻，使肠道气机不畅，出现腹胀、呕吐、便秘等症状。

（4）热毒内盛

系统性红斑狼疮患者自身免疫功能紊乱，体内可产生热毒之邪。热毒之邪蕴结脾胃，可灼伤胃肠脉络，导致腹痛、便血、呕吐等症状。热毒炽盛，病情危急，可出现剧烈腹痛、鲜红血便、高热等症状，如 SLE 肠系膜血管炎就是热毒内盛在消化系统的严重表现，热毒内盛还可伴有烦躁、口渴、舌红苔黄、脉数等全身症状，反映了疾病的活动和严重程度。

九、其他

（一）其他系统受累特点

1. 水肿

（1）临床表现

水肿可发生于身体多个部位，常见于眼睑、下肢、腹部等。眼睑水肿多在晨起时较为明显，表现为眼睑肿胀，使眼睛睁开困难。下肢水肿则多从踝部开始，逐渐蔓延至小腿、大腿，严重时可导致整个下肢肿胀，皮肤紧绷发亮，按压后可出现凹陷，且凹陷恢复缓慢。腹部水肿时，患者腹部膨隆，可伴有腹水征，即移动性浊音阳性。水肿程度可轻可重，轻者仅表现为局部轻微肿胀，重者可出现全身广泛性水肿，甚至出现胸腔积液、心包积液等多浆膜腔积液，严重影响患者的身体功能和生活质量。

（2）与病情活动的关系

水肿程度往往与系统性红斑狼疮的病情活动密切相关。在疾病活动期，由于自身免疫反应强烈，肾脏、肝脏等重要脏器功能受损加重，导致水液代谢紊乱加剧，水肿症状通常会加重。例如，狼疮性肾炎活动期患者因免疫复合物沉积损伤肾小球基底膜，导致肾小球滤过功能下降，大量蛋白质从尿液中丢失，引发血浆胶体渗透压降低，使水分从血管内渗出到组织间隙，从而引起或加重水肿。而在病情缓解期，随着脏器功能的逐渐恢复，水肿症状也会相应减轻，但部分患者可能因长期疾病导致的体质虚弱、气血不足等因素，仍存在轻度水肿或水肿反复出现的情况。

2. 虚劳

（1）临床表现

虚劳患者表现为全身虚弱、消瘦、面色无华、精神萎靡。患者常感觉身体极度疲倦，缺乏精力，日常活动耐力明显下降，即使是轻微的活动也会感到疲惫不堪。面色呈现苍白或萎黄，失去正常的红润光泽，这是由于气血不足，不能上荣于面。长期的虚劳还可导致患者免疫力下降，容易反复感染，如感冒、肺炎等，进一步加重身体的虚弱状态。

（2）脏腑功能衰退

虚劳涉及多个脏腑功能的衰退。脾胃虚弱时，患者食欲缺乏，进食减少，消化吸收功能障碍，导致营养物质摄入不足，出现腹胀、便溏等症状。肝肾不足则表现为腰膝酸软、头晕目眩、耳鸣、视力下降等，这是因为肝肾在人体的生理功能中起着重要的滋养作用，肝肾亏虚，不能濡养头目、腰膝等部位。心肺功能减退可出现心悸、气短、咳嗽、气喘等症状，心主血脉，肺主气司呼吸，心肺功能受损，气血运行不畅，呼吸功能减弱，影响全身的气血供应和气体交换。

3. 乏力

（1）临床表现

乏力症状在系统性红斑狼疮患者中较为普遍，程度轻重不一。轻者仅在活动后感到轻度的疲倦和乏力，经过适当休息后可缓解；重者则整日感到极度乏力，甚至难以进行简单的日常活动，如起床、穿衣、洗漱等。乏力的特点是持续性存在，且随着病情的发展或在疾病活动期，乏力症状会逐渐加重。患者常形容自己的身体如同被抽空了力气，四肢沉重，不愿活动。

（2）对生活质量的影响

乏力会严重影响患者的生活质量，导致患者无法正常工作、学习和参与社交活动。由于缺乏精力，患者在工作中难以集中注意力，效率低下，容易出错；在学习上也会因为记忆力下降、思维迟缓等原因而成绩下滑；在社交方面，因乏力而不愿外出，减少了与他人的交往，容易产生孤独、焦虑、抑郁等不良情绪，进一步加重心理负担，形成恶性循环。

（二）中医病因病机

1. 外感六淫

（1）风邪袭表

外感风邪，侵袭肌表，可导致风水相搏型水肿。风邪外袭，肺气失宣，水道不通，水液停聚，形成水肿。同时，风邪可与其他邪气结合，如风寒、风热等，加重病情。例如，在春季或气候多变时，系统性红斑狼疮患者容易感受风邪，诱发或加重水肿症状，且常伴有发热、恶寒、头痛等表证。

（2）湿邪困脾

外感湿邪，或因居住环境潮湿、饮食不节等内生湿邪，湿邪困脾，可引起水肿、乏力等症状。湿邪困遏脾阳，脾失运化，水湿代谢失常，水液停滞体内，泛溢肌肤则为水肿；脾主肌肉四肢，湿邪困脾，肌肉失于濡养，导致乏力。例如，长期居住在潮湿环境中的患者，或过食生冷、油腻食物，易受湿邪侵袭，出现下肢水肿、肢体困重、乏力等症状，且病情缠绵难愈。

2. 内生五邪

（1）脾肾阳虚

久病伤阳，或先天禀赋不足，导致脾肾阳虚。脾阳虚不能运化水谷精微，肾阳虚不能温煦气化，水液代谢紊乱，形成水肿。脾肾阳虚，阳气不足，不能温养全身，导致虚劳、乏力等症状。例如，系统性红斑狼疮患者长期使用免疫抑制剂，或疾病本身累及肾脏、脾脏等脏器，容易导致脾肾阳虚，出现畏寒肢冷、下肢水肿、腰膝酸软、腹胀便溏、全身虚弱等症状。

（2）肝肾阴虚

久病耗伤肝肾之阴，或因情志失调，肝郁化火，灼伤肝肾之阴。肝肾阴虚，不能濡养脏腑经络，导致虚劳。肝肾阴虚，虚火内生，可进一步耗伤正气，加重乏力症状。例如，患者长期患病，疾病缠绵，阴液不断消耗，或因长期情绪抑郁，肝郁化火，导致肝肾阴虚，出现腰膝酸软、头晕耳鸣、咽干口燥、五心烦热、盗汗、乏力等症状，且病情逐渐加重。

（3）气虚

久病或劳累过度，耗伤正气，导致气虚。气有推动、温煦、防御等功能，气虚则这些功能减弱，出现乏力、神疲、少气懒言等症状。在系统性红斑狼疮患者中，长期与疾病斗争，身体虚弱，或因工作、生活压力大，劳累过度，容易导致气虚，使患者的生活质量明显下降，且易受外邪侵袭，导致病情反复。

第二节 · 系统性红斑狼疮症状辨证分型

一、发热

（一）中医分型

1. 低热缠绵症状表现（阴虚内热型）

患者体温多在 37.5～38℃，以午后或夜间发热为主，手足心热较为明显。这种发热就像蒸笼里的热气，虽然温度不高，但持续不断。同时，患者还会出现盗汗、口干咽燥、腰膝酸软、头晕耳鸣等症状。

2. 潮热症状表现（湿热内蕴型）

发热以午后潮热为特点，体温一般在 38℃ 左右，患者感觉身体沉重、困倦。

就像在潮湿闷热的环境中，身体被一股热气笼罩，同时还伴有口苦口黏、脘腹胀满、大便溏泄或黏滞不爽、小便短赤等症状。

3. 高热症状表现（热毒炽盛型）

体温可高达 39～40℃以上，患者面红目赤、烦躁不安、口渴喜冷饮。皮肤可出现鲜艳红斑，甚至伴有出血点或瘀斑，关节疼痛剧烈，严重时可出现神昏谵语等。这种高热如同烈火燎原，来势凶猛。

（二）病因病机

1. 低热缠绵（阴虚内热型）

久病热邪稽留，耗伤阴液，致阴津匮乏，或先天肾阴不足，使肾阴亏虚。肾阴为诸阴之根本，其虚则难以濡养周身脏腑经络，致阳气失于潜藏，虚火萌动，发为低热、手足心热等症。此低热之象，缘阴虚难复，虚火幽潜，如爝火虽微，而绵延不绝；虚火扰证，阴虚则卫外不固，腠理疏松，津液外泄而盗汗。阴液亏虚，不能上润咽喉口腔，致口干咽燥。腰为肾之府，肾阴不足，腰府失于濡养，则腰膝酸软。肝肾乙癸同源，肾阴亏耗，必致肝阴亦虚，肝窍失养，故头晕耳鸣。

2. 潮热（湿热内蕴型）

暑湿、湿热之邪侵袭，或饮食失宜，恣食肥甘厚腻，碍脾运化，湿浊内生，郁久化热，或脾虚失运，水湿内停，蕴而化热，终成湿热内蕴之候。此湿热之成，犹阴霾与郁热相搏，渐成胶着困厄之态；湿热致病，午后阳明经气当衰，正气势微，湿热之邪趁机肆虐，氤氲交蒸，发为潮热。湿热困阻中焦脾胃，脾胃纳运失司，升降失常，故口苦口黏、脘腹胀满、大便溏泄或黏滞不爽，湿热下注膀胱，膀胱气化失司，津液受灼，而成小便短赤之症。

3. 高热（热毒炽盛型）

热毒侵袭，外感时疫热毒之邪，直入营血，或情志过激，五志过极化火，肝火内炽，火毒内生，燔灼营血，热毒鸱张，充斥内外。其势如燎原烈火，迅猛异常，正气为之耗损，阴阳平衡顿失；脏腑受累，热毒上攻，气血壅盛于面，而见面红目赤；热扰心神，神无所主，致烦躁不安。热盛灼津，津液干涸，故口渴喜冷饮。热毒蕴蒸肌肤，脉络损伤，血溢脉外，发为红斑、瘀斑。热毒痹阻经络关节，气血凝滞不通，关节剧痛。若热毒深陷心包，蒙蔽神明，神机失用，则现神昏谵语之危候，生命垂危，险象环生。

二、皮肤系统

（一）中医分型

1. 鲜红斑疹（热毒炽盛）

在热毒炽盛的情况下，皮肤黏膜红斑颜色鲜红，如蝶形红斑、光过敏引起的红斑等表现得尤为明显。这种鲜红斑疹往往伴随着高热、烦躁、口渴等全身热毒症状，红斑的范围和颜色深浅与热毒的轻重程度呈正相关。

2. 暗红斑疹（瘀血阻络型）

当存在瘀血阻络时，红斑颜色多为暗红色或紫红色，如冻疮样红斑、网状青斑等。这类红斑的特点是颜色较深且暗，边界相对较模糊，有时会伴有刺痛或胀痛感，疼痛部位固定。

3. 淡红斑疹（阴虚内热型）

阴虚内热的患者，红斑颜色相对较淡，呈淡红色。患者还会伴有低热、盗汗、口干咽燥等阴虚症状，红斑一般不会像热毒炽盛型那样大面积出现，而是隐隐约约，如午后或夜间面颊部出现的淡红斑。

4. 斑疹融合（湿热内蕴型）

对于湿热内蕴的患者，皮肤黏膜的皮疹（如荨麻疹、红斑等）可能会出现融合成片的情况。患者常伴有身体沉重、口苦口黏、大便溏泄等湿热症状。

5. 丘疹水疱（湿热型或热毒型）

当热毒或湿热之邪较盛时，除了红斑外，还可能出现丘疹、水疱。热毒炽盛时，丘疹颜色鲜红，水疱饱满，疱液澄清或微黄，周围红晕明显。

6. 口腔溃疡（阴虚火旺型）

阴虚火旺引起的口腔溃疡，其特点是溃疡面较小，但疼痛明显，周围黏膜微红。患者还会有口苦口黏、大便黏滞等湿热症状，如同潮湿的环境滋生细菌，导致口腔黏膜病变。

（二）病因病机

1. 鲜红斑疹（热毒炽盛型）

热毒燔灼血分，外感温热毒邪，或因七情内郁化火，火毒内生，蕴结于肌肤血分。热邪性炎上，燔灼营血，致血行加速，脉络扩张，血液充盈于肌肤，故见皮肤黏膜红斑颜色鲜红，如蝶形红斑、光过敏所致红斑等；热毒鸱张，充斥内外，扰及心神，则烦躁不安；热盛伤津，津液耗损，故口渴；高热乃热毒内盛，正邪交争剧烈之征，且红斑范围与色泽随热毒之轻重而变，热毒愈盛，红斑愈广且色愈艳，此为热毒迫血妄行，气血两燔之象。

2. 暗红斑疹（瘀血阻络型）

瘀血阻滞经络，气血运行不畅，或因热毒、痰湿等邪久羁，阻碍气血运行，终致瘀血内生。瘀血痹阻于肌肤经络之间，气血瘀滞，不通则痛，故见红斑处伴有刺痛或胀痛，且疼痛部位固定；瘀血阻络，血行涩滞，肌肤失于濡养，且新血不生，旧血不去，瘀滞于局部，故红斑颜色暗红或紫红，如冻疮样红斑、网状青斑等，其边界相对模糊，此为瘀血内停，肌肤失荣之征。

3. 淡红斑疹（阴虚内热型）

阴虚火旺灼络，素体阴虚，或久病耗伤阴液，或因热邪久羁，灼伤阴津，致肾阴亏虚。阴虚不能制阳，虚火内生，虚火上炎，灼伤肌肤脉络，故见红斑颜色淡红；阴虚则阳亢，虚热内生，故低热缠绵；夜间阴气盛，虚火更著，迫津外泄，则盗汗；阴液不足，不能上承滋润，则口干咽燥。且此型红斑多呈隐隐之象，因阴虚内热，火势不盛，仅致脉络轻微受损，故红斑不若热毒炽盛型之明显。

4. 斑疹融合（湿热内蕴型）

湿热蕴结肌肤，外感湿热之邪，侵袭肌表，或因饮食不节，过食肥甘厚腻、辛辣醇酒，损伤脾胃，脾失健运，湿浊内生，湿郁化热，湿热交蒸，蕴结于肌肤；湿热之邪黏滞重浊，阻滞气机，气血运行不畅，故皮肤黏膜皮疹融合成片。湿热困脾，运化失职，升降失常，故身体沉重、口苦口黏、大便溏泄。

5. 丘疹、水疱（湿热型或热毒型）

湿热蕴肤发疹，湿热之邪蕴结于肌肤，湿性黏滞，阻碍气机，热邪蒸迫，故发丘疹、水疱。若湿热偏重，热势不甚，丘疹色红不甚鲜明，水疱疱液浑浊；若热毒偏盛，热邪炽烈，燔灼肌肤，则丘疹颜色鲜红，水疱饱满，疱液澄清或微黄，周围红晕明显；此因湿热或热毒之邪侵袭肌肤，致肌肤气血失和，腠理开合失司，津液布散失常，湿热或热毒蕴结于肌肤腠理之间，发为丘疹水疱之患。

6. 口腔溃疡（阴虚火旺型）

肾阴亏虚，水不制火，虚火上炎，熏灼口腔黏膜，致黏膜受损，发为口腔溃疡。因阴虚火不甚旺，故溃疡面较小。虚火灼络，气血凝滞，不通则痛，故疼痛明显。阴虚津液不足，不能濡润口腔，且虚火炼液为痰，故周围黏膜微红，且可伴有口苦口黏、大便黏滞等症，此为阴虚火旺，兼夹痰湿之象。

三、肌肉骨骼系统

（一）中医分型

1. 关节疼痛（瘀血阻络型）

刺痛固定：关节疼痛呈刺痛感，如同被针刺一般，且疼痛部位固定。夜间痛甚：患者的关节疼痛在夜间往往会加重。肌肤甲错：除关节疼痛外，还可能伴有肌肤甲错的症状。

2. 关节疼痛（湿热痹阻型）

肿痛伴热感：关节疼痛以肿痛为主，并且有明显的热感。

3. 肌痛（寒湿困脾型）

酸痛沉重：肌肉疼痛表现为酸痛，并且伴有沉重感，遇寒加重。纳呆便溏：患者常伴有纳呆、便溏等症状。

（二）病因病机

1. 关节疼痛（瘀血阻络型）

瘀血痹阻关节，久病正气亏虚，气血运行无力，或因情志不畅，肝郁气滞，气滞则血瘀；或因寒邪凝滞，血行涩滞，渐成瘀血。瘀血留滞关节经络，气血痹阻不通，不通则痛，故关节疼痛呈刺痛感，且部位固定；夜间阴气盛，阳气内敛，瘀血在阴寒之境愈显凝滞，痹阻更甚，故疼痛夜间加重。瘀血内阻，肌肤失于濡养，气血不畅，新血不生，肌肤失荣，故见肌肤甲错。

2. 关节疼痛（湿热痹阻型）

湿热蕴结关节，外感湿热之邪，或素体湿盛，湿郁化热，湿热之邪侵袭关节。湿性黏滞重浊，阻碍气机，气血运行不畅，故关节肿胀疼痛；热邪郁蒸，故疼痛伴有热感；湿热蕴结，胶着难解，痹阻关节，使关节气血痹滞，功能失常，发为关节肿痛热感之症。

3. 肌痛（寒湿困脾型）

寒湿困遏脾阳，居处寒湿之地，或冒雨涉水，寒湿之邪外侵；或过食生冷，损伤脾阳，脾失健运，寒湿内生，困遏脾阳。脾主肌肉四肢，脾阳被遏，寒湿之邪侵袭肌肉，气血运行不畅，筋脉失于温煦濡养，故肌肉酸痛沉重；寒为阴邪，其性收引，遇寒则寒湿之邪更盛，痹阻更甚，故疼痛遇寒加重。脾失健运，运化失职，故纳呆、便溏。

四、泌尿系统

（一）中医分型

1. 蛋白尿（脾肾阳虚型）

脾肾阳虚，患者常伴有畏寒肢冷、腰膝酸软、面色苍白或浮肿等症状。

2. 蛋白尿（肝肾阴虚型）

腰酸耳鸣伴蛋白尿，患者还可能有头晕目眩、五心烦热、咽干、颧红等阴虚内热的表现。

3. 血尿（血热妄行型）

尿色鲜红或淡红，若热势较盛，出血较多，则尿色鲜红；若热势较轻，出血量少，则尿色淡红。患者常伴有发热、口渴、心烦、舌红苔黄等血热症状，这是因为热邪充斥体内，扰乱心神，耗伤津液；伴有血热全身症状：除血尿外，还可能出现皮肤红斑、紫癜等血热妄行的表现。

4. 血尿（瘀血内阻型）

尿血紫暗有块：瘀血内阻，血行不畅，导致血液在肾脏脉络中瘀滞，络破血溢，形成血尿。由于血液瘀滞，所以尿血颜色紫暗，有时可伴有血块。患者多有腰部刺痛、固定不移、面色黧黑或肌肤甲错等瘀血症状。

5. 脓尿（湿热下注型）

尿频、尿急、尿痛伴脓尿：湿热下注膀胱，膀胱气化不利，出现尿频、尿急、尿痛等症状，同时尿液浑浊，有脓尿。患者还会出现口苦口黏、大便溏泄不爽、舌苔黄腻等湿热症状。

（二）病因病机

1. 蛋白尿（脾肾阳虚型）

脾肾阳虚失摄：先天禀赋不足，肾阳亏虚，或久病及肾，肾阳衰微，不能温煦脾阳，致脾肾阳虚。脾阳虚则运化失职，水谷精微不能正常运化吸收，反下注膀胱；肾阳虚则气化失司，封藏无权，不能固摄精微，致精微物质随尿液而出，形成蛋白尿；脾肾阳虚，机体失于温煦，故畏寒肢冷；腰为肾之府，肾主骨，肾虚则腰膝酸软；阳虚水泛，故面色苍白或浮肿。

2. 蛋白尿（肝肾阴虚型）

肝肾阴虚精泄：久病耗伤肝肾之阴，或情志内伤，肝郁化火，灼伤肝肾之阴。肝主藏血，肾主藏精，肝肾阴虚，精血不足，虚火内生，灼伤肾络，致肾之封藏失职，精微外泄，发为蛋白尿；肾阴亏虚，腰府失养，故腰酸；肝肾阴虚，肝阳上亢，上扰清窍，故头晕目眩、耳鸣；阴虚生内热，故五心烦热、咽干颧红。

3. 血尿（血热妄行型）

血热灼伤肾络：外感温热邪毒，或情志过激，五志化火，热入血分，血热炽盛，灼伤肾络，血溢脉外，随尿而出，故尿血。热势盛则出血多，尿色鲜红；热势轻则出血少，尿色淡红；热扰心神，故心烦；热盛伤津，故口渴；热邪充斥，故发热；热盛动血，血溢肌肤，则见皮肤红斑、紫癜等血热妄行之征。

4. 血尿（瘀血内阻型）

离经之血未散，瘀结于内，或久病入络，气血不畅，瘀血内生，阻滞肾与膀胱络脉。瘀血阻络，一则新血运行受阻，血不循经而行；二则损伤脉络，血不循经，溢于脉外，渗入尿中，故见尿血。瘀血内积，故尿色多暗红或紫暗，或夹有血块；瘀阻气滞，气血不通，故多见腰部或小腹部固定刺痛；舌质紫暗或有瘀斑、脉涩皆为瘀血内阻之征。

5. 脓尿（湿热下注型）

湿热毒邪下注膀胱，熏灼脉络，血肉腐败，故见脓尿。湿热蕴结，气化失司，则小便频急涩痛；热盛肉腐，则尿液浑浊夹脓；湿热阻滞下焦，则小腹拘急胀痛；舌红苔黄腻、脉滑数皆为湿热内蕴之候。

五、心血管系统

（一）中医分型

1. 胸痛（瘀血痹阻型）

刺痛不移：胸痛如针刺，部位固定，经久不愈。患者常伴有面色晦暗、口唇青紫、舌质紫暗或有瘀斑等瘀血之象。

2. 呼吸困难（心肺气虚型）

气短喘息：患者自觉呼吸短促，活动后加剧，伴有喘息。患者常伴有心悸、自汗、神疲乏力、语声低微等症状。

3. 咯血（血热妄行型）

血色鲜红量多：咯出的血液颜色鲜红，量较多，可呈喷射状。这是因为血热炽盛，灼伤肺络，迫血妄行，使血液大量溢出。患者常伴有发热、口渴、心烦、舌红苔黄、脉数等血热之象。

4. 肺动脉高压（痰瘀互结型）

胸闷脘痞：患者常感到胸闷，胸部有堵塞感，同时伴有脘腹部胀满不适。患者还可能有咳痰黏稠、肢体困重、舌质紫暗、苔白腻等症状。

5. 胸膜炎（悬饮内停型）

胸胁胀满疼痛：胸部及胁肋部胀满疼痛，疼痛可随呼吸、咳嗽加重。患者常伴有咳嗽、咳痰、呼吸不畅、苔薄白或白腻、脉弦滑等症状。

6. 胸腔积液（阳虚水泛型）

畏寒肢冷伴胸腔积液：患者有明显的畏寒肢冷症状，同时伴有胸腔积液。患者还会有腰膝酸软、小便不利、水肿、舌淡胖、苔白滑、脉沉细等症状。

7. 心包炎（水气凌心型）

心悸怔忡伴心包积液：患者主要表现为心悸不安，心中悸动明显，同时有心包积液。患者常伴有胸闷、气喘、咳嗽、咳痰、水肿、舌淡苔白滑、脉弦滑或沉紧等症状。

（二）病因病机

1. 胸痛（瘀血痹阻型）

瘀血痹阻心脉，久病正气耗损，气血运行不畅，或因情志不遂，肝郁气滞，气滞血瘀；或寒邪凝滞，血行涩滞，皆可致瘀血内生。瘀血停滞于心脉，痹阻气血运行，不通则痛，故胸痛如针刺，部位固定，经久难愈。瘀血内阻，气血不能上荣于面、唇，故面色晦暗、口唇青紫；舌质紫暗或有瘀斑为瘀血内停之征，此皆因瘀血痹阻心脉，影响气血运行与脏腑荣养所致。

2. 呼吸困难（心肺气虚型）

心肺气虚失司，久病劳损，或禀赋不足，或年高体弱，致心肺之气虚损。心主血脉，肺主气、司呼吸，心肺气虚，鼓动无力，宗气生成不足，不能助肺行呼吸、贯心脉以行气血，故呼吸短促，活动后加剧，伴有喘息；心气虚则心悸不安；卫气源于下焦，滋养于中焦，开发于上焦，心肺气虚，卫气不固，津液外泄，故自汗；心肺气虚，机体失于温煦与鼓动，故神疲乏力、语声低微。

3. 咯血（血热妄行型）

血热灼伤肺络，外感温热毒邪，或肝郁化火犯肺，或阴虚火旺等，致血热内盛，热入血分，灼伤肺络，使肺络破损，血溢脉外，故咯出鲜血，量多且可呈喷射状；血热充斥，扰及心神，故心烦；热盛伤津，故口渴；热邪鸱张，故发热；舌红苔黄、脉数皆为血热之象。

4. 肺动脉高压（痰瘀互结型）

痰瘀互结心肺，久病肺虚，津液失布，凝聚成痰；或脾失健运，水湿内生，聚湿成痰；又因气血运行不畅，瘀血内生。痰与瘀相互交结，痹阻于心肺脉络，肺气失于宣降，心气运行不畅，故胸闷，胸部有堵塞感，脘腹部胀满不适；痰瘀阻肺，肺气不利，津液凝聚为痰，故咳痰黏稠；痰瘀痹阻，肢体气血不畅，湿性黏滞，故肢体困重；舌质紫暗为瘀血之征，苔白腻为痰湿之象，此皆因痰瘀互结，影响心肺功能与气血运行所致。

5. 胸膜炎（悬饮内停型）

水饮停聚胸胁，外感寒湿之邪，或饮食不节，损伤脾胃，脾失运化，水湿内生，水湿停聚于胸胁之间，成为悬饮。饮邪停聚，气机阻滞，故胸部及胁肋部胀满疼痛，且随呼吸、咳嗽加重；饮邪犯肺，肺失宣降，故咳嗽、咳痰、呼吸不畅；苔薄白或白腻、脉弦滑为水饮内停之象，此因水饮停聚胸胁，阻碍气机，影响肺之宣降功能所致。

6. 胸腔积液（阳虚水泛型）

肾阳亏虚水泛，先天禀赋不足，或久病及肾，肾阳亏虚。肾阳为一身阳气之根本，肾阳衰微，不能温煦脾阳，脾肾阳虚，水液代谢失常，水湿泛滥，停聚于胸腔，形成胸腔积液；肾阳不足，温煦失职，故畏寒肢冷；腰为肾之府，肾虚则腰膝酸软；肾阳亏虚，气化不利，故小便不利；水湿泛溢肌肤，故水肿；舌淡胖、苔白滑、脉沉细为阳虚水盛之象。

7. 心包炎（水气凌心型）

水饮上凌于心，脾肾阳虚，水液代谢失司，水湿内停，化为水饮。水饮之邪上逆，凌于心胸，扰乱心神，故心悸怔忡；水饮阻肺，肺气失宣，故胸闷、气喘、咳嗽、咳痰；水饮泛溢肌肤，故水肿；舌淡苔白滑、脉弦滑或沉紧为水饮内停之象，此因水饮上凌于心，影响心肺功能与心神所致。

六、血液系统

（一）中医分型

1. 贫血（气血两虚型）

面色萎黄无华：患者面色呈现萎黄而没有光泽的状态。心悸失眠：因气血亏虚，不能濡养头目，导致头晕目眩；心失所养，则出现心悸；血不养神，导致失眠。患者常感觉头部昏沉，视物旋转，心中悸动不安，睡眠质量差，多梦易醒。

2. 贫血（肝肾阴虚型）

头晕耳鸣，腰膝酸软伴贫血：肝肾阴虚，阴精不足，不能上充于脑，故头晕耳鸣；腰为肾之府，肾主骨，肝肾阴虚则腰膝酸软。同时伴有贫血症状，如面色苍白或颧红。患者还可出现咽干口燥、五心烦热、盗汗等症状，体现了阴虚内热的特点。

3. 血小板减少（血热妄行型）

皮肤瘀斑色红鲜明：皮肤出现的瘀斑颜色鲜红且较为明显，患者常伴有鼻出血、牙龈出血等出血症状，且多伴有发热。这是由于血热内盛，热邪上扰鼻窍、牙龈等部位的血络，使其破裂出血；同时热邪充斥体内，导致体温升高。患者还可能有口渴、心烦、舌红苔黄、脉数等症状。

4. 血小板减少（瘀血内阻型）

瘀斑青紫，固定不移：皮肤瘀斑呈现青紫色，且位置固定不变。患者常伴有局部刺痛，尤其是在瘀斑部位。

5. 白细胞减少（脾肾阳虚型）

畏寒肢冷，倦怠乏力伴易感染：患者有明显的畏寒肢冷症状，四肢末梢发凉，身体倦怠，没有力气，患者容易发生感染，一旦感染，恢复缓慢，这是因为肾阳不足，不能鼓舞正气抗邪，脾阳虚弱，不能运化水谷精微以滋养正气。食少便溏，腹胀：脾肾阳虚影响脾胃的运化功能，导致食欲减退，进食减少，大便稀溏，腹部胀满。

6. 白细胞减少（气虚卫外不固型）

自汗，易感冒：患者经常自汗，稍微活动或不活动时也会出汗。

（二）病因病机

1. 贫血（气血两虚型）

气血不足失荣，久病耗伤气血，或饮食不节，损伤脾胃，脾胃虚弱，运化失职，不能化生气血；或因失血过多，气血生化不及，皆可致气血两虚。气血亏虚，不能上荣于面，故面色萎黄无华；头为诸阳之会，气血不能濡养头目，则头晕目眩；心主血脉又主神明，气血不足，心失所养，故心悸不安；血不养神，神不守舍，故失眠多梦。

2. 贫血（肝肾阴虚型）

肝肾阴虚血亏，久病劳损，或情志内伤，耗伤肝肾之阴。肝藏血，肾藏精，肝肾阴虚，精血虚少，不能上充于脑，髓海空虚，故头晕耳鸣；腰为肾之府，肾主骨生髓，肝肾阴虚，腰府及骨骼失于濡养，故腰膝酸软。阴血不足，不能濡养肌肤，故面色苍白；阴虚生内热，虚火上炎，故颧红。肝肾阴虚，津液不能上承，虚火内扰，故咽干口燥、五心烦热、盗汗。且阴血亏虚，血海空虚，不能化生气血，故伴有贫血之症。

3. 血小板减少（血热妄行型）

血热迫血妄行，外感温热毒邪，或情志过激，五志化火，热入血分，血热炽盛，灼伤血络，迫血妄行，血溢脉外，故皮肤瘀斑色红鲜明，且可伴鼻出血、牙龈出血等多部位出血。热邪充斥，故发热；热扰心神，故心烦；热盛伤津，故口渴；舌红苔黄、脉数为血热之征，此皆因血热内盛，扰动血行，灼伤脉络所致。

4. 血小板减少（瘀血内阻型）

瘀血阻滞血络，久病入络，气血运行不畅，瘀血内生；或因热毒、痰湿等邪久羁，阻碍气血运行，致瘀血阻于脉络。瘀血停滞，血行不畅，络破血溢，故瘀斑青紫；瘀血痹阻，不通则痛，且疼痛部位固定，故瘀斑处常伴有刺痛。此因瘀血内阻，血络不畅，血不循经，溢于肌肤而成瘀斑，且瘀血痹阻，气血不通，发为疼痛。

5. 白细胞减少（脾肾阳虚型）

先天禀赋不足，或久病及肾，肾阳亏虚，不能温煦脾阳，致脾肾阳虚。肾阳为一身阳气之根本，肾阳不足，不能鼓舞正气抗邪，机体防御功能下降，故易受外邪侵袭，且感染后恢复缓慢；脾阳虚弱，运化失司，不能运化水谷精微以滋养正气，故身体倦怠、乏力，食欲减退，进食减少，大便稀溏，腹部胀满。此皆因脾肾阳虚，正气亏虚，脏腑功能失调，导致机体免疫功能低下，白细胞减少，易发生感染且难愈。

6. 白细胞减少（气虚卫外不固型）

气虚卫表不固，久病体虚，或劳累过度，耗伤正气，致肺气虚弱。肺主气，司呼吸，外合皮毛，肺气虚弱，卫气不固，不能固摄津液，故自汗；卫气具有防御外邪之功，肺气虚弱，卫气不足，不能抵御外邪侵袭，故易感冒。气虚不能固护肌表，导致津液外泄，卫外功能减弱，白细胞减少，易受外邪侵扰。

七、神经系统

（一）中医分型

1. 头痛（肝阳上亢型）

胀痛伴眩晕：头痛以胀痛为主，且常伴有眩晕症状。患者自觉头部有膨胀感，疼痛随情绪波动而加重，眩晕则表现为视物旋转或摇晃不定。这是因为肝阳上亢，气血上冲于头部，使头部气血充盈过度，扰乱清空所致。患者常伴有面红目赤、急躁易怒、口苦咽干等症状，这些均是肝阳偏盛，化火上炎的表现。

2. 头痛（瘀血阻络型）

刺痛固定不移：头痛如针刺般，疼痛部位固定，经久不愈。这是由于瘀血阻滞脑络，气血运行不畅，"不通则痛"。患者头部疼痛点明确，按压时疼痛可加剧，常伴有面色晦暗、唇甲青紫、舌质紫暗或有瘀斑等瘀血之象，反映了体内瘀血内停，影响了头部气血的正常流通和濡养。

3. 头痛（气血亏虚型）

隐痛伴神疲乏力：头痛为隐隐作痛，疼痛程度相对较轻，但持续时间较长。患者常伴有神疲乏力、气短懒言、自汗、头晕目眩等症状。这是因为气血亏虚，不能上荣于脑，脑失所养，导致头痛。同时，气血不足，不能濡养全身，故出现全身虚弱的表现，如肢体倦怠、精神萎靡等。

4. 谵妄（痰火扰心型）

神志错乱，狂躁不安：患者表现出明显的神志错乱，言语无序，狂躁不安，甚至出现打人毁物等过激行为。患者常伴有面红目赤、发热、气粗、便秘、苔黄腻、脉滑数等症状。

5. 谵妄（热入心包型）

神昏谵语，高热烦躁：患者出现神昏谵语，即意识不清，胡言乱语，同时伴有高热、烦躁不安等症状。这是因为热邪内陷心包，心包代心受邪，热扰心神，使心主神明的功能丧失。患者体温可高达 39℃ 以上，面色潮红，呼吸急促，四肢厥冷，舌质红绛，苔黄燥，脉细数或洪数。

6. 癫痫（风痰闭阻型）

发作时肢体抽搐，口吐白沫：癫痫发作时，患者突然出现肢体抽搐，多为四肢强直性抽搐或阵挛性抽搐，同时口吐白沫。患者发作前可有眩晕、胸闷、乏力等先兆症状，发作后常感疲倦、头痛、嗜睡等。

7. 癫痫（肝肾阴虚型）

发作频繁，伴有腰膝酸软：癫痫发作较为频繁，且伴有腰膝酸软、头晕目眩、耳鸣、五心烦热、咽干颧红等症状。

（二）病因病机

1. 头痛（肝阳上亢型）

肝阳上亢扰清空，情志不舒，肝郁气滞，气郁化火，耗伤肝阴，导致肝阳上亢。肝阳上亢，气血上逆，充滞头部，气血逆乱，扰乱清空，故头痛以胀痛为主，伴眩晕。头部气血壅盛，故有膨胀感；情绪波动易引动肝阳，使气血逆乱加剧，故头痛随情绪加重；肝阳化火上炎，故面红目赤、急躁易怒、口苦咽干。

2. 头痛（瘀血阻络型）

瘀血阻滞脑络，久病入络，气血运行不畅，或因气滞、寒凝、热毒等因素导致瘀血内生。瘀血阻络，气血痹阻不通，不通则痛，故头痛如针刺，部位固定。按压时气血阻滞更甚，疼痛加剧；瘀血内阻，气血不能上荣头面，故面色晦暗、唇甲青紫，舌质紫暗或有瘀斑。

3. 头痛（气血亏虚型）

多因久病耗伤气血，或失血过多（如外伤、月经过多、产后等），或劳倦过度，或脾胃虚弱，运化失职，气血生化乏源，致气血亏虚。气血亏虚，不能上荣头面，清窍失养，故见头痛隐隐，且常于劳累后加重；并见头晕目眩。气虚则推动、温煦、固摄无力，故见神疲乏力、气短懒言、自汗（动则尤甚）。血虚则濡养不足，故见面色无华或萎黄、肢体倦怠。舌质淡，苔薄白，脉细弱或虚无力，皆为气血亏虚之征。

4. 谵妄（痰火扰心型）

痰火内盛扰心神，情志过激，肝郁化火，灼津为痰；或饮食不节，脾胃受损，湿聚生痰，痰郁化火。痰火内盛，扰乱心神，神明失主，故神志错乱、言语无序、狂躁不安。痰火上炎，故面红目赤、发热、气粗；腑气不通，故便秘；苔黄腻、脉滑数为痰火内盛之象。

5. 谵妄（热入心包型）

热邪内陷心包，外感温热毒邪，或脏腑热毒炽盛，热邪深陷心包。心包代心受邪，热扰心神，心主神明功能丧失，故神昏谵语。热邪充斥，故高热；热扰神明，故烦躁不安；热盛气血上涌，故面色潮红；热迫呼吸，故呼吸急促；热邪闭遏阳气，不能外达，故四肢厥冷；热灼营阴，故舌质红绛、苔黄燥；气血逆乱，故脉细数或洪数。

6. 癫痫（风痰闭阻型）

风痰闭阻清窍，脏腑功能失调，脾虚生痰，肝风内动，风痰相搏，上扰清窍，蒙蔽心神。风痰闭阻经络，气血逆乱，筋脉失养，故肢体抽搐；风痰上涌，故口吐白沫。眩晕、胸闷、乏力为风痰上扰之前兆；发作后气血耗损，筋脉失养，故疲倦、头痛、嗜睡。

7. 癫痫（肝肾阴虚型）

久病伤阴或情志内伤，耗伤肝肾之阴，肝肾阴虚，水不涵木，肝风内动，上扰清窍，发为癫痫，故发作频繁。肝肾阴虚，腰膝、头目失养，故腰膝酸软、头晕目眩、耳鸣；阴虚生内热，故五心烦热、咽干颧红。

八、消化系统

（一）中医分型

1. 腹痛（脾胃虚寒型）

隐痛喜温喜按：腹痛为绵绵隐痛，患者常喜欢用热水袋等温热物品热敷腹部，按压后疼痛可减轻。这是因为脾胃虚寒，阳气不足，寒凝气滞，得温则寒凝消散，气血通畅，疼痛缓解。患者常伴有胃脘部或腹部怕冷、食欲缺乏、泛吐清水、大便溏薄、神疲乏力等症状。

2. 腹痛（肝郁气滞型）

胀痛连及两胁：腹痛以胀满疼痛为主，疼痛可连及两胁肋部。患者情绪波动时腹痛加重，常伴有胸闷嗳气、善太息、纳差、月经不调等症状，这些都是肝郁气滞，影响脾胃及冲任气血运行的表现。

3. 腹痛（瘀血阻滞型）

刺痛拒按，固定不移：腹痛如针刺般，疼痛部位固定，患者拒绝按压，因为按压会使疼痛加剧。这是由于瘀血阻滞胃肠脉络，气血运行受阻，"不通则痛"。患者常伴有面色晦暗、口唇青紫、舌质紫暗或有瘀斑、瘀点等瘀血之象，反映了体内瘀血内停，影响了胃肠的正常气血流通和功能。

4. 腹泻（寒湿困脾型）

便溏如水，苔白腻：大便稀溏如清水样，无明显臭味，舌苔白腻。患者还常伴有脘腹胀满、恶心呕吐、食欲缺乏、身体困重等症状。

5. 腹泻（湿热蕴脾型）

泻下急迫，肛门灼热：腹泻时大便急迫而下，有里急后重感，肛门有灼热感。患者常伴有发热、口渴、腹痛、小便短赤、舌苔黄腻等症状。

6. 假性肠梗阻（痰气交阻型）

腹胀满闷，时有条索状物：患者腹部胀满闷塞，有时可在腹部摸到条索状肿物。患者常伴有恶心、呕吐、食欲缺乏、大便秘结或溏而不爽、苔白腻、脉弦滑等症状。

7. SLE 肠系膜血管炎（热毒炽盛型）

腹痛剧烈，便血鲜红：腹痛极为剧烈，如刀绞般，难以忍受，便血颜色鲜红。

（二）病因病机

1. 腹痛（脾胃虚寒型）

脾胃虚寒，失于温养：素体脾胃阳虚，或久病累及脾胃，或过食生冷，损伤脾阳，致脾胃虚寒。脾胃阳气不足，寒邪内生，寒凝气滞，中焦气机不畅，故腹痛绵绵。温热可助阳散寒，气血得温则行，寒凝消散，故喜温喜按。脾胃虚寒，运化失职，水谷不化，故食欲缺乏、泛吐清水、大便溏薄；阳气虚不能温煦肢体与脏腑，故胃脘部或腹部怕冷、神疲乏力。

2. 腹痛（肝郁气滞型）

肝郁气滞，横逆犯脾：情志不遂，肝气郁结，肝主疏泄，调畅气机，肝郁气滞则气机不畅，疏泄失常，横逆犯脾，脾胃气机阻滞，故腹痛胀满，且连及两胁肋部。情绪波动则肝郁加重，故腹痛随之加剧。肝气郁滞，胸胁气机不畅，故胸闷嗳气、善太息；脾胃受纳运化失常，故纳差；肝郁可影响冲任气血，故月经不调。

3. 腹痛（瘀血阻滞型）

瘀血内停，脉络痹阻：久病入络，气血运行不畅，瘀血内生；或因寒凝、气滞、热毒等因素导致血行凝滞，形成瘀血。瘀血阻滞胃肠脉络，气血痹阻不通，不通则痛，故腹痛如针刺，部位固定，拒按。瘀血内阻，气血不能上荣于面，故面色晦暗；血行不畅，不能濡养口唇，故口唇青紫；舌质紫暗或有瘀斑、瘀点均为瘀血内阻之征象，此皆因瘀血停滞，胃肠脉络痹阻，气血运行失常所致。

4. 腹泻（寒湿困脾型）

寒湿内盛，脾失健运：外感寒湿之邪，或过食生冷、肥甘，损伤脾胃，脾失运化，水湿内停，寒湿内生。寒湿困脾，脾胃气机升降失常，清浊不分，水谷混杂而下，故大便稀溏如清水样，无明显臭味。寒湿阻于中焦，气机不畅，故脘腹胀满；胃气上逆，故恶心呕吐；脾失运化，故食欲缺乏；湿性黏滞重浊，故身体困重；舌苔白腻为寒湿之象。

5. 腹泻（湿热蕴脾型）

湿热蕴结，传导失常：外感湿热之邪或饮食不节，恣食辛辣、油腻、醇酒，损伤脾胃，脾失运化，湿浊内生，湿郁化热，湿热蕴结脾胃。湿热之邪属阳，其性急迫，故泻下急迫；湿热下注大肠，大肠传导失常，故有里急后重感；热邪灼伤肠络，故肛门灼热。湿热内蕴，耗伤津液，故发热、口渴；湿热阻滞气机，故腹痛；湿热下注膀胱，故小便短赤；舌苔黄腻为湿热之征。

6. 假性肠梗阻（痰气交阻型）

痰气互结，肠道壅滞：情志不畅，肝气郁结，横逆犯脾，脾失健运，水湿内生，聚湿成痰；或饮食不节，损伤脾胃，水湿运化失常，痰浊内生。痰气相互交结，阻滞肠道气机，肠道传导不利，故腹部胀满闷塞。痰气凝结，聚于腹部，故有时可摸到条索状肿物。痰气上逆，故恶心、呕吐；脾胃纳运失常，故食欲缺乏；肠道气机不畅，故大便秘结或溏而不爽；苔白腻、脉弦滑为痰气交阻之象。

7. SLE肠系膜血管炎（热毒炽盛型）

热毒炽盛，灼伤肠络：外感热毒之邪，或脏腑热毒内蕴，热毒炽盛，燔灼肠道气血。热毒灼伤肠络，络破血溢，故腹痛剧烈，便血鲜红。此因热毒鸱张，肠道气血受灼，血络破损，气血逆乱，故出现严重腹痛与便血症状。

九、其他（水肿、虚劳、乏力等）

（一）中医分型

1. 水肿（脾肾阳虚型）

下肢浮肿，按之凹陷难起。水肿以下肢为甚，按压后凹陷明显且恢复缓慢。患者常伴有畏寒肢冷、腰膝酸软、腹胀便溏、面色苍白或黧黑等症状。

2. 水肿（风水相搏型）

眼睑水肿，继则全身。水肿从眼睑开始，逐渐蔓延至全身。患者常伴有发热、恶寒、头痛、肢节酸楚、咳嗽等症状。

3. 虚劳（气血两虚型）

面色萎黄，心悸失眠。面色萎黄而无光泽，患者常伴有心悸、失眠等症状。患者还可能有头晕目眩、气短懒言、神疲乏力、月经量少等症状。

4. 虚劳（肝肾阴虚型）

腰膝酸软，头晕耳鸣伴虚劳。患者有明显的腰膝酸软、头晕耳鸣等症状，同时伴有虚劳的全身表现。患者还可能有咽干口燥、五心烦热、盗汗、男子遗精、女子月经不调等症状。

5. 乏力（气虚型）

神疲乏力，少气懒言。患者表现为极度的神疲乏力，没有精神，少气懒言，不愿多说话。患者常感觉呼吸气短，稍微活动就气喘吁吁，声音低微，这是由于气不足，不能维持正常的呼吸和发声功能。

6. 乏力（湿困脾土型）

肢体困重，乏力倦怠。患者感到肢体沉重，如同被湿布包裹，乏力倦怠，不愿活动。患者常伴有胸闷脘痞、食欲缺乏、大便溏泄、苔白腻等症状。

（二）病因病机

1. 水肿（脾肾阳虚型）

脾肾阳虚，水湿泛溢。先天禀赋不足，肾阳亏虚，不能温煦脾阳，或久病及肾，脾肾阳虚。脾阳虚则运化失职，水湿内生；肾阳虚则气化失司，开合不利，不能主水，水湿泛滥，溢于肌肤，故下肢水肿，按之凹陷难起。阳虚不能温煦肢体，故畏寒肢冷；腰为肾之府，肾虚则腰膝酸软；脾肾阳虚，运化失常，故腹胀便溏；阳气虚衰，气血不能上荣于面，故面色苍白或黧黑。

2. 水肿（风水相搏型）

风邪袭表，肺失通调。外感风邪，侵袭肌表，肺气失于宣畅，不能通调水道，下输膀胱，水液停聚，泛溢肌肤。风为阳邪，其性向上，故水肿先从眼睑开始；风邪善行而数变，可迅速蔓延，故继则全身皆肿。风邪袭表，卫气被郁，故发热、恶寒；风邪犯表，经气不利，故头痛、肢节酸楚；肺失宣肃，肺气上逆，故咳嗽。

3. 虚劳（气血两虚型）

气血不足，脏腑失养。久病耗伤气血，或脾胃虚弱，运化失职，不能化生气血，或失血过多，气血生化不及，致气血两虚。气血不足，不能上荣于面，故面色萎黄无光泽；心主血脉又主神明，气血亏虚，心失所养，故心悸、失眠；清窍失养，故头晕目眩；气虚则气短懒言、神疲乏力；气血不足，血海空虚，故月经量少。

4. 虚劳（肝肾阴虚型）

肝肾阴虚，虚热内生。久病劳损，或情志内伤，耗伤肝肾之阴。肝藏血，肾藏精，肝肾阴虚，精血虚少，不能濡养腰膝、头目，故腰膝酸软、头晕耳鸣。阴虚生内热，虚火上炎，故咽干口燥、五心烦热、盗汗；肝肾阴虚，相火妄动，故男子遗精；阴血不足，冲任失调，故女子月经不调。且肝肾阴虚，脏腑经络失于濡养，故伴有虚劳之全身表现。

5. 乏力（气虚型）

气虚无力，脏腑功能衰退。久病体虚，或劳累过度，耗伤正气，致肺气虚弱。

肺主气，司呼吸，主宣发肃降，通调水道。肺气虚弱，宗气生成不足，不能助心行血，鼓动无力，故神疲乏力、少气懒言；呼吸功能减弱，故呼吸气短；动则耗气，故稍微活动就气喘吁吁；肺气虚弱，不能鼓动声道，故声音低微。

6. 乏力（湿困脾土型）

湿邪困脾，肢体失濡。外感湿邪，或饮食不节，损伤脾胃，脾失运化，水湿内生，湿邪困脾。脾主肌肉四肢，湿邪困遏脾阳，脾的运化功能失常，不能将水谷精微输送到四肢肌肉，肌肉失于濡养，故肢体困重、乏力倦怠。湿阻气机，脾胃升降失常，故胸闷脘痞、食欲缺乏；湿邪下注大肠，故大便溏泄；苔白腻为湿邪之象。

第三节 · 系统性红斑狼疮共识辨证分型

系统性红斑狼疮（SLE）的官方共识辨证分型主要参照中华中医药学会风湿病分会发布的《系统性红斑狼疮中医辨证诊断标准》。以下是根据该标准对 SLE 的共识辨证分型。

一、热毒炽盛型

（一）中医证候

患者高热不退，体温 39℃以上，寒战，昼夜体温波动，面部蝶形红斑，皮疹瘙痒，光敏感，皮下结节，关节疼痛肿胀，舌质红或绛，舌苔黄厚，舌面干燥或伴有芒刺，脉象滑数。

（二）病因病机

邪正斗争：体内热毒炽盛，正气与邪气剧烈相争，表现为高热不退和寒战。阴阳失调：发热昼夜波动，午后或夜间体温升高，与中医"阳气"的昼夜变化有关，午后阳气渐衰，邪气相对亢盛。热毒上蒸：面部蝶形红斑，颜色鲜红或紫红，分布在鼻梁和双颊，是热毒上蒸，血热外发的表现。风邪侵袭：皮疹瘙痒，光敏感，与中医"风邪"有关，风为阳邪，易袭阳位，风热相搏，发于肌肤。痰瘀互结：皮下结节，触之疼痛或压痛，这是热毒与痰瘀互结，阻塞经络所致。气血运行不畅：关节疼痛和肿胀，尤其是手、腕、膝关节，疼痛剧烈，活动受限，这是热毒侵犯关节，气血运行不畅的体现。热邪灼伤津液：舌质红或绛，舌苔黄厚，舌面干燥或伴有芒刺，这是热毒内盛，津液受损，热邪灼伤津液的表现。热毒下注：大便秘结或小便短赤，表明热毒下注，影响大肠和小肠的功能，热盛伤津，肠道失润。内脏损害：热毒内陷，损伤肾阴肾阳，肾失封藏，表现为蛋白尿、血尿。热毒犯肺：咳嗽、胸痛或呼吸困难，这是热毒犯肺，肺失宣降所致。热盛神昏：头痛、头晕，甚至出现谵妄、昏迷等严重神经系统症状，这是热毒上冲，扰乱清窍，热盛神昏的表现。血液受损：可能出现贫血、白细胞减少或血小板减少等血液系统异常，这是热毒伤血，血液受损，血热妄行或血虚失养的表现。

（三）辨证要点

高热不退：体温39℃以上，寒战，反映热毒炽盛。昼夜体温波动：午后或夜间体温升高更为明显，与中医"阳气"的昼夜变化有关。面部红斑：面部蝶形红斑，颜色鲜红或紫红，热毒上蒸，血热外发。皮疹与光敏感：皮疹伴有瘙痒，光敏感，与中医"风邪"有关。皮下结节：皮下结节，触之疼痛或压痛，热毒与痰瘀互结，阻塞经络。关节症状：关节疼痛肿胀，尤其是手、腕、膝关节，热毒侵犯关节，气血运行不畅。消化系统症状：口干口苦，渴欲冷饮，大便秘结或小便短赤，热毒下注，影响大肠和小肠的功能。内脏损害：蛋白尿、血尿，热毒内陷，损伤肾阴肾阳，肾失封藏。呼吸系统症状：咳嗽、胸痛或呼吸困难，热毒犯肺，肺失宣降。神经系统症状：头痛、头晕，甚至出现谵妄、昏迷等严重神经系统症状，热毒上冲，扰乱清窍。血液系统异常：贫血、白细胞减少或血小板减少等血液系统异常，热毒伤血，血液受损。舌象：舌质红或绛，舌苔黄厚，舌面干燥或伴有芒刺，热毒内盛，津液受损。脉象：脉象滑数，脉搏跳动快而有力，且流畅，反映热毒的影响。

二、阴虚内热型

（一）中医证候

患者的中医证候包括长期低热或午后潮热、面部蝶形红斑、皮疹瘙痒、皮下结节、关节疼痛肿胀、舌质红或绛、舌苔少或无苔、舌面干燥、脉象细数等。

（二）病因病机

阴虚阳亢：由于体内阴液亏损，无法滋养和制约阳气，导致内热由内而生，表现为"阴不制阳"。阴阳失调：阴虚导致相对过旺的阳气无法被制约，产生内热。津液受损：热邪灼伤津液，导致口干口苦、渴欲饮冷等症状。气血运行不畅：阴虚导致气血运行不畅，出现关节疼痛、肿胀等症状。脏腑功能失调：阴虚内热下注，影响大肠和小肠的功能，表现为大便秘结或小便短赤。肾阴肾阳损伤：热毒内陷，损伤肾阴肾阳，肾失封藏，表现为蛋白尿、血尿。肺失宣降：阴虚内热犯肺，导致咳嗽、胸痛或呼吸困难。热盛神昏：阴虚内热上冲，扰乱清窍，表现为头痛、头晕，甚至谵妄、昏迷等严重神经系统症状。血液受损：阴虚内热伤血，血液受损，表现为贫血、白细胞减少或血小板减少等血液系统异常。

（三）辨证要点

低热或潮热：长期低热或午后潮热，体温虽不如热毒炽盛型患者那样高，但持续不退。面部红斑：面部蝶形红斑，颜色不如热毒炽盛型那样鲜红或紫红，但仍可见红斑。皮疹与光敏感：皮疹伴有瘙痒，尤其在紫外线照射后加剧，表现为光敏感。关节症状：关节疼痛和肿胀，尤其是手、腕、膝关节，不如热毒炽盛型那样剧烈。口干口苦：渴欲饮冷，反映了阴虚内热伤津，津液受损。消化系统症状：大便秘结或小便短赤，表明阴虚内热下注，影响大肠和小肠的功能。内脏损害：如蛋白尿、血尿，提示肾脏受累，这是阴虚内热内陷，损伤肾阴肾阳，肾失封藏的表现。呼吸系统症状：咳嗽、胸痛或呼吸困难，可能与肺部受累有关。神经系统症状：头痛、头晕，甚至出现谵妄、昏迷等严重神经系统症状。血液系统异常：可能出现贫血、白细胞减少或血小板减少等血液系统异常。舌象：舌质红或绛，舌苔少或无苔，舌面干燥，这是阴虚内热，津液受损的表现。脉象：脉象细数，即脉搏跳动快而细弱，反映了阴虚内热的影响。

三、气阴两虚型

（一）中医症候

患者乏力气短，自汗，声音低弱，面色苍白或萎黄，食欲缺乏，大便不成形，口干舌燥，渴不欲饮，心悸，失眠，多梦，手足心热，夜间盗汗，月经不规律，经量减少，闭经，性欲减退，阳痿，容易感染，情绪低落，精神不振。舌象表现为舌质淡红或淡白，苔薄白或无苔。脉象表现为细弱或无力。

（二）病因病机

气的不足：导致机体的推动力减弱，无法维持正常的生理活动，表现为疲乏无力、缺乏活力、气短。阴液的不足：导致身体的滋养和润泽功能受损，表现为口干舌燥、大便不成形。气血双亏：无法充盈舌体，导致舌质淡红或淡白，苔薄白或无苔。心失所养：气阴两虚导致心神不宁，表现为心悸、失眠、多梦。冲任二脉失养：血海空虚，无法维持正常的月经周期，表现为月经不规律、经量减少、闭经。肾精不足：影响生殖功能，表现为性欲减退、阳痿。防御作用减弱：容易感染，因为气的防御作用减弱，无法抵御外邪的侵袭。五脏六腑功能失调：导致情志活动受到影响，表现为情绪低落、精神不振。

（三）辨证要点

气虚症状：乏力气短、自汗、声音低弱，反映了气虚无法推动气血运行。阴液不足症状：口干舌燥、渴不欲饮、大便不成形，反映了阴液不足无法滋养身体。气血双亏：舌质淡红或淡白，苔薄白或无苔，脉象细弱或无力，反映了气血不足。心神不宁：心悸、失眠、多梦，反映了心失所养。月经不规律：月经不规律、经量减少、闭经，反映了冲任二脉失养。生殖功能下降：性欲减退、阳痿，反映了肾精不足。易感染：容易感染，反映了气的防御作用减弱。情绪、精神症状：情绪低落、精神不振，反映了五脏六腑功能失调。

四、瘀血阻络型

（一）中医证候

患者皮肤出现紫斑或瘀点，关节疼痛固定不移且夜间加重，头痛，胸痛，腹痛，舌质紫暗或有瘀斑，脉涩。

（二）病因病机

气滞血瘀：气机运行不畅，无法推动血液运行，导致瘀血。外伤血瘀：外伤致出血，血液凝固，无法完全排出体外而成瘀血。气虚血瘀：气虚无力推动血液运行，血液停滞，导致瘀血。血寒致瘀：外感寒邪或阴寒内盛导致血液凝滞而为瘀血。血热致瘀：外感火热或阳热内盛，血热互结，煎灼血中津液而致黏稠，运行不畅而为瘀血。瘀血内阻：瘀血阻滞脉络，气血运行不畅，导致疼痛、肿块、色紫暗等症状。新血不生：瘀血内阻，影响新血的形成，导致肌肤甲错、毛发不荣等症状。

（三）辨证要点

固定疼痛：疼痛部位固定不移，夜间加重，刺痛感。皮肤症状：皮肤出现紫斑或瘀点，血不归经，溢出脉外所致。关节症状：关节疼痛固定不移，夜间加重，气血运行不畅。月经不规律：月经不规律，痛经，经血紫暗有块，瘀血阻塞冲任，血海不畅。情绪症状：情绪抑郁、烦躁不安，瘀血阻络影响心肝功能，情绪调节失常。神经系统症状：头痛、眩晕、失眠、多梦，瘀血上冲头部，影响清窍；瘀血扰心，心神不宁。内脏症状：胸闷、心悸、气短，瘀血阻塞胸部脉络，影响气机运行；瘀血影响心脏功能，导致气血不足。舌象：舌质紫暗或有瘀斑，瘀血阻塞舌部脉络，舌失所养。脉象：脉涩，瘀血阻塞脉道，脉道不畅。

五、脾肾阳虚型

（一）中医证候

患者畏寒肢冷，面浮肢肿，腰膝冷痛，舌淡胖，苔白滑，脉沉迟。这些症状反映了脾肾阳虚的病理状态。

（二）病因病机

脾肾阳气不足：脾为后天之本，主运化水谷精微，转化为气血以滋养全身；肾为先天之本，藏精生髓，主生长、发育和生殖。脾肾阳虚导致温煦功能减弱，水液代谢失常，气血生化功能下降。水液代谢失常：脾阳不足，无法运化水湿，导致水湿内停，泛溢肌肤致面浮肢肿；肾阳不足，无法温煦大肠，导致大便失固致大便溏泄。气血生化功能下降：脾肾阳虚导致气血生化功能下降，表现为食欲缺乏、腹胀便溏等消化不良症状。月经不规律：肾阳不足，无法温煦冲任，导致血海寒冷，月经不畅，表现为月经量少、经期推迟或闭经。性功能减退：肾阳不足，无法温煦精室，导致精气不固，表现为阳痿、早泄等性功能减退症状。精神不振：阳气不足，无法鼓舞精神，导致精神不振、乏力、气短、声低懒言等症状。肌肤失养：阳气不足，无法温煦肌肤，导致肌肤失养，表现为皮肤干燥、毛发枯黄等症状。头晕耳鸣：肾阳不足，无法上承于脑，导致脑失所养，表现为头晕、耳鸣、记忆力减退等症状。心悸胸闷：阳气不足，无法温煦心脏，导致心阳不振，表现为心悸、胸闷等症状。易感外邪：阳气不足，无法固护体表，导致外邪容易侵袭，表现为容易感冒、感染。

（三）辨证要点

畏寒肢冷：尤其是腰以下更为明显，肾阳不足，无法温煦肢体所致。面浮肢肿：脾阳不足，无法运化水湿，导致水湿内停，泛溢肌肤所致。腰膝冷痛：肾阳不足，无法温煦腰膝所致。舌质淡胖，苔白滑：脾肾阳虚，无法温煦舌体，导致舌体失养所致。脉沉迟：脾肾阳虚，无法推动脉道中的血液运行所致。消化不良：食欲缺乏、腹胀便溏，脾阳不足，无法运化水谷精微所致。月经不规律：月经量少、经期推迟或闭经，肾阳不足，无法温煦冲任所致。性功能减退：阳痿、早泄，肾阳不足，无法温煦精室所致。精神不振：乏力、气短、声低懒言，阳气不足，无法鼓舞精神所致。肌肤失养：皮肤干燥、毛发枯黄，阳气不足，无法温煦肌肤所致。头晕耳鸣：肾阳不足，无法上承于脑所致。心悸胸闷：阳气不足，无法温煦心脏所致。易感外邪：容易感冒、感染，阳气不足，无法固护体表所致。

六、湿热内蕴型

（一）中医证候

患者关节肿痛，皮疹伴有瘙痒，口苦，尿黄，大便黏滞不爽，恶心呕吐，胸闷腹胀，疲乏无力，带下黄稠，阴囊潮湿，舌红苔黄腻，脉滑数。

（二）病因病机

湿邪侵袭：多由气候潮湿、涉水淋雨、伤于雾露、水中作业、久居湿地所致。

湿为重浊黏滞之邪，阻滞气机，清阳不升。湿热互结：湿热内蕴，热不得越，湿不得泄，导致气机运行受阻，湿热内盛。脾胃受损：湿热蕴于中焦脾胃及肝胆，导致脾胃功能受损，运化失常。气机不畅：湿热内蕴影响气机运行，导致胸脘痞满、腹胀、疲乏无力等症状。气血生化功能下降：湿热耗伤气血，导致气血生化功能下降，从而出现疲乏无力等症状。影响生殖系统：湿热下注，损伤任带，导致女性带下黄稠；损伤下焦，导致男性阴囊潮湿。

（三）辨证要点

关节症状：关节肿痛，湿热下注，热盛肉腐所致。皮肤症状：皮疹伴有瘙痒，湿热上蒸，风热相搏，发于肌肤。口腔症状：口苦，湿热上蒸，胆汁上逆所致。

泌尿系统症状：尿黄，湿热下注，尿液受热所致。消化系统症状：大便黏滞不爽，湿热下注，肠道传导失司所致；恶心呕吐，胸闷腹胀，湿热内蕴，脾胃受损，气机不畅所致。全身症状：疲乏无力，湿热耗伤气血，气血生化功能下降所致。妇科症状：女性患者可能出现带下黄稠，为湿热下注，损伤任带所致。男科症状：男性患者可能出现阴囊潮湿，为湿热下注，损伤下焦所致。神经系统症状：头痛、头晕、失眠，湿热上扰清窍，导致头目不清。心血管系统症状：心悸、胸闷，湿热内蕴，影响心脏功能。免疫系统症状：容易感染，湿热内蕴，损伤正气，导致抵抗力下降。情绪症状：情绪烦躁，湿热内蕴，影响肝气的疏泄。舌象：舌红苔黄腻，湿热内蕴，舌失所养所致。脉象：脉滑数，湿热内蕴，脉道不畅所致。

七、肝郁气滞型

（一）中医证候

患者情绪抑郁，胸闷，胁痛，月经不调，乳房胀痛，经前紧张征，食欲缺乏，腹胀，头痛，眩晕，失眠，心悸，容易感染，情绪烦躁，皮疹，红斑，瘙痒，便秘或腹泻，肌肉关节疼痛。舌质淡红或暗红、苔薄白或微黄，脉弦。

（二）病因病机

情志因素：长期的情志抑郁、愤怒、焦虑、忧思等，导致肝气疏泄不畅，形成肝气郁结。饮食不节：过食油腻、辛辣、酒类等损伤肝脾，影响肝气的疏泄功能。环境因素：生活环境的改变，长期的环境污染，都会对肝气产生不利影响。体质因素：某些人群先天禀赋不足或后天体质偏弱，易情志内伤。肝主疏泄功能失调：肝气郁结影响气机条达，导致气血运行不畅，进而影响其他脏腑功能。肝郁影响到冲任二脉：导致血海调节失常，出现月经不调等症状。肝郁乘脾：肝气郁结，横逆犯脾，导致脾气虚弱，运化失职，从而出现食欲缺乏、腹胀等症状。

（三）辨证要点

情绪症状：情绪抑郁、易怒、胸闷等，由于肝气郁结，无法调畅情绪所致。胸胁症状：胸闷和胁痛，因为肝经经过胸胁，肝气郁结，气机不畅，导致胸部和胁肋部气滞。女性症状：月经不调可能是因为肝郁影响到冲任二脉，导致血海调节失常。乳房症状：乳房胀痛、经前紧张征，因为肝经环绕乳房，肝气郁结，气血运行不畅所致。消化系统症状：食欲缺乏、腹胀，因为肝郁影响脾胃的运化功能，导致消化不良。神经系统症状：头痛、眩晕、失眠，因为肝郁影响到头部的气血运行，导致头目不清。心血管系统症状：心悸、胸闷，因为肝郁影响到心脏的功能，导致心气不畅。免疫系统症状：容易感染，因为肝郁影响到正气的运行，导致抵抗力下降。情绪调节失常：情绪烦躁，因为肝郁影响到肝气的疏泄，导致情绪调节失常。皮肤症状：皮疹、红斑等，因为肝主疏泄，肝气郁结，郁热内生，热邪上冲，导致皮肤问题。消化系统功能紊乱：便秘或腹泻，因为肝郁影响脾胃运化，导致肠道功能紊乱。肌肉关节疼痛：因为肝主筋，肝气郁结，气血运行不畅，导致筋脉失养，关节疼痛。舌象：舌质淡红或暗红，苔薄白或微黄，因为肝郁，气血不畅，导致舌体失养。脉象：脉象弦，因为肝气郁结，气机不畅，反映在脉搏上则为弦脉。

八、痰瘀互结型

（一）中医证候

患者出现皮下结节、皮肤紫斑、关节肿胀疼痛、胸闷、多痰、咳嗽痰黏、舌暗或有瘀斑、脉滑。

（二）病因病机

湿邪凝聚：湿邪在体内滞留积聚，可表现为皮下结节、组织肿块等，这是痰阻经络，痰核停留在皮膜外所致。血液运行不畅：瘀血由血液运行不畅所致，表现为皮肤紫斑，血不归经，溢出脉外所致。痰湿阻肺：痰湿阻肺导致肺气不畅，从而出现胸闷、咳嗽等症状。痰瘀阻塞：痰瘀互结阻塞关节脉络，气血运行不畅，导致关节疼痛。影响心神：痰瘀阻塞，影响心神，表现为情绪低落、抑郁或烦躁不安。阻塞冲任：痰瘀阻塞冲任，血海不畅，导致女性月经不规律、痛经、经血紫暗有块等症状。阻塞肾络：痰瘀阻塞肾络，影响肾藏精的功能，导致男性性功能障碍。痰瘀上扰清窍：导致头痛、眩晕、失眠、多梦等症状。痰瘀阻塞心脏脉络：影响心脏功能，导致心悸、胸闷等症状。影响正气运行：痰瘀阻塞，影响正气运行，导致抵抗力下降，容易感染。阻塞肌肉关节脉络：导致肌肉关节疼痛，气血运行不畅。

（三）辨证要点

皮下结节和皮肤紫斑：痰瘀互结，阻塞脉络，导致物质积聚和血不归经。关节肿胀疼痛：痰瘀阻塞关节脉络，气血运行不畅所致。胸闷多痰、咳嗽痰黏：痰湿阻肺，肺失宣降所致。情绪低落、抑郁或烦躁不安：痰瘀阻塞，影响心神。月经不规律、痛经、经血紫暗有块：痰瘀阻塞冲任，血海不畅所致。性功能障碍：痰瘀阻塞肾络，影响肾藏精的功能。头痛、眩晕、失眠、多梦：痰瘀上扰清窍，导致头目不清。心悸、胸闷：痰瘀阻塞心脏脉络，影响心脏功能。容易感染：痰瘀阻塞，影响正气运行，导致抵抗力下降。肌肉关节疼痛：痰瘀阻塞肌肉关节脉络，导致气血运行不畅。舌暗或有瘀斑、脉滑：痰瘀互结，影响舌脉，舌失所养，脉道不畅。

第四节 · 系统性红斑狼疮的辨证规律总结与临床应用

一、辨证规律总结

1. 证候表现规律

（1）全身症状多样性

系统性红斑狼疮患者的证候表现复杂多样，涵盖多个系统。常见的全身症状包括发热、乏力、消瘦、面色无华等。发热类型多样，如低热缠绵（阴虚内热型）、潮热（湿热内蕴型）、高热（热毒炽盛型）等，且发热时间规律不一，部分患者有午后或夜间发热倾向。乏力症状普遍存在，程度轻重不一，严重影响患者生活质量。消瘦与面色无华则反映了疾病对机体的消耗以及气血不足的状态。

（2）多系统受累特征

① 皮肤系统：皮肤黏膜表现丰富，如蝶形红斑（热毒炽盛型表现为颜色鲜红，阴虚内热型颜色相对较淡等）、冻疮样红斑、网状青斑、荨麻疹、光过敏、口腔溃疡等。不同类型的皮肤黏膜病变与中医证型相关，其症状特点和发病机制各有差异。

② 肌肉骨骼系统：有关节炎、肌痛、肌无力等表现。关节炎多关节受累，疼痛性质多样，包括刺痛（瘀血阻络型）、胀痛（湿热痹阻型）等，且常伴有肿胀、活动受限及晨僵现象。肌痛可累及全身多部位肌肉，疼痛程度和范围因病情而异，活动时可能加剧。肌无力呈渐进性且多对称分布，严重影响日常生活。

③ 泌尿系统：肾脏受累常见蛋白尿、血尿、脓尿等症状。蛋白尿可呈持续性或间歇性，血尿以镜下血尿为主，脓尿常合并感染。这些症状在不同中医证型下有不同的表现和病因病机，如蛋白尿在脾肾阳虚型伴有畏寒、肢冷等症状，在肝肾阴虚型伴有腰酸耳鸣等症状。

④ 心血管系统：胸痛、呼吸困难、咯血、肺动脉高压、胸膜炎、胸腔积液、心包炎等均可出现。胸痛性质有刺痛（瘀血痹阻型）、钝痛（痰湿痹阻心胸型）、隐

痛（心气不足或心阴虚损型）等，呼吸困难程度轻重不一且与心肺功能密切相关，咯血与肺部血管损伤有关，不同症状在各中医证型下的表现和机制符合中医理论对疾病的认识。

⑤ 血液系统：表现为贫血、血小板减少、白细胞减少等。贫血类型多样，如慢性病贫血、自身免疫性溶血性贫血等，血小板减少可出现皮肤瘀点瘀斑等症状，白细胞减少易导致感染。各血液系统症状与中医证型紧密相关，如贫血在气血两虚型表现为面色萎黄无华等，在肝肾阴虚型伴有头晕耳鸣等症状。

⑥ 神经系统：头痛、谵妄、癫痫等为常见症状。头痛性质多样，如胀痛（肝阳上亢型）、刺痛（瘀血阻络型）、隐痛（气血亏虚型）等，谵妄提示病情严重，癫痫发作类型多样。不同症状在各中医证型下的表现和机制符合中医对神经系统疾病的认识。

⑦ 消化系统：腹痛、腹泻、假性肠梗阻、SLE 肠系膜血管炎等均可发生。腹痛性质包括隐痛（脾胃虚弱型）、胀痛（肝郁气滞型）、刺痛（瘀血阻滞胃肠脉络型）、绞痛（寒邪凝滞或实邪闭阻型）等，腹泻大便性状和次数因病因不同而异，假性肠梗阻和 SLE 肠系膜血管炎有其独特的临床表现和发病机制，且各症状在相应中医证型下有其特点。

2. 舌脉象规律

（1）舌象特征

① 热毒炽盛型：舌质红或绛，舌苔黄厚，舌面干燥或伴有芒刺。此为热毒内盛，灼伤津液，气血运行不畅，热邪上蒸所致。

② 阴虚内热型：舌质红或绛，舌苔少或无苔，舌面干燥。因阴液亏损，内热由内而生，津液受损，无法濡润舌体。

③ 气阴两虚型：舌质淡红或淡白，苔薄白或无苔。由于气阴两虚，气血不足，无法充盈舌体。

④ 瘀血阻络型：舌质紫暗或有瘀斑。瘀血内阻，脉络不通，气血运行不畅，舌失所养。

⑤ 脾肾阳虚型：舌淡胖，苔白滑。脾肾阳虚，阳气不足，无法温煦舌体，水液代谢失常，导致舌体胖大，舌苔白滑。

⑥ 湿热内蕴型：舌红苔黄腻。湿热内蕴，阻滞气机，影响脾胃运化功能，湿热上蒸，舌失所养。

⑦ 肝郁气滞型：舌质淡红或暗红，苔薄白或微黄。肝气郁结，气血运行不畅，影响舌体营养，同时可能伴有肝郁化火，导致舌苔微黄。

（2）脉象特征

① 热毒炽盛型：脉象滑数。脉搏跳动快而有力，且流畅，反映热毒炽盛，气血运行加快，正邪斗争剧烈。

② 阴虚内热型：脉象细数。脉搏跳动快而细弱，表明阴虚内热，阴液亏损，

气血运行不畅，内热上冲。

③ 气阴两虚型：脉象细弱或无力。因气阴两虚，机体推动力减弱，气血不足，无法维持正常的脉搏力量。

④ 瘀血阻络型：脉涩。瘀血阻塞脉道，脉道不畅，气血运行受阻，反映在脉象上为涩脉。

⑤ 脾肾阳虚型：脉沉迟。脾肾阳虚，无法推动脉道中的血液运行，阳气不足，导致脉象沉迟。

⑥ 湿热内蕴型：脉滑数。湿热内蕴，阻滞气机，气血运行不畅，同时湿热之邪具有黏滞性，反映在脉象上为滑数。

⑦ 肝郁气滞型：脉象弦。肝气郁结，气机不畅，反映在脉搏上为弦脉。

3. 病因病机规律

（1）外感六淫致病

① 风热之邪：外感风热之邪，侵袭肌表，可导致发热（起病较急，体温升高较快，伴有咽喉疼痛、头痛、咳嗽等症状）、皮肤瘙痒、红斑、丘疹等皮肤黏膜病变（如荨麻疹样皮疹）。在系统性红斑狼疮患者中，风热之邪入侵可能诱发疾病发作或加重病情，因患者正气不足，难以抵御外邪，外邪易与体内伏邪相结合。

② 暑热之邪：夏季暑热之邪当令，患者长时间暴露在高温环境中或过度劳累后感受暑邪，可引起发热（暑为阳邪，其性炎热，除发热外，还会出现大汗出、口渴、乏力等症状），并可能加重体内热毒，使病情更加复杂。

③ 湿热之邪：可从外感受（如居住环境潮湿、涉水淋雨等），也可由内而生（如脾胃功能失调）。湿热之邪阻滞气机，可导致发热（伴有一系列湿热内阻的症状）、皮肤黏膜病变（皮疹常常融合成片，伴有瘙痒、渗出等症状）、消化系统病变（如腹痛、腹泻、便血等）、泌尿系统病变（如蛋白尿、血尿、脓尿等）等。

④ 寒湿之邪：外感寒湿之邪（如淋雨、涉水、居处潮湿寒冷等），侵袭脾胃，可导致脾胃阳气受损，运化失职，出现腹痛、腹泻等消化系统症状，以及关节疼痛（寒性收引，湿性黏滞重浊，导致关节疼痛、肿胀、肌肉酸痛沉重等）等。

（2）内生五邪致病

① 内火：情志不畅，肝郁气滞，气郁化火，或者久病耗伤阴液，阴虚火旺，均可产生内火。内火可扰乱人体气血和脏腑功能，引发发热，肝郁化火引起的发热，患者多伴有情绪抑郁或烦躁易怒、胸胁胀满等症状；阴虚火旺导致的发热则以低热、盗汗、五心烦热等阴虚症状为主；口腔溃疡、红斑等皮肤黏膜病变，肝郁化火引起的病变，多与情绪有关，患者情绪波动时，皮肤黏膜症状会加重；虚火内生则是由于阴液不足，不能制约阳气，虚火灼伤肌肤黏膜，形成慢性、反复出现炎症。

② 内湿：主要是由于脾胃运化功能失常，水液代谢障碍，导致水湿内生。内湿蕴积，日久可化热，形成湿热之邪，也可与其他邪气相结合，如与瘀血相互作

用，形成湿瘀互结的病理状态，导致多种疾病表现。发热：一般较为缠绵，患者身体困重、舌苔腻等症状较为明显。还可引起如关节疼痛、肿胀等症状，因湿性黏滞重浊，阻碍气机，气血运行不畅。

③ 瘀血：疾病过程中，气血运行不畅，瘀血内生。可因正气不足，或受热毒、痰湿等病理因素影响。瘀血阻滞经络，气血不通，可导致多种症状。发热：这种发热通常表现为低热或中等热，疼痛症状较为突出，如关节刺痛、肌肤疼痛等，且疼痛部位相对固定。瘀血发热是因为瘀血内停，气血郁滞，郁而化热。还会影响新血的生成和津液的输布，进一步加重病情。如出现面色晦暗、唇甲青紫、皮肤瘀斑青紫且固定不移等表现，同时可导致如关节疼痛固定不移、夜间痛甚、肌肤甲错等症状，在女性可出现月经不规律、痛经、经血紫暗有块等，因瘀血阻塞冲任，血海不畅。

④ 痰浊：脾失健运，水湿内停，聚湿成痰，痰浊之邪可阻滞经络、脏腑，影响气血运行和脏腑功能，导致多种症状。可引起皮肤结节、囊肿等改变，或者使口腔溃疡迁延不愈。如在心血管系统中，可上犯心肺，阻碍心肺之气机，导致胸闷、呼吸困难、咳嗽、咳痰等症状；若与瘀血相互搏结，形成痰瘀互结之证，可加重病情，导致如肺动脉高压、心包炎等心血管系统的严重病变；在关节部位，可导致关节肿胀、疼痛等。还可影响心神，导致情绪低落、抑郁或烦躁不安等。在女性可阻塞冲任，导致月经不规律、痛经、经血紫暗有块等；在男性可阻塞肾络，影响肾藏精的功能，导致性功能障碍。同时，痰浊上扰清窍，可导致头痛、眩晕、失眠、多梦等症状。

⑤ 虚风：多因肝肾阴虚，阴不制阳，阳气亢盛化风，或久病耗伤正气，气血不足，筋脉失养而生风。虚风内动可导致多种症状，如在神经系统中，可引起头晕、头痛、眩晕、失眠、多梦等症状；在关节部位，可导致关节疼痛、活动受限等，因风性善动，可使关节疼痛部位游走不定。同时，可影响脏腑功能，如在肝脏可导致肝郁不舒，在心脏可导致心悸不安等。

二、临床应用

1. 中医方药的应用规律

（1）根据证型选药原则

① 热毒炽盛型：此型多以清热解毒、凉血化瘀为主要治法。常用药物如生地黄、赤芍、牡丹皮、水牛角等具有清热凉血作用的药物，以及金银花、连翘、蒲公英等清热解毒之品。这些药物可清解体内热毒，减轻热毒对脏腑经络的损伤，缓解高热、红斑等症状。

② 阴虚内热型：治法以滋阴清热为主。选用熟地黄、山茱萸、山药、枸杞子等滋补肾阴的药物，以及知母、黄柏、地骨皮等清热降火之品。通过滋养阴液，制约虚火，可改善低热、盗汗、口干咽燥等阴虚症状。

③ 气阴两虚型：治疗需益气养阴。常用黄芪、党参、白术等补气健脾药物，结合麦冬、天冬、玉竹等滋阴润燥之品。既能补充气阴之不足，又能调节脏腑功能，缓解乏力、自汗、口干舌燥等症状。

④ 瘀血阻络型：以活血化瘀、通络止痛为法。药物如川芎、当归、桃仁、红花等，可促进瘀血消散，改善关节疼痛、皮肤瘀斑等瘀血阻滞症状。同时，可配伍一些虫类药物如地龙、水蛭等，以增强通络之功。脾肾阳虚型：采用温补脾肾之法。药用附子、干姜、肉桂等温补肾阳、温暖脾阳的药物，配合茯苓、白术、山药等健脾利湿之品，可改善畏寒肢冷、腰膝酸软、腹胀便溏等脾肾阳虚症状。

⑤ 湿热内蕴型：治法为清热利湿。常用薏苡仁、滑石、通草等清热利湿药物，以及黄芩、黄连、黄柏等清热燥湿之品。能清除体内湿热之邪，缓解关节肿痛、口苦、尿黄等症状。肝郁气滞型：以疏肝理气为主要治法。选用柴胡、青皮、陈皮、香附等疏肝解郁药物，以改善情绪抑郁、胸闷胁痛、月经不调等症状。

⑥ 痰瘀互结型：需化痰逐瘀、通络散结。药物如半夏、南星、芥子等化痰之品，配合丹参、赤芍、川芎等活血化瘀药物，以及莪术、三棱等破血逐瘀、散结之品。可消除皮下结节、关节肿胀疼痛等痰瘀互结症状。

（2）药物配伍规律

① 君臣佐使配伍：在中医方药应用中，遵循君臣佐使的配伍原则。以主要针对疾病核心病机的药物为君药，如热毒炽盛型中的水牛角，因其清热凉血解毒之力强，为君药。辅助君药加强治疗作用的为臣药，如生地黄、赤芍辅助水牛角凉血化瘀。佐药则起到佐助、佐制等作用，如在一些方剂中加入甘草，既能调和诸药，又能缓解药物的毒性。使药主要是引经药或调和药，如在治疗关节疼痛时，可加入一些引经药，将药力引至关节部位。

② 相须相使配伍：利用药物之间的相须相使关系增强疗效。例如，在活血化瘀方剂中，川芎和当归常常配伍使用，川芎能上行头目，下行血海，当归能补血活血，二者相须为用，增强活血化瘀之功。又如，在清热燥湿方剂中，黄芩、黄连、黄柏常相须相使，共同增强清热燥湿之效。

2. 方剂方药的应用规律

（1）方剂方药的应用规律

① 犀角地黄汤：适用于热毒炽盛型。该方剂由水牛角、生地黄、赤芍、牡丹皮组成。水牛角清热凉血解毒，为君药；生地黄清热凉血滋阴，赤芍、牡丹皮凉血化瘀，共为臣药。全方具有清热解毒、凉血化瘀之效，可有效缓解热毒炽盛引起的高热、红斑、出血等症状。

② 知柏地黄丸：用于阴虚内热型。由知母、黄柏、熟地黄、山茱萸、山药、茯苓、泽泻、牡丹皮组成。知母、黄柏清热降火，熟地黄、山茱萸、山药等滋补肾阴，茯苓、泽泻、牡丹皮等辅助调节脏腑功能。该方以滋阴清热为主，可改善因阴虚内热引起的低热、盗汗、口干咽燥等症状。

③ 补中益气汤：适用于气阴两虚型。主要由黄芪、党参、白术、炙甘草、当归、陈皮、升麻、柴胡组成。黄芪、党参、白术等补气健脾，当归补血，陈皮理气，升麻、柴胡升举阳气，炙甘草调和诸药。全方具有益气养阴、调节脏腑功能之效，可缓解气阴两虚引起的乏力、自汗、口干舌燥等症状。

④ 血府逐瘀汤：针对瘀血阻络型。由桃仁、红花、当归、生地黄、川芎、赤芍、牛膝、桔梗、柴胡、枳壳、甘草组成。桃仁、红花、当归、川芎、赤芍等活血化瘀，生地黄凉血，牛膝引血下行，桔梗、柴胡、枳壳理气，甘草调和诸药。该方具有活血化瘀、通络止痛之效，可改善瘀血阻络引起的关节疼痛、皮肤瘀斑等症状。

⑤ 真武汤：用于脾肾阳虚型。由附子、干姜、肉桂、茯苓、白术、山药组成。附子、干姜、肉桂温补肾阳、温暖脾阳，茯苓、白术、山药健脾利湿。该方以温补脾肾为主，可改善畏寒肢冷、腰膝酸软、腹胀便溏等脾肾阳虚症状。

⑥ 茵陈蒿汤：适用于湿热内蕴型。由茵陈、黄芩、栀子组成。茵陈清热利湿退黄，黄芩、栀子清热燥湿。该方具有清热利湿之效，可缓解湿热内蕴引起的关节肿痛、口苦、尿黄等症状。

⑦ 逍遥散：用于肝郁气滞型。由柴胡、当归、白芍、白术、茯苓、甘草、薄荷、生姜组成。柴胡疏肝解郁，当归、白芍养血柔肝，白术、茯苓健脾利湿，甘草调和诸药，薄荷、生姜助柴胡疏肝。该方以疏肝理气为主，可改善情绪抑郁、胸闷胁痛、月经不调等症状。

⑧ 二陈汤合桃红四物汤：适用于痰瘀互结型。二陈汤由半夏、陈皮、茯苓、甘草组成，具有燥湿化痰之功；桃红四物汤由桃仁、红花、当归、川芎、白芍、地黄组成，具有活血化瘀之效。二者合用，既化痰又化瘀，可消除皮下结节、关节肿胀疼痛等痰瘀互结症状。

(2) 方剂加减规律

① 随证加减：根据患者的具体症状和体征进行方剂加减。例如，在热毒炽盛型中，如果患者伴有高热不退，可在犀角地黄汤基础上加入石膏、知母等加强清热之功；如果伴有皮肤瘙痒，可加入防风、蝉蜕等祛风止痒之品。在阴虚内热型中，若患者伴有腰膝酸软明显，可在知柏地黄丸基础上加入杜仲、牛膝等补肾强腰之品。

② 因时加减：考虑季节、气候等因素进行加减。如在夏季，湿热较重，对于湿热内蕴型患者，可在原有方剂基础上增加藿香、佩兰等芳香化湿之品；在冬季，气候寒冷，对于脾肾阳虚型患者，可增加附子、干姜等药量，以增强温阳之力。

③ 因人而异加减：根据患者的年龄、性别、体质等因素进行加减。例如，老年患者身体虚弱，在用药时可适当减少药量，增加一些扶正固本的药物；女性患者在月经期间，对于活血化瘀方剂要慎用，或适当调整药物组成，避免月经量过多。

3. 总结

系统性红斑狼疮的中医临床应用，无论是中医处方还是选药，都需紧密围绕辨证论治的核心原则。根据患者的证候表现、舌脉象以及病因病机等综合因素准确辨证，然后选择合适的药物和方剂，并依据具体情况进行合理地配伍和加减。这种个体化的治疗方案有望提高系统性红斑狼疮的治疗效果，改善患者的生活质量，同时也体现了中医在治疗复杂疾病方面的独特优势和价值。

第五章

系统性红斑狼疮中医治法

第一节 · 内治法

中医治疗系统性红斑狼疮的方法包括内治法和外治法。内治法主要为辨证论治，其临床证型主要包括热毒炽盛证、阴虚火旺证、脾肾阳虚证及气滞血瘀证，治疗上采用程钟龄《医学心悟》治疗八法中的温、清、消、补。"温者，温其中也"，祛其寒邪，助其阳气。"清者，清其热也""消者，去其壅也""种种见症……按法而消。"气滞者行气，血瘀者活血化瘀；虚者当补，扶助正气，正所谓"正气存内，邪不可干"。补法需分气血阴阳（补气、补血、补阴、补阳），辨证施补，不可妄投补益。临证时需据病机兼夹，或单行一法，或数法兼施——如气滞血瘀者行气活血并用，气虚血瘀者补气化瘀同施，方合中医标本兼顾之旨。

一、清法

（一）清法概述

清法，是指用清热解毒，泻火养阴等类药物，以治疗各种火热证的方法。其立论于《素问·至真要大论》："热者寒之""温者清之"。清代程钟龄的《医学心悟》首次明确提出中医治疗"八法"，其中"清者，清其热也"为清法核心定义。除此之外对于清法的应用宜忌作了详细阐述。经云："热者寒之是也，然有当清不清误人者；有不当清而清误人者；有当清而清之不分内伤、外感以误人者；有当清而清之不量其人，不量其症以误人者，是不可不察也。"临证治疗应谨审病证，避免误治。《医学心悟》："壮实之人，实热之病，清之稍重，尚为无碍；本体素虚，脏腑本寒，客热既除，少少用之，余热未清，轻药代之。"指出用药宜因人而异，量证而施。除此之外，程钟龄指出：①更有阳盛拒阴之证，清热之药难以服下，可加少许姜汁为引，降低拒药反应；②"清热之药不可久恃，必归本于滋阴。"故用凉药而无以清热者，可壮水之主以制阳光；③病理之热有实热和虚热之分，火有外感之火和内伤之火之分。外感之火以凉为清；虚火可补而不可泻，内伤（虚火）之火以补为清。

（二）清法治疗系统性红斑狼疮的临床应用

1. 临床症状与分析

临床表现：起病急骤，壮热稽留或弛张，面部燔红，胸腹等处均见红斑，颜色鲜红、灼热，关节疼痛较甚，头痛目赤，口干咽痛，溲赤便秘，烦躁不安，甚则谵妄，四肢抽搐或癫痫样发作，或吐、衄、尿血。舌红少津，苔黄糙，脉多弦数或洪数。尤以高热、面部蝶形红斑为辨证核心。

热毒炽盛重要的病因之一为热毒之邪侵袭人体，或邪气侵袭机体直接发病，或邪毒伏积而后发。常见日光暴晒致热毒之邪侵袭人体皮肤，使其对皮肤黏膜造成一定的损害，其次是热毒流注人体肌肉、关节，并引发其病变，严重者合并其他病症，甚至累及全身，均可视为热毒炽盛之证。该证多见于系统性红斑狼疮急性期合并脑病。热入营血，气血两燔，气分之邪未解，血分热毒之邪已盛。热陷营血，心主血，又主神明，血受热邪所扰，可迫血妄行，血不归经，故可症见斑疹、吐血、衄血、尿血等。热为阳邪，其性燔灼趋上，阳盛则热，阳邪偏盛则发为实热证，故临床80%的SLE患者活动期有发热，且大多为高热，发热的主要原因是感染或SLE疾病活动，两者临床通过观察患者抗双链DNA抗体、补体与SLEDAI评分鉴别。热邪易侵袭人体上部，临床活动期常见头痛，目赤，口干，咽痛。邪热扰神可见烦躁不安、谵妄等精神症状。热毒入血煎灼津液，可有血瘀形成。

2. 清法应用

SLE活动期的主要致病因素为热毒之邪，治疗应以祛邪为主，而叶天士《临证指南医案》提出："凡寒凉清火解毒，必佐活血疏畅，恐凝滞气血也。"故治疗时应在使用清法的同时辅以消法，避免凝滞气血。

历代医家治疗SLE活动期之热毒炽盛证的常用高频药物为生地黄、牡丹皮和赤芍，三者皆入血分，善于清解营血分热。生地黄入肾经，能滋肾阴、泄伏热，是清热凉血之要药；牡丹皮性微寒，味苦、辛，苦寒能清血分之热，辛行苦泄，能活血化瘀；赤芍入肝经，善泄血分郁热，活血散瘀止痛。现代药理研究发现，生地黄和牡丹皮均具有抗炎、调节免疫的功效，赤芍和牡丹皮具有显著抗血小板聚集的功效。此三药，从中西医的角度而言对SLE的治疗都大有裨益。临床常用糖皮质激素作为SLE的基础用药，而中医认为激素是助阳生热之品，因此，清法能够达到一个增效和减毒的双赢效果。常用方剂为犀角地黄汤加减。犀角地黄汤药物组成：犀角、生地黄、白芍、牡丹皮。方中犀角现用水牛角代替，水牛角：综合历代本草记载，其对于血分热毒、血热妄行有较好的治疗作用，《全国中草药汇编》记载该药苦寒，专入血分凉血解毒，清除血热而宁血，对于精神症状也有一定的改善。生地黄：《本草正义》记载在治疗血热妄行、吐血、衄血等方面有显著效果。辅助水牛角清热凉血，减少皮肤及脏器出血，生地黄亦能滋肾阴，可使清热解毒力增，另，临床气血两燔而神昏谵语、肌肤出斑者，可再合玄参，其入肾经能够壮肾水，又能入营血，清营血热毒而化斑，三药配伍正合程钟龄清法中清热力不足，壮水之主之法。另，白芍：《本草纲目》记载其除血痹，通顺血脉。《医学启源》曰："白芍药……其用有六……和血脉五也"。指出其能和血脉，养血敛阴，与生地黄、黄连合用可增加本方的凉血宁血之功。除此之外，芍药有止痛之功，对于关节疼痛有一定缓解之力。《本草经疏》描述：牡丹皮辛以散结聚，苦寒除血热，入血分，凉血热之要药也。记载了牡丹皮为血分要药，能够清血分之热及活血化瘀。水牛角、牡丹皮，两者均为清血分热毒要药，两药合用增强清除血分热毒之力。诸药合用共奏清热解毒，养血凉血，通血脉而化瘀之效。

3. 用药加减

若有邪气充斥气分致气分实热，而高热不退者加石膏，石膏味甘、辛，性大寒。味甘以除烦止渴，味辛以透热解肌，性大寒则指其除热力盛，可清解热毒，此时可配以知母在增强清热的基础上生津润燥，解决高热带来的燥象。若有热邪侵扰心神，高热而神昏者，加黄连，黄连味苦，性寒，归心经，能泻心经实火，清心泻火，以安神明。若有热毒兼湿者可用黄柏苦寒沉降、清热燥湿以清下焦湿热，与甘淡利湿之药薏苡仁合用可清热解毒，燥湿除痹。另有程氏所言虚火者，盖以补为清，故临床清法在系统性红斑狼疮阴虚火旺证中亦有应用。临床常用滋阴法以清虚热，常用药物为青蒿和鳖甲，其详细于补法中描述。

二、补法

（一）补法概述

补法，指用补益药物补养人体气血阴阳不足，调整脏腑功能，治疗各种虚证的方法。《素问·至真要大论》有："虚者补之""损者益之""急则气味厚，缓则气味薄""形不足者，温之以气；精不足者，补之以味"等有关补法的使用原则及治法。补法为《医学心悟》中治疗"八法"之一，明确提出：补法的目的和重要性，"补者，补其虚也"，并强调"经曰：正气存内，邪不可干"，又云："不能治其虚，安问其余？此补法之所为急也。"对于补法的应用宜忌亦作了详细阐述。虚者补之，补之应分气血、寒热。补气的基础方为四君子汤，凡一切补气方药，可仿此方；补血的基础方为四物汤，凡一切补血方药，可仿此方。而少火生气，壮火食气，故补火、清火对于补气都有所裨益，临床需辨证施治。补血需分寒热，寒者温而补之，热者补而清之；血脱者，气血皆补，是阳长阴生的至理。除此之外程氏提出补正必兼泻邪，邪去则补自得力，如六味地黄汤用泽泻导之；补法可以分具体情况与散法、消法、攻法、清法、温法等合用。补亦分五脏，尤其注意补脾肾，两者为先后天之本。

（二）补法治疗系统性红斑狼疮的临床应用

1. 临床症状与分析

临床表现：皮肤斑疹暗红，伴不规则发热或持续性低热，心烦无力，自汗盗汗，口干咽痛、眼睛干涩，腰膝酸软，关节肌肉肿痛及足跟疼痛，脱发，女性月经量少或闭经。舌质红，苔少或光剥，脉细或细数。

阴虚火旺证的患者多处于系统性红斑狼疮的诱导缓解期，此阶段病情及症状较急性期缓和。患者多因先天禀赋不足，后天失养，气血未充，阴液不足，热毒邪火易生于内。肾为先天之本，肝体阴而用阳，阴常不足，阳常有余，肝肾阴虚则敛阳力消，故临床可见自汗盗汗、心烦等症，肝肾阴虚亦可见腰膝酸软，而女子以肝为先天，故临床可见女子月经不调。虚热内扰，煎灼津液，临床或见口干、眼干。阴亏血燥经脉气血痹阻而关节肌肉肿痛不适。另相火藏于肝肾，肝肾阴虚，则相火妄动，火起于妄，变化莫测，无时不有，煎熬真阴，阴虚而未得补，水亏火旺，真阴愈亏，如此反复则发展为阴虚火旺之证。或患者先天不足，后天失养，气血未充，阴液不足，六淫邪气易侵于内，而致临床各症。

2. 临床应用

SLE缓解期的治疗应以扶正补虚为主，治疗时常使用补法的同时辅以清法。《景岳全书》言："阴虚之热者，宜壮水以平之"。故临床补益肝肾之阴，以清体内虚热。根据临床辨证亦可补气，气能生血，气血双补或有奇功。若有阴液煎灼而成瘀者，可加以消法。临床患者常伴低热，应避免使用发散解表和苦寒泻火之剂，以免耗气伤阴。

历代医家治疗SLE的阴虚火旺证常用方剂有青蒿鳖甲汤加减及知柏地黄丸加减。偏于热而兼血瘀者可用青蒿鳖甲汤，其出自《温病条辨》："热自阴来者，青蒿鳖甲汤主之。"组成：青蒿，鳖甲，细生地黄，知母，牡丹皮。鳖甲：《中药大辞典》记载鳖甲具有滋阴清热、平肝益肾、破节软坚及消瘀功效。主要用于治疗虚热之证。《景岳全书》言青蒿："味苦微辛，性寒，阴中有阳，降中有散。主肝、肾、三焦、血分之病。"其气芳香，清热透络，可以引邪外出。两药相配，滋阴清热，内清外透。即如吴瑭自释："此方有先入后出之妙，青蒿不能直入阴分，有鳖甲领之入也；鳖甲不能独出阳分，有青蒿领之出也。"生地黄甘寒，滋阴清热凉血；《本草正义》记载知母寒润，滋阴降火，生津润燥。两药合用共助鳖甲以养阴退虚热。牡丹皮辛苦性微寒，可清阴分之热，又可化瘀消斑。诸药合用补清兼备，标本兼顾，清中有透，养阴而不恋邪，祛邪而不伤正，共奏养阴清热之功。

若有阴虚内热而兼有湿邪者可选用知柏地黄汤，其出于《医宗金鉴》，主治阴虚火旺，下焦湿热证，有养阴清热利湿的功效。方中重用熟地黄，其性味甘微温，滋补肾阴、填精益髓；山药、山茱萸辅助熟地黄增强滋补肝肾的作用；黄柏、知母清肝肾伏火而滋阴，牡丹皮、茯苓消瘀清湿；炙甘草调和药性，诸药合用，共奏清热滋阴、利湿消瘀之功。临床亦常更换熟地黄为生地黄以增强凉血清虚热之力。

3. 用药加减

气与血互根互用，或气虚不能生血、摄血，或血虚不能载气养气，临床气与血的生长消亡是密切相关的，故治疗上常气血双补。若有素体阴血亏虚者可加用黄芪，黄芪有益气固表之功，对于盗汗自汗有较好效果，亦能通过补气来生血，此时可与当归相配，以补气生血，脱发者，在补气血基础上可加侧柏叶；或用西洋参，其味甘能补，有补气之功，性凉又能清热养阴，与知母相配可使补气养阴力增。若有关节疼痛甚者，加用醋延胡索；若有胁痛少食者，加用谷芽、麦芽、山药等。

三、温法

（一）温法概述

温法即用温性或热性药物来振奋阳气，祛除寒邪，从而消除里寒证。寒证有表寒和里寒，表寒属于外感寒邪，可通过温法、汗法等治疗；后者因阳虚阴盛所致，临床常用温法。温法理论雏形见于《黄帝内经》，其"寒者热之"和"劳者温之"为后世温法的发展奠定了基础。至清代，程钟龄在《医学心悟》中首次系统将温法列为"八法"之一，明确定义"温者，温其中也"，强调通过恢复中焦阳气以治本。温之应得其法，临证可与散、消、补法等兼用，如程氏言，复有真虚挟寒，命门火衰者，必须补其真阳。其认为补益命门之阳能够使寒邪消散。然有阴盛格阳或寒盛而拒温药者，可以寒药反佐。温之贵量其证，用药应依据患者寒或者阳虚的程度用药，太微则病不除，太过则反生热象。除此之外，用药亦需与季节相应，如夏季温剂宜轻，冬季温剂宜重。

（二）温法治疗系统性红斑狼疮的临床应用

1. 临床症状与分析

临床表现：面色㿠白少华，颜面、下肢水肿，胸腹胀满，心悸气短，精神萎靡，周身无力，足底跟痛，形寒肢冷，小便不利，大便溏薄。舌淡体胖大，苔色白润，脉沉细弱。

众多中医学家结合临床经验及经典古籍指出本病以虚为本。肾为先天之本，先天禀赋不足，素体阳虚或气虚日久而迁延至阳虚；抑或久病损伤气血，耗伤肾阳而至肾阳虚衰。而脾为后天之本，本病与脾肾二脏关系密切。肾阳之盛衰密切影响脾阳旺盛与否，肾阳亏虚，命门火衰，不能温煦脾阳，则脾阳受损。脾肾阳虚，其温煦、推动功能减退，水液运化失常，可见形寒肢冷、水肿等症，若水液积聚日久侵犯心阳可见心悸。阳气虚衰，气血运行无力可见面色㿠白少华等。

2. 温法的应用

脾肾阳虚常表现为里寒证，治疗上以温法为主，其病程中可伴水液停滞积聚，故常辅以消法。阴阳互根互用，温补阳气应因时、因人、因地而异，不宜太过，损伤阴液，反生热象。若有阳虚寒盛而拒温药者，可加用滋阴药，或以寒药为药引。

历代医家临床常用温肾健脾，化气行水之药治疗该证，方用真武汤加减。真武汤组成：茯苓、芍药、白术、生姜、附子。附子性大热，味辛、甘，归肾、脾经，有补火助阳，散寒止痛之功，虞抟提出，"附子禀雄壮之质，有斩关夺将之气，能引补气药行十二经，以追复散失之元阳。"对于治疗阳虚之证有奇效，但附子为《神农本草经》中下品之药，为"毒药"，使用应注意用量、煎煮得当。生姜味辛性微温，具有发散能力，与附子相配伍使温补阳气之力增强。临床上可用桂枝与附子相配，桂枝辛甘温通：一能温通经脉；二能温补脾阳，助脾运化而化湿；三能温肾阳，助阳化气；四能温助心阳，减少心悸等症。脾肾阳虚，则阴寒内盛，可致脾受湿困，白术其性温，味苦、甘，归脾、胃经，历代古籍记载，其善补脾精，能补气健脾，燥湿利水。茯苓味甘、淡，性平，归脾、肾经，甘能健脾补虚，淡能利湿，扶正祛邪并举。两药合用既能温补脾肾，又能利水助温阳之功。白芍性微寒，味苦、酸，归肝、脾经，该方配伍白芍能够防止附子燥热伤阴，使该方可以久服。除此之外《神农本草经》载茯苓利小便，《珍珠囊》谓白芍能补脾胃，后世医家发现二者配伍可达成"利水不伤阴"之效。若水湿泛滥可配以泽泻，其能入肾经，长于利水，利小便如神。本方以辛热、温补肾阳为主，配伍健脾利湿之药，温阳与化水并进，以达到标本兼治的目的。

3. 加减用药

若有脾肾阳虚而食少、泄泻者可加山药、山茱萸，两药配伍能温补肝肾，健脾胃而止泻痢。若有寒盛拒药者可用咸寒的猪胆汁作为药引。若有神疲乏力者可用黄芪健脾益气，又可行气利水。若肿甚者，可加猪苓、泽泻增利水消肿之功。

四、消法

（一）消法概述

消法是通过消坚散结、消积导滞、驱虫的方法，使气、血、痰、食、水、虫等所结成的有形之邪渐渐消散的一种治法。消法虽较泻下法缓和，但仍属祛邪之法，对于纯虚无实之证应禁用。消法理论源于《内经》"坚者削之""结者散之""菀陈则除之"的治疗原则。至清代，程钟龄在《医学心悟》中首次系统将消法列为"八法"之一，明确定义"消者，去其壅也"，强调通过消散气、血、痰、食等壅滞以治标。气滞者行气，血瘀者活血化瘀，食积者消食导滞等。若为虚证而致实邪者是为"至虚有盛候"的假实之证，不可以消法治之，如程氏言"又有脾虚食不消者，气虚不能运化而生痰者，肾虚水泛为痰者，血枯而经水断绝者，皆非消导所可行。"当消者需消得其法，分初、中、末三法。病初积聚不坚，先消之后和之；病中邪积日久，正气亦伤，须补消兼用；病末则主以补气、调血、通经脉，气血协调，经脉通顺，积聚自消。然攻法大都易损伤气血，不宜太过。

（二）消法治疗系统性红斑狼疮的临床应用

1. 临床症状和分析

临床表现：气短乏力、烦躁易怒、女性月经异常、肝脾肿大、皮肤瘀斑、舌质青紫或紫暗，舌体瘀斑、瘀点，脉细涩等。

气滞血瘀证或为病入血分，病程日久耗伤气血，临床可见气短乏力，气不摄血，故可见瘀斑；津亏血少而瘀阻不通，气行血行，血瘀气滞，可引起情绪异常如烦躁易怒，以及女子月经不调。

2. 消法的应用

SLE 中的气滞血瘀证，治疗应以消法为主，其病程中常伴肝肾不足，故常辅以补法、和法。消法可分初、中、末三法。如各种病因所致气血阴阳失衡，而气血运行不畅者，可归病初，可先消之后和之，或补气调血，通经脉，气血协调，经脉通顺，积聚自消。或有病程日久，津亏血少，而致瘀者，须补消兼用；病末则主以补气、调血、通经脉，消法属攻法范畴，临床用药不宜太过，以免损伤气血。

如上文所言，或病程日久耗伤正气，或素体正虚，故辅以补益气血之品。临床常用缓攻缓补之药治疗该证，方用大黄䗪虫丸，其出于《金匮要略》。大黄有破积聚、推陈致新的作用；土鳖虫，咸寒入血，有破瘀血、消肿块、通经脉之功，与大黄合用能通达三焦，驱除瘀血。桃仁、干漆、水蛭、虻虫、蛴螬等活血通络逐瘀，消散积聚。黄芩，清泻瘀热；桃仁配杏仁降肺气，开大肠，与活血攻下药相配有利于祛瘀血。地黄具有滋阴补血的功效，是方中滋阴养血的主要药物；芍药养血柔肝，与生地黄合用增强养血之功；甘草和中缓急。该方寓补血于祛瘀之中，活血养血并举，祛瘀而不伤正；药物取其猛，剂型用其丸，剂量服其微，使得药效温和而持久，疾患渐消缓散。消属攻法不宜太过，病程后期，或病情较轻者，用先消后和法，调和气血，以通经脉，方用桃红四物汤加减。桃红四物汤一方名始见于《医宗金鉴》。该方由四物汤（当归、熟地黄、川芎、白芍）加味桃仁、红花而成，四物汤被历代医家称为"调理一切血证是其所长"。《景岳全书》记载："当归味甘辛，性温。气轻味重，可升可降，阴中有阳，其味甘而重，故专能补血；其气轻而辛，故又能行血"。熟地黄味甘，性微温，归肝、肾经，补血滋阴，益精填髓。《珍珠囊》提到熟地黄能大补血虚不足，亦能通血脉。川芎味辛，性温，归肝、胆、心包经，《本草正义》中记载其疏通力强，功用专在气分，能够行气活血。白芍味苦、酸，性微寒，归肝、脾经，能和血脉，养血敛阴。桃仁其化瘀力强且有推陈致新之功，可配伍应用于多种瘀血证，红花辛散温通，为活血通经止痛之要药，临床桃仁、红花、当归常同用，可增强活血养血通脉之效，亦可配伍牛膝，其可入肝、肾经，有逐瘀通经，引血下行之功。该方补血、活血、行气相配使用，动静结合，补调结合，使补而不滞，行而不伤，气血协调，经脉通畅，积聚自消。

3. 加减用药

临床常见气滞肝郁而烦躁易怒，或有女性月经失调者，可加理气疏肝之药，如柴胡，易调达肝气，疏肝解郁；玫瑰花、绿梅花可调畅气机，疏肝解郁。此三药对于肝气郁滞所致的月经不调有一定功效。若有痰与瘀血交结阻络者，可加用陈皮、半夏以理气健脾、燥湿化痰，芥子化痰逐饮，散结通络止痛。

第二节·外治法

《黄帝内经》言"从内之外者调其内，从外之内者治其外"，SLE 患者常有外在皮肤黏膜的损害，中医外治法能够直达病灶，因此其在皮肤病变防治中具有得天独厚的优势。故除内服中药外，中医外治法如中药熏洗、敷法、针灸、按摩法等的临床疗效也非常显著，临床上常内、外治法联合使用。徐灵胎云："不明外治之法，虽服药中病，亦仅得医术之半矣。"中医外治法在治疗上操作简单，避免了口服汤药对胃肠道的刺激，易于被患者接受，临床积极开展外治法，更有助于改善患者临床症状。

一、中药熏洗法

中药熏洗法是一种将中药汤剂外用于患处的中医外治法，通过药液熏蒸或浸泡患处，利用药力与热力协同作用可达到清热解毒、杀虫止痒等作用。其最早记载于《五十二病方》，该书记载了用熏洗疗法治疗痫症、痔瘘、烧伤、瘢痕、干瘙、蛇伤等多种病症。SLE 发生在前阴部的皮疹常伴有咽干等口腔黏膜症状，《金匮要略》中提到了局部洗浴法、熏洗法等，可尽量使药物直达病所，充分接触病灶达到治病的目的。局部洗浴法，如"蚀于下部则咽干，苦参汤洗之"，苦参清热燥湿，可缓解皮肤瘙痒，若病情延及肛门可用熏洗法，如"蚀于肛者，雄黄熏之"等。将其应用于系统性红斑狼疮患者也有不错的效果。口腔溃疡是系统性红斑狼疮患者常见的皮肤黏膜损害表现之一，临床常用康复新液、0.9％氯化钠注射液加抗生素、维生素、激素等漱口。《金匮要略》所提到的治疗手段除在皮肤科广泛应用外，也给现代医家留下了许多启示。如"浸淫疮，黄连粉主之"中的黄连粉可治疗浸淫疮，黄连性味苦寒，可燥湿清热，后世医家用黄连治疗烧伤、脓肿等湿热火毒疗效较好；在狼疮合并口腔溃疡时，黄连具有抗炎、止痛功效，可控制复发性口腔溃疡的疼痛，并促进溃疡的愈合，缩短其自然病程。对于雷诺现象，研究发现，通脉汤口服与通脉散熏洗治疗效果良好，外用的通脉散加强了温经回阳、活血止痛的效用。系统性红斑狼疮女性患者易感阴道炎，除女性生殖器解剖学特点易导致感染外，糖皮质激素及免疫抑制剂的长期使用也会导致机体免疫力低下。《金匮要略·妇人杂病篇》中提到："少阴脉滑而数者，阴中即生疮，阴中蚀疮烂者，狼牙汤洗之"。狼牙汤洗涤阴中，旨在清热止痒，燥湿杀虫。中药足浴是中医常用外治法，安全有效。SLE 患者常需服用多种药物，可使用中药足浴来达到一些治疗效果，以减少部分药物的使用。此外，该病患者可伴有焦虑，睡眠质量差，通过中药外用亦能缓解。如使用红花、桃仁、当归活血养血，通络止痛；生地黄滋阴降火；首乌藤（夜交藤）养血安神、通络祛风；煅龙骨、合欢花、磁石等类药物解郁安神，临床根据患者症状遣方用药，改善患者临床症状和生活质量。

二、敷法

敷法，是将药物研为细末，并与各种不同的液体调制成糊状制剂等，敷贴于一定的穴位或患部，以治疗疾病的方法。临床针对系统性红斑狼疮皮肤损害及关节肌肉疼痛不适等症可采用敷法。《金匮要略》亦有记载，如"病金疮，王不留行散主之""浸淫疮，黄连粉主之"；现代临床研究表明香油和青黛散外敷治疗能够清热解毒、燥湿敛疮，对于皮肤病变有显著疗效。SLE患者的面部红斑、毛细血管扩张等皮肤损害，可用凉血解毒类中药如金银花、生地黄、赤芍、牡丹皮、白花蛇舌草等煎剂冷湿敷。冷湿敷可使局部血管、淋巴管收缩，放散蓄热，减少渗出，从而改善局部体液循环，达到疏通腠理、清热解毒、消肿散结的目的；湿敷垫中的棉纤维敷贴于皮肤损害局部，可隔绝外界刺激，使皮肤得到充分休息和修复；冷敷过程提供了潮湿的、少菌甚至于无菌的环境，能够促进局部上皮恢复。对于气滞血瘀证或阳虚而致寒盛患者的关节疼痛可选用消瘀接骨散与蜂蜜调成糊状，外敷于患处，外用洁净的纱布包裹，外敷时间一般为6～8h。该方中肉桂温通经脉；姜黄、血竭、乳香、没药活血散瘀，通经止痛；白芷、花椒、丁香温中散寒止痛；五加皮祛风除湿，强健筋骨；生天南星散结消肿。诸药合用，共奏活血散瘀，通经止痛之效。外敷药物能直接作用于病变局部，药物经皮肤渗透吸收，从而达到治疗效果。

三、针灸按摩法

大量现代临床观察试验表明针灸治疗在结缔组织病中有肯定的疗效，目前在SLE中针灸治疗的临床报道较少。SLE患者病机根本为脾肾亏虚，且从经络循行来看发病部位与症状和脾肾两经循行部位、主治病症相符，如乏力、多痰、纳呆、水湿壅滞等症状，耳鸣，五心烦热，下肢及足踝部酸痛，夜尿频或伴小便泡沫多，以上症状多与脾肾相关。临床可选用百会穴调和阴阳，阴陵泉、足三里、肾俞、太溪、水泉等穴健脾肾，利小便，现代研究表明其对于神经源性膀胱所致的尿潴留亦有裨益。针灸治疗SLE多采用辨证选穴，如祛风可选用风池、曲池、风门、风府等穴，清热选大椎、合谷等穴，调血养血选太冲、血海、三阴交等穴，若有耳鸣可选用听宫、听会等穴。对于雷诺病，其属于中医的"血痹"范畴。血痹轻症仅麻木，无疼痛；重症麻木不仁兼疼痛，而针引阳气可通调营卫，外邪随之而解。针灸可通过抑制交感神经兴奋，改善微循环，增加血流量，调节血管内皮舒缩功能，提高机体免疫力，调节炎症细胞因子等途径对雷诺病发挥治疗作用。临床常选用合谷穴、内关穴、外关穴、血海穴、气海穴、阳池穴等穴。或热敷辅以按摩以上穴位可延缓雷诺病的发作，其根本为补充气血、理气活血而缓解症状。"正气存内，邪不可干。"正气指人体的功能和抵御外邪的能力，与西医中"免疫"的作用密切相关，针灸能够通过扶正祛邪、调和阴阳、疏通经络等作用使人体各部得到经气的濡养，从而缓解临床症状。

四、穴位贴敷法

（一）耳穴贴压

耳穴贴压是中医治疗不寐的重要外治法。磁珠具有镇静安神之效，作用于穴位时，刺激可通过神经传送到大脑，再由大脑来调节人体局部或全身，改善睡眠。耳穴神门可通过调节大脑皮质的兴奋和抑制过程而起镇静作用，主治失眠、多梦、心烦、焦虑等；交感益心安神、滋阴清热，可调节自主神经功能紊乱；枕穴具有镇静、安神功效；心藏神，心穴有安神定志作用，肝、胆穴能疏肝利胆、行气解郁；脾、肾穴健脾益气、滋补肾阴。通过磁珠贴压于上述穴位可起到调和气血、补脾益肾疏肝、镇静安神的作用，从而可改善失眠、心烦、焦虑诸证。

（二）其他穴位贴敷

穴位贴敷是一种传统的中医治疗方法，它结合了药物和穴位刺激的双重作用，以达到治疗疾病的目的。神阙穴贴敷是一种经穴外疗法，多运用于失眠等症，最早见于《金匮要略》。现代研究表明五倍子和醋调后敷于神阙穴能够治疗 SLE 失眠及盗汗等症状。研究发现将肉桂、生附子、细辛、大黄、川芎按照 1:2:2:4:4 比例研磨成粉，以醋和蜂蜜调为糊状，贴敷于患者肾俞、脾俞、关元、足三里、阴陵泉，能够温阳散寒、化瘀止痛，改善 SLE 脾肾气虚患者临床症状。

五、穴位注射

穴位注射是一种结合了中医针灸学与西医的治疗方法，它通过将中西药物注入相关的穴位以治疗疾病。针对低张力型神经源性膀胱所致的尿潴留，可采用中西医结合穴位注射疗法：取新斯的明、维生素 B_1 各 2mL 混合，于三阴交、阴陵泉、八髎穴进针得气后进行注射。当前探索性临床观察显示，免疫三氧辅助疗法（三氧大自血疗法联合足三里穴位注射，三氧浓度 $20\sim30\mu g/mL$）可能对 SLE 患者具有协同治疗作用。在规范用药基础上，该疗法或可降低 SLEDAI 疾病活动度评分、提升 SF-36 生存质量评分，并改善胃肠道症状，但其机制及长期疗效仍需更多循证医学证据支持。临床应用需严格评估适应证。

六、小结

中药熏洗法、敷法、针灸按摩法、穴位注射等，对于系统性红斑狼疮皮肤黏膜损害、关节肌肉疼痛不适、睡眠障碍有一定的治疗效果，但很少作为直接治疗系统性红斑狼疮的手段，常与其他治疗联合使用，因其临床见效慢，故多用于缓解期的系统性红斑狼疮患者，缓解病情发展，提高生活质量。

第六章 系统性红斑狼疮的中医方药

在中医治疗系统性红斑狼疮（SLE）的过程中，存在着多种多样的方法和技术，而其中最为关键和核心的组成部分之一便是中药方药的应用。中医的"药性"理论，涵盖了四气（寒、热、温、凉）、五味（酸、苦、甘、辛、咸）、升降沉浮（药物在体内的运动方向）、归经（药物作用的特定经络）等多个方面，这些理论为SLE的治疗提供了独特而深刻的视角。通过精确的辨证施治，中医方药能够有效地调和人体的气血阴阳，恢复和增强机体的抗病能力。这种整体观念的治疗方法，不仅能够缓解 SLE 患者的症状，还能够从根本上改善患者的体质，从而在 SLE 的治疗中发挥重要作用。在实际应用中，中医治疗 SLE 不限于使用单味中药，还包括了药对组合以及传统经方的运用。药对组合是指将两种具有协同作用的药物配伍使用，以增强疗效。而传统经方则是指历代医家经过长期实践总结出来的经典方剂，这些方剂经过时间的考验，具有较高的临床价值。通过这些多样化的中药应用方式，中医为临床医生提供了更多的治疗选择，使得医生能够根据患者的具体情况，灵活运用不同的药物和方剂。这种个性化的治疗方案，不仅能够更好地满足患者的需求，还能够为 SLE 患者的康复带来更多的希望和可能。

第一节·中药"药性"对 SLE 的影响

中药的"药性"或称性能，是对中药作用的基本性质和特征的高度概括，也是在中医药理论指导下认识和使用中药，并用以阐明其药效机制的理论依据，它包括药物发挥疗效的物质基础和治疗过程所体现出来的作用。根据药物的各种性质及所表现出来的治疗作用总结出用药规律，其基本内容包括寒、热、温、凉四气，酸、苦、甘、辛、咸五味，升降沉浮（药物在体内的上升、下降、内行、外达等作用趋势），以及归经（药物主要作用的经络及其所属脏腑）。这些药性不仅决定了药物的主要作用，还影响着药物的配伍和临床应用。在 SLE 的治疗中，通过调和中药的四气五味，可以达到清热透邪、凉血养阴、祛瘀消斑、解毒利湿、补气养血、安神镇静等效果，从而缓解 SLE 患者的临床症状，调节免疫反应，减轻炎症损伤。还可在保障治疗效果的同时进一步减少西药对机体脏腑的伤害，减少肝肾功能异常等不良反应的发生。此外，中药的升降沉浮和归经理论进一步指导着药物的精准使用。升降沉浮描述了药物在体内的作用方向，而归经则指出了药物主要作用的经络或脏腑。SLE病机复杂，变证丛生，多为虚实夹杂，由内外二因共同致病。脏腑亏虚、气血失调为其本，热毒、血瘀、水湿蕴结为其标，其进展尚易引起多器官、系统的损害，因此，通过精确的辨证施治，治病求本的基本准则，选择合适的药物组合，可以更有效地针对SLE患者的具体病情进行治疗。

一、中药"四气五味"对SLE的影响

（一）中药"四气"对SLE的影响

"四气"本义为春、夏、秋、冬四时之气，有阴阳多少的区分，温热凉寒的差异。中医学倡导"天人合一"观，认为人与自然息息相关，"温凉寒热，四气是也，皆象于天"，四气也是取象于四时。后世医家们将其引入医学领域，以"四气"概括药物的寒热属性，既体现了小寒、微寒等寒热层次的不同，又将药物的运用同自然气候的寒热变化与人体疾病的阴阳盛衰相应。中药"四气"是指寒、热、温、凉四种不同的中药药性，反映中药在影响人体阴阳盛衰、寒热变化方面的作用趋势。四气中温热与寒凉属于两类不同的中药药性，温热之间或寒凉之间，作用性质相同，但作用程度有差异。四气之寒热温凉是从药物作用于机体所发生的反应总结出来的。《神农本草经》云："疗寒以热药，疗热以寒药。"因此，凡能够减轻或消除热证，即具有清热、凉血、泻火、滋阴、清虚热等功效的药物，其药性多属寒性或凉性；凡能够减轻或消除寒证，即具有祛寒、温里、助阳等功效的药物，其药性多属热性或温性。

《内经》言病多从阴阳角度进行阐述，认为疾病的发生源于阴阳的失衡，故而治疗需"谨察阴阳所在而调之，以平为期"。寒热为阴阳失调所致疾病最为显著的征象，对此《内经》提出"治寒以热，治热以寒"的用药原则，即以阳制阴，以阴抑阳，通过调和阴阳从而消除寒热病象。寒热为疾病的表象，阴阳为疾病的根本，用药虽以"寒者热之，热者寒之"为法，但其本质在于调节阴阳的盛衰。阳盛、阳虚皆为阳病，阴盛、阴虚皆为阴病。而寒药有清热、滋阴之分，热药有散寒、温阳之别。因此，针对"阳胜则热，阴胜则寒"的实热、实寒，以寒药清热治阳病，热药散寒治阴病，主以泻；针对"有病热者，寒之而热，有病寒者，热之而寒"的虚热、虚寒，以寒药滋阴疗阴病，以热药温阳疗阳病，主以补。西医认为，SLE属免疫功能紊乱，过亢而出现大量自身抗体攻击自身组织，属中医阳证，同时，因消耗过度造成免疫功能的低下，属中医阴证。SLE的热毒炽盛证、风湿热痹证等实热证，本质则是阳盛，"阳胜则热"，以寒药清热、解毒、泻火治热性病证；而SLE的阴虚内热证等虚热，"有病热者，寒之而热"以寒药滋阴疗阴病。依据治热以寒用药原则，寒凉药可以减轻或消除SLE的热象。SLE的脾肾阳虚证等虚寒证

候，"有病寒者，热之而寒"寒为表象，本质则是阳虚，以热药温中、散寒、助阳、生气而疗寒性病证。依据治寒以热用药原则，温热性药物可以减轻或消除 SLE 后期的虚寒之象。研究发现，多数寒凉药可抑制中枢神经系统，产生镇静、催眠、解热、镇痛等作用。可治疗 SLE 的神经系统病变引起的兴奋狂躁、幻觉、猜疑、强迫观念等。温热药可兴奋中枢，可治疗 SLE 神经系统病变引起的抑郁呆滞等中枢抑制症状。

SLE 初期因风湿热毒等外邪侵袭腠理，体内气血运行受阻，呈现关节局部皮温升高、发热、舌质红、苔黄腻、脉滑或滑数等症状，治法常为祛风化湿，清热通络，常用方剂如防己地黄汤，方中生地黄性寒，功用清热凉血、养阴生津；防己性寒，功用清热祛风湿、止痛。急性活动期临床多表现为热毒炽盛，气营两燔，可用犀角地黄汤合清营汤化裁，方中犀角、地黄、芍药、牡丹皮、玄参、黄连、麦冬等皆属于寒凉性药物，共达解毒清热、清营凉血之功效。后期或病程进展中，SLE 患者因前期热毒损害过度而致机体正气亏虚，如气血亏虚证，患者表现为神疲乏力、面色无华、心悸气短、自汗等症状，临床多用归脾汤加减来益气补血，方中黄芪、人参、白术属于补气性温的药物；龙眼肉、当归属于补血性温的药物；木香性温，行气止痛，全方以温补之药物以壮患者之正气。治疗 SLE 的药物以补虚药和清热药为多。《内经》有云："邪之所凑，其气必虚。"病久虚者更甚，使用补虚药调整阴阳，恢复正气，更有利于人体排出病邪。如：术、参、芪等健脾益气；当归、白芍、熟地黄等滋阴补血；续断、杜仲、鹿角等温肾助阳。以药物的寒热温凉来调整机体的阴阳偏衰。对于热在气分者，以辛寒清气，苦寒泻火，热入营分，则透营泄热，热入血分则咸寒清血，热灼伤阴多养阴清热。

（二）中药"五味"对 SLE 的影响

五味是辛、甘、酸、苦、咸，主要是由味觉器官辨别，但又不限于此，部分系根据药物临床功效的归类确定。《本草备要》记载："凡药……酸者能收能涩，苦者能泄能燥能坚，甘者能补能和能缓，辛者能散能润能横行，咸者能下能软坚，淡者能利窍能渗泄，此五味之用也。"

辛有发散、行气、活血或润养等作用，发汗的药物与行气的药物大多有辛味；某些补养的药物，也有辛味，多用于治疗表证及气血阻滞证。甘有滋补、和中或缓急的作用，滋补性的药物及调和药性的药物，大多有甘味，多用于治疗虚证、痛证。酸有收敛、固涩等作用，酸味药物大多具有止汗、止渴等作用。苦有泻火、燥湿、通泄、下降等作用，具有清热、燥湿、泻下和降逆作用的药物，大多有苦味，多用于治疗热证、湿证、积证等。咸有软坚、散结或泻下等作用，能消散结块的药物和一部分泻下通便的药物有咸味。有的药物味淡或涩，淡味有渗利水湿、通利小便的作用，涩味有收敛、止汗、固精、止泻及止血等作用。

《素问》言："辛甘发散为阳，酸苦涌泄为阴。"甘者能补能和能缓，多用于治疗 SLE 的虚证、痛证；苦者能泄能燥能坚，多用于治疗 SLE 的热证、湿证、积证等；辛者能散能行，多用于治疗 SLE 的表证及气血阻滞证。

辛味药对 SLE 患者的皮肤黏膜血管、心血管、消化道等有一定治疗作用，如解表药大多有辛味，含芳香挥发性成分，可以扩张皮肤血管，促进微循环及兴奋汗腺，具有发汗、解热等作用，可使 SLE 患者开腠理逐邪外出，为邪气外出打开最外层的通道。理气药亦大多味辛，其所含的挥发油对 SLE 患者的胃肠道平滑肌运动、消化液分泌或消化酶活性等具调节作用；活血药中一半以上为辛味药，能扩张 SLE 患者的血管、抗血栓形成，如后期血瘀壅滞证。

甘味药大多含糖类、苷类、蛋白质、氨基酸等机体代谢所需物质。补益药、养心安神药和消食药多数为甘味药。补益药之甘味能补 SLE 患者气、血、阴、阳不足，如肝肾阴虚证、脾肾亏虚证、气阴两虚等本虚之证。对 SLE 患者具有强壮机体、调节免疫、提高抗病能力的作用。如黄芪能减轻地塞米松的抑制作用；白术补而不滞能防止寒凉之品伤胃，适用于 SLE 患者的脾胃调养。

酸味药大多含有机酸、鞣质。研究证明，有机酸和鞣质具有收敛、止血、止泻、消炎、抗菌等作用。如酸涩药诃子、石榴皮、五倍子等鞣质含量较高，肠黏膜上皮细胞与鞣质结合可发生轻度变性，降低对有害物质的反应性，从而收敛止泻。酸味药对 SLE 患者的各系统的炎症及出血有一定的抑制作用，如 SLE 出现的心包炎、胸膜炎、血管炎、关节炎等。

中医学认为，苦能降、能泄、能燥、能坚。苦味药大多含生物碱、苷类成分。清热燥湿药大多为苦味药。黄芩、黄连、黄柏、苦参等主要含生物碱，可抗菌、抗炎等；栀子、知母等主要含苷类，可抗菌、解热、利胆。对 SLE 的炎症和免疫功能有一定抑制作用，并能减轻水肿，也可清除 SLE 患者肠内之邪，使邪气自下而出。

咸味药大多含钠、钾、钙、镁等无机盐。咸味药物主要来自矿物类和动物药材，具有软坚、散结、润下等功效，如鳖甲咸寒，养阴清热、滋补肝阴；水牛角咸寒，清热凉血解毒，可用于治疗热毒炽盛型 SLE。《神农本草经》："朴硝……除寒热邪气，逐六腑积聚、结固、留癖，能化七十二石"。温肾壮阳药中咸味药较多，可用于治疗 SLE 患者脾肾阳虚证，补益元阳。

药物的四气五味决定药物的作用功效，而药物的作用功效恰可体现药物的作用趋向，由此可知，药物的四气五味与升降浮沉之间，是有内在联系的，这也恰好体现了中药基本理论的内在关联性。

二、中药"升降沉浮"对 SLE 的影响

升降浮沉是指药物在体内发挥作用的趋向。药物的治疗功效才是决定其升降浮沉性能的根本。药物作用有向上或向外的趋势属于升浮，药物作用有向下或向内的趋势属于沉降，升降浮沉主要是解释药物对于疾病病症、病势发展的趋向。

"升"即上升提举，作用趋向于上，主要功效以升举阳气、催吐、开窍等为代表。如升阳功效，抗炎、增强免疫、影响心血管系统及心肌代谢，可应用于 SLE 患者出现的气虚下陷等证或心衰等并发症；开窍功效，抗心肌缺血、抗血栓、抗休克、抗炎等，可应用于 SLE 患者的神经系统病变（认知功能障碍、头痛和癫痫）、心痛、瘀血等。

"降"即下达降逆，作用趋向于下，涵盖利水渗湿、泻下、清热、驱虫、消导积滞、降逆止呕、降气平喘、平肝潜阳等主要功效。如利水渗湿功效可治疗 SLE 患者的水肿胀满、小便不利、湿痹拘挛、脾虚等；清热泻下功效可治疗 SLE 出现的高热、神昏谵语等；降逆止呕、降气平喘功效可用于治疗 SLE 表现的呕吐呃逆、咳嗽等症状。

"浮"即向外发散，作用趋向于外，其功效以宣发、透散为主。用于治疗 SLE 的呼吸系统所表现的咳嗽、胸闷、咳喘等；宣肺发汗而利水可用于其肾脏病变所表现的水肿；托毒外出。

"沉"即收敛固藏，作用趋向于内，其功效多分布在止泻、止汗、止遗、止带、收湿、敛疮生肌、纳气平喘、填精益髓、安神、养阴等方面。可治疗 SLE 的泄泻、尿频、肾虚气喘、神志不安等症状；养阴功效可用于治疗 SLE 烦热口干、气阴不足、肝肾阴虚等。

升降浮沉是对药物向上、向下、向外、向内作用趋向的总结概括，但也不能将药物与病势、病位简单地对照使用。如一见在下之病，即用牛膝引药下行，或用泽泻、萆薢、大黄等通利，须知虚陷者当升而举之；一见泄泻即用石榴皮、五倍子等沉降之品收敛止泻，须知气虚者当升，湿热积滞者当降，虚泻无实证者当升与沉兼用；一见呕吐则用赭石等沉降之品降逆，须知有因胃有停饮积食、误食毒物等引起者，不仅不应止呕，还应催吐，此时药当以升浮为主。须知中医治疗疾病，普遍存在"异病同治""同病异治"的现象，其注重"治病求本"，讲究"审因论治"，其病因、病机、证候、治法及遣方用药是密切相关的，故临床上应用升降浮沉理论及药物时，病势、病位固然是需要考虑的因素，然病因、病机作为更为关键的因素，万不可忽视。

三、中药"归经"对 SLE 的影响

归，即归属，指药物作用的归属；经，即人体的脏腑经络。归经，即药物作用的定位。就是把药物的作用与人体的脏腑经络密切联系起来，以说明药物作用对机体某部分的选择性，从而为临床辨证用药提供依据。归经是以脏腑、经络理论为基础，通过药物对特定病证的治疗作用及特性总结出的定位理论。经络能沟通人体内外表里，在病变时，体表的疾病，可以影响到内脏；内脏的病变，也可以反映到体表。因此人体各部分发生病变时所出现的证候，可以通过经络而获得系统的认识。如肺经病变，每见喘、咳等证；肝经病变，每见胁痛、抽搐等证；心经病变，每见

神昏、心悸等证。根据药物的疗效，与病机和脏腑、经络密切结合起来，可以说明某药对某些脏腑、经络的病变起着主要治疗作用。如桔梗、杏仁能治胸闷、喘咳，归肺经；全蝎能定抽搐，归肝经；朱砂能安神，归心经等。这说明归经的理论，是从疗效观察中总结出来的，是具体指出药效的所在。

脾胃为气机升降之枢纽，肝主疏泄而助气之条达，其性升发，与春气相通，共促生命活动之萌动。肝气升发有度，有赖于肝阴和肝阳的协调。肝阴主凉润、柔和，肝阳主温煦、升动。肝阴和肝阳协调，肝气才能柔和而升发，发挥疏泄、畅达气机的作用。肝阴不足，易致肝阳过亢，肝火上炎；肝阳不足，则易升发不足。此外，肝喜条达而恶抑郁，肝气不舒，则导致胀满或郁而化火。SLE 好发于女子，而"女子以肝为先天"，故肝脏极易出现病变。对于肝阳过亢者以补肝阴以制其太过，对于肝阳不足、肝气郁结者以升阳疏通助其升达。肺为华盖，主皮毛。一是能将卫气输送于表，发挥防御外邪的作用；二是将水谷精微和津液外输于皮毛，发挥濡养、滋润的作用。肺失宣降，则防御邪气的能力下降，或疏散伏邪的能力不足，导致邪气内蕴故见斑疹。肺主气机，肺宣降失常亦导致气机升降失常，津液输布不利，故见痰湿、水肿。脾胃乃后天之本，气血生化之源，SLE 患者大多脾胃气虚，正气不固，易受邪气侵袭，且临床上寒凉之品易导致中焦脾土寒湿郁结。脾喜燥恶湿，故用药时需不忘健运脾土；胃喜润恶燥，亦不能忘滋养胃阴。脾主升，胃主降，调养脾胃需注意使其升降相因。肾为先天之本，通冬气，主藏精，恶燥，肾精充足者，抵抗外邪的能力强。

中药归经理论认为，药物进入人体后，会根据其性质选择性地作用于特定的经络和脏腑。在中医治疗 SLE 时通过辨证施治，标本并治，治以滋阴清热、凉血活血、健脾益气、利水化湿为多，兼以理气、散风、解表、温阳，多选用归经于心、肝、肾等经络的药物，以达清热解毒、凉血消斑、祛风除湿等治疗效果。例如，在治疗轻型 SLE 时，若患者表现为风湿热痹证，中医治法为祛风化湿、清热通络，常用方剂如白虎加桂枝汤加减。若患者表现为阴虚内热证，则治法为滋阴清热、解毒祛瘀，常用方剂如青蒿鳖甲汤加减，该方中的青蒿归肝、胆经，鳖甲归肝、肾经，共同作用以调节机体的阴阳平衡，减轻 SLE 的症状。在重型 SLE 的治疗中，中医同样依据患者的证型选择药物。若患者表现为热毒炽盛证，中医治法则为清热解毒、凉血消斑，常用方剂如犀角地黄汤加减。这些方剂中的药物通过归经作用于特定的脏腑，如犀角地黄汤中的水牛角、生地黄等药物归心、肝经，具有清热解毒的作用，有助于控制 SLE 的高热和皮疹等症状。若患者表现为脾肾阳虚证，则治法为温肾健脾、化气行水，常用方剂如真武汤加减，方中茯苓、白术、生姜等药物归脾经，附子归脾、肾经，具有利气行水的作用，有助于减轻患者水肿的症状。SLE 患者素体脾肾亏虚，遇外感温毒之邪或温毒内发，热燥伤阴，阴血不足以濡养肾府而致瘀阻脉络，故该病多阴虚、瘀血夹杂。因此，临床对于 SLE 患者的中药治疗多是用归肝经的药物去调畅气机，补益其肝阴、肝血亏虚；用归肾经的药物固其根本，增强免疫力，以防邪毒侵袭；用归脾经药物去补益脾胃，固护其后天之本，提升正气以御邪，并滋养胃阴以治毒热伤阴；用归肺经药物以宣降气机，通调水道，增强卫气以御邪、疏散所藏之伏邪。

第二节 · 治疗 SLE 的单味中药研究

SLE 属中医学"红蝴蝶疮""温毒发斑""阴阳毒""痹证""五脏痹"等范畴。SLE 多为虚实夹杂，由内外二因共同致病。脏腑亏虚、气血失调为其本，热毒、血瘀、水湿蕴结为其标。本病的基本病因病机为素体禀赋不足，肝肾亏虚，复感六淫之邪，或因劳累、情志所伤、阳光等，以致真阴不足，瘀热内盛，痹阻脉络，外侵肌肤，内损脏腑。中医药在治疗 SLE 方面，具有免疫多效及双向调节性，通过精确地辨证施治，中医方药能够有效地调和人体的气血阴阳，恢复和增强机体的抗病能力。多项研究结果表明，中医药治疗能有效改善 SLE 患者症状，调节实验室指标，显著并有效降低 SLEDAI 评分，提示其对疾病活动度的抑制作用。此外，中医药干预安全性高，有利于机体恢复免疫稳态及自我调节能力。

SLE 初期邪气盛，毒热稽留于体内，以热毒炽盛证、风湿热痹证多见，临床表现以一派热象为主，如血热内扰，迫血妄行，泛溢肌肤，多表现为发热、面部红斑、口腔溃疡等，故治疗用药以清热解毒凉血药物常用；其次为补虚药，素体亏虚是引起本病的内在因素，病程日久又会加重正气损耗，如中期邪热不甚，高热渐退，热邪久居人体，耗气伤津导致气阴两虚之证；后期正气亏虚，邪气衰减，疾病日久，肾脏受累，激素、抗炎药物损伤脾胃，出现脾肾亏虚证。临床医家在治疗本病时常会佐用益气养阴补血药、补脾益肾药来扶助正气助其祛邪；湿性黏滞、缠绵，可阻滞气血经络，风性主动，易游走，外邪来袭首先侵犯肌表（人体的第一道防线），故祛风除湿药、解表药也有一定的应用机会；热毒煎熬营血可致血瘀，湿热蕴阻易耗伤阴液，脉道不利易成瘀血，病程迁延日久，亦会影响气血运行，使血脉运行失畅终成血瘀，因此在治疗时常配伍活血化瘀类药物。若患者出现癫痫、谵妄及精神症状等神经病变也可予以安神镇静类中药治疗。

一、治疗 SLE 的单味中药——清热药

凡以清解里热为主要功效，用以治疗里热证的药物，称为清热药。清热药药性寒凉，味多苦、辛，沉降入里，具有清热泻火、清热凉血、清热解毒、清虚热、清热燥湿等功效。主要用于里热证候。清热泻火药主要用于清解气分实热，常用中药有石膏、知母、栀子等；清热凉血药主要用于营血分实热，常用方药有牡丹皮、赤芍、生地黄等；清热解毒药主要用于治疗各种热毒证，常用方药有金银花、连翘、

大青叶、蒲公英、白花蛇舌草等；清虚热常用青蒿、地骨皮、银柴胡等；清热燥湿药主要用于清解湿热，本类药物部分还兼有解毒的作用，常用方药有黄芩、黄连、黄柏等。

SLE 内有真阴不足，外有六淫化火，外火引动内火，则狼疮发作，或壮热，或虚热，外能伤肤损络，内传损及营血、脏腑、三焦，病情渐深渐重。SLE 患者热象症状多见，因此临床上注重清法的运用，对于热在气分者，以辛寒清气，苦寒清火；热入营分，则透营泄热；热入血分则用咸寒清血；热灼伤阴多以养阴清热。

（一）清热泻火解毒药

1. 知母

味苦、甘，性寒。归肺、胃、肾经。其泻火除烦，可显著改善本病热毒炽盛证患者的高热、烦躁之候；滋阴润燥，可防热病伤津，能缓解烦热口渴之症。药理学研究表明，其有效成分有抗炎、抗血小板聚集、抗皮质激素、降血糖、抗菌等药理作用，常用于治疗风湿疾病。有研究显示知母总皂苷（TTS）可有效减轻糖皮质激素类药物引起的不良反应，并调节机体神经-内分泌-免疫功能。

2. 石膏

性大寒，味甘、辛，归肺、胃经。其清热泻火、除烦止渴之功效可缓解 SLE 的发热、口干口渴、口舌生疮、烦躁等症。该药具有解热、增强免疫功能、利尿、镇痛等药理作用。有研究提示，石膏的解热作用可能是通过调控下丘脑组织中的前列腺素 E_2（PGE_2）含量实现的。不仅石膏单独使用具有直接的解热作用，石膏与知母配伍作用于致热致炎大鼠模型，可显著降低血清 NO、IL-1、IL-6 水平，增强退热作用。

3. 黄芩

性寒，味苦，归肝、胆、脾、小肠、大肠经。该药具有清热泻火解毒之功，具有解热、抗过敏、抗血小板聚集、降血脂、降血压、抗氧化、抗炎、抗癌、抗菌等药理作用。有研究表明，黄芩中的一种黄酮类化合物黄芩素可减少蛋白尿，改善肾功能和减轻肾脏病理损伤。该药不仅可改善风湿热痹证患者的热证、关节肿痛等症状，还可减轻 SLE 出现下肢水肿等肾脏损害。

4. 连翘

味苦，性微寒，归心、肺、小肠经。功擅清热解毒，消肿散结，疏散风热。有医家认为"因炎致痛、因炎致病、炎生热毒"，并主张清热解毒药物要贯穿风湿病治疗始终，SLE 患者疼痛症状在中医病因病机上虽有风、寒、湿等邪气偏重，但其在西医理论中仍属"炎症"范畴；此外，针对 SLE 皮肤红斑及皮疹等皮肤症状，连翘也有较好的疗效，《医学衷中参西录》言其："连翘，味苦微辛，性凉。具升浮宣散之力，流通气血，治十二经血凝气聚。为疮家要药，能透肌解表，清热逐风，又善托毒外出，为发表瘾疹要药。"研究表明，连翘含有苯乙醇苷类、酚酸类、C6-C2 天然醇衍生物以及木脂素类等多种化学成分，其中木脂素类和苯乙醇苷类含量最为丰富。现代药理学研究证实，连翘还能对机体中部分炎症通路有效调控，具有显著的抗炎作用和显著的免疫调节相关作用。

5. 白花蛇舌草

性微苦，味甘、寒，归胃、小肠、大肠经。白花蛇舌草清热解毒、利湿通淋、消痈散结又不伤阴碍胃，乃治疗佳品。现代研究表明，白花蛇舌草具有抗肿瘤、抗衰老等药理作用，还具有抗氧化活性、免疫调节以及负性心肌作用。白花蛇舌草中的活性成分能够增强 SLE 患者的免疫力，具有免疫调节作用，通过维持 1 型辅助 T 细胞和 Th1/Th2 细胞平衡，增加免疫器官重量，提高淋巴细胞转化程度及增强 C-型凝集素（C-type Lectins，CTL）杀伤活性来促进免疫功能的提高。

6. 金银花

性味甘、寒，归肺、胃、心经。有清热解毒、疏散风热的功效，享有"中药中的青霉素"的美誉。金银花的有效成分可对成纤维样滑膜细胞产生影响，从而抑制痹证中滑膜细胞增殖和炎症反应，促进滑膜细胞的凋亡。对 SLE 风湿热痹证的关节肿痛、发热等有一定疗效。金银花提取物能够提高白细胞对异物的吞噬能力，促进天然免疫反应，并且对体外多种引起炎症的病原菌具有抑制作用，还能抑制炎症过程中 5-羟色胺、组胺的合成或释放，从而发挥其抗炎功效。有研究发现，金银花提取物对炎症早期的肿胀有显著抑制作用，对炎症中期白细胞的趋化、游出有显著的抑制作用，对炎症晚期的纤维结缔组织增生有较强的抑制作用。

（二）清热凉血药

1. 生地黄

味甘、苦，性寒。归心、肝、肾经。为清热凉血之要药，能清营血分之热，可用于 SLE 患者周身斑疹、壮热烦渴等症；又能养阴生津，用于阴津已伤，而热还未消退之时。现代药理研究也表明，生地黄具有抗炎、免疫调节、促进造血、抗肿瘤、抗氧化、抗衰老、降血脂、降血糖等药理作用。有研究显示该药可以明显改善白细胞（WBC）、血小板计数（PLT）等外周血象及免疫球蛋白 G（IgG）、免疫球蛋白 M（IgM）等免疫系统指数。

2. 牡丹皮

味苦、辛，性微寒。归心、肝、肾经。《神农本草经》记载牡丹皮辛寒，能"除癥积、瘀血留舍胃肠"，其可清热凉血、活血祛瘀，能有效缓解热入血分、迫血妄行所致的皮肤红斑、关节肿痛等症。研究表明，其有效成分有抗炎、免疫调节、解热、抗血小板聚集等作用。牡丹皮具有增强机体免疫功能、保护血管及解热等作用，利用清热凉血、活血化瘀的功效，可化 SLE 之瘀，兼防瘀化热。槲皮素与山奈酚是中药牡丹皮的主要活性成分,两者均具有抗炎、抗氧化、调节免疫、抗氧化应激等功能。

3. 赤芍

味苦,性微寒。归肝经。赤芍能"除血痹,破坚积,寒热,疝瘕,止痛,利小便,益气",善泄血分郁热,具有清热凉血消斑之效,可有效缓解本病颊部红斑、周身斑疹情况,又活血散瘀止痛,能减轻周身瘀点瘀斑、关节疼痛表现;其药理作用广泛,可降低炎症因子的水平,减轻炎症反应。

4. 玄参

性微寒,味甘、苦、咸。归肺、胃、肾经。该药有滋阴降火之功,既可下补肾经,又可上入肺以清肺家热。该药具有解热、抗炎、抗血小板聚集、降血压等药理作用。有实验证明,玄参中的抗炎活性成分二萜化合物 ZH12167 可通过抑制 IL-1β、IL-6 蛋白的释放和 mRNA 的表达,通过 JNK/STAT3 通路来抑制炎症。

(三)清虚热药

1. 青蒿

味苦、辛,性寒。归肝、胆经。其清透虚热,可用于本病热势渐退,余热未清伤阴劫液之时,能有效缓解 SLE 低热、潮热盗汗等临床表现。现代研究显示,其具有解热抗炎、免疫调节、改善心血管、抗肿瘤、抗菌等药理活性。有研究发现双氢青蒿素可调节免疫功能并减少自身免疫抗体生成,从而达到治疗 SLE 的目的。青蒿素及其衍生物在神经系统性关节红斑狼疮和类风湿关节炎的临床研究与治疗中展示出显著优势。

2. 鳖甲

味咸,性寒。归肝、肾经。其有滋阴清热之功,退虚热之力较强,可有效缓解 SLE 阴虚内热证、肝肾阴虚证患者的脱发、乏力、腰膝酸软等症状;现代研究发现,其具有抗疲劳、免疫调节等功效。

二、治疗 SLE 的单味中药——补益药

以补益人体物质亏损、增强人体活动功能、提高抗病能力、消除虚弱证候为主要作用的一类中药称为补益药,又称补虚药、补养药。人体的气、血、阴、阳是相互依存、相互转化的,在病理上又可相互影响。故在应用补益药时,除根据虚证的不同类型,选用相应的补虚药,即气虚补气、血虚补血、阴虚补阴、阳虚补阳以外,还应根据病情,注意药物的配伍应用。如气虚证和阳虚证,表示机体的活动能力衰退;阳虚多兼气虚,而气虚又多导致阳虚。阴虚和血虚证,表示机体精血津液的耗损;阴虚多兼血虚,血虚也易导致阴虚,故临证时往往补气药和补阳药,补血药和补阴药,相互配合应用。对于气血两虚、阴阳俱虚的病证,应采取气血双补、

阴阳并补的方法，补气药与补血药同用，或补阴药与补阳药同用。

SLE 的病机以本虚标实为要点，本病多属先天素体禀赋不足，肾阴本亏，脾肾阴虚血虚为本，晚期则五脏与气血阴阳俱虚。《内经》有云："邪之所凑，其气必虚。"病久虚者更甚，使用补虚药以调整阴阳，恢复正气，更有利于 SLE 患者排除病邪。补虚药如术、参、芪等健脾益气；当归、白芍、熟地黄等滋阴补血；麦冬、玉竹、百合、石斛等补肺养阴；枸杞子、菟丝子、女贞子、墨旱莲等滋补肝肾；续断、杜仲、鹿角胶等温肾助阳。

（一）补脾益肾药

1. 补脾药

（1）黄芪

味甘，性微温，归脾、肺两经。有补气升阳，生津养血之功，亦能利水消肿、行滞通痹、托毒排脓、敛疮生肌。依据黄芪之功效，补气升阳之功可缓解患者乏力等症状，同时又可行滞通痹，以达"消痛"之功；针对面睑水肿及下肢水肿等症状，以达"消肿"之效；炙黄芪与生黄芪同用，既可补一身之气以固表，又可补脾胃之气以化源，针对红斑日久、正气亏损者疗效颇佳。黄芪中的黄芪多糖可通过影响 MRL/lpr 狼疮小鼠 T-bet、GATA3 表达水平，调节 Th1/Th2 细胞的平衡，进而下调自身抗体水平而发挥治疗作用。

（2）白术

味甘、苦，性温，归脾、胃经。能健脾益气、燥湿利水、止汗、安胎。白术一味补而不滞，不易敛邪，又能防止寒凉之品伤胃，能缓解 SLE 的乏力、纳差、自汗、焦虑抑郁、雷诺现象、水肿等，尤其适用于 SLE 患者的脾胃调养。白术挥发油是白术发挥药理作用的有效成分之一，已被证明具有调节胃肠运动、改善肠道微生物菌群、抗消化道炎症、抗肿瘤、抗氧化等药理活性。白术中的另一有效成分白术内酯Ⅰ可能通过 PI3K/Akt/mTOR 信号通路的激活，发挥抗炎作用和抗氧化应激作用。

（3）党参

性甘、平，归脾、肺经。其具有健脾益肺，生津养血的功效，能有效缓解 SLE 患者疲乏气短、自汗、口渴、纳寐差等临床表现。现代研究表明党参主要有增强免疫系统功能、改善消化功能、抗炎、调节内分泌系统、促进造血功能、调节心脑血管系统和延缓衰老等药理作用，其中抗炎是其发挥免疫调节功能的重要手段。其有效成分对免疫球蛋白和白细胞介素（IL）-1 均有刺激作用，可增加 NO 和干扰素 γ 的含量，提高脾脏指数以及 IL 的水平。

（4）茯苓

味甘、淡，性平，归心、肺、脾、肾经。在《神农本草经》中被列为上品，记为"主胸胁逆气，忧恚，惊邪恐悸，心下结痛，寒热，烦满，咳逆，口焦舌干，利小便"。茯苓既能扶正，又能祛邪，且药性平和，应用极为广泛，有"十方九苓"的说法。茯苓可缓解 SLE 烦躁、疲乏、纳寐差、心悸等症。研究发现茯苓总三萜和茯苓水溶性多糖主要通过降低肾脏组织中水通道蛋白1（AQP1）的表达量来促进脾虚大鼠体内水液运输，茯苓总三萜和茯苓酸性多糖主要通过降低肾脏组织中 AQP2 的表达量来促进脾虚大鼠体内水液运输。茯苓还有抗抑郁、改善认知行为、降低血糖等作用。

（5）山药

味甘，性平，归脾、肺、肾经。能补脾养胃、生津润肺、补肾涩精、止泻止带。山药补而不滞，不热不燥，能补脾气而益胃阴，而补肺益肾只能作为辅助之品。在许多抗衰老方剂中常配伍山药应用。其健脾益气养阴，可改善本病患者腰膝酸软、头晕耳鸣、大便溏泄等症；现代研究发现，其具有免疫调节等作用，可治疗骨质疏松等。山药水提液的体外试验表明，其具有促进干扰素生成和增加 T 细胞数的作用。山药水提液还可消除尿蛋白，对突变细胞具有抑制作用。山药含有淀粉酶、多酚氧化酶等物质，有利于脾胃消化吸收功能，是一味平补脾胃的药食两用之品。不论脾阳亏或胃阴虚，皆可食用。常用治脾胃虚弱、食少体倦、泄泻等病症。

（6）甘草

味甘，性平，归心、肺、脾、胃经。甘草有国老之称，虽非君而为君所宗，气平入脾，《证类本草》谓"能安和七十二种石、一千二百种草，名为国老。"其可缓急止痛，与它药配伍，可用于多种原因所致的四肢挛急疼痛。清热解毒，用于本病热毒炽盛证患者高热、红斑、烦渴等症；善和百药，与它药相配协同起效治疗 SLE。甘草在 SLE 的治疗中，除了取其调和之性，更偏于其解毒之效。其化学成分甘草总黄酮能够抑制 ERK/MAPK 通路，同时活化 PPAR-γ 通路，从而抑制白细胞介素6（IL-6）等炎症因子的表达，具有明显的抗炎作用。

2. 补肾药

（1）肉苁蓉

肉苁蓉味甘、咸而性温，具有咸而质润，补阳不燥，温通肾阳补肾虚；补阴不腻，润肠通腹治便秘的特点。可用于缓解 SLE 的疲乏、脱发、下肢水肿、便秘等症。现代科学研究证明肉苁蓉具有抗骨质增生、调节免疫、抗衰老、抑制肿瘤、改善认知与记忆力的功效，属于药食兼用的天然绿色植物。

（2）淫羊藿

味辛、甘，性温，归肝、肾经。其补肾壮阳之效可缓解 SLE 的眩晕耳鸣、腰膝酸软、畏寒肢冷等症；又能祛风除湿，可用于缓解关节疼痛、肿胀，肌肉酸痛，关节重着僵硬等症。现代临床医学研究发现，其具有广泛的生物活性，如骨保护、神经保护、心血管保护、抗癌、抗炎及免疫调节等药理作用。

（3）山茱萸

味酸、涩，性微温，归肝、肾经。功效为补益肝肾、涩精固脱。可缓解 SLE 患者眩晕耳鸣、腰膝酸痛、遗尿尿频、大汗虚脱、内热消渴等症。现代药理研究表明其有效成分具有抗衰老、抗氧化、保护神经系统、心血管系统、保肝护肾、调节免疫、抗肿瘤、调节糖脂代谢、抗骨质疏松、抗炎、抑菌、抗抑郁、改善眼干燥症、镇静催眠、治疗脱发等多种药理活性。

（4）附子

味辛、甘，性大热；有毒，归心、脾、肾经。有回阳救逆、补火助阳、散寒止痛、温经通脉之效。其性善走，为通行十二经纯阳之要药，《本草正义》赞其"外达皮毛则除表寒，里则达下元而温痼冷，彻内彻外，凡三焦经络，诸脏诸腑，果有真寒，无不治者。"附子被张景岳誉为药中之"良将"，有保护心脏、调节血糖、调节免疫、抗肿瘤等作用。附子中的成分能够激活免疫细胞，如巨噬细胞、T 淋巴细胞等，增强它们的吞噬和杀伤功能。附子总生物碱可以促进机体产生各种免疫因子，如干扰素、白细胞介素等，这些免疫因子对调节免疫反应、促进病原体清除等过程至关重要。附子的抗炎作用也与其免疫调节作用密切相关。通过抑制过度的炎症反应，附子有助于防止免疫系统的过度激活和炎症介质的产生，减少组织损伤。

（5）肉桂

味辛、甘，性大热，归心、肝、脾、肾经。具有补火助阳、引火归原、散寒止痛、温通经脉的功效。对 SLE 的形寒肢冷、腰膝冷痛、小便不利、大便溏薄等虚寒症状有明显的改善作用。肉桂主要活性成分之一肉桂醛可通过调节腺苷蛋白激酶信号通路，抑制氧化应激，改善肝脏脂肪变性等，还有降血脂、抗氧化及抗炎等功效，可改善患者能量代谢、内分泌和免疫功能。

（6）熟地黄

味甘，性微温。主滋肾水，益真阴。现代研究表明，熟地黄具有抗衰老、抗肿瘤、抗炎、改善血糖水平、心血管功能等作用。熟地黄可通过多重机制增强免疫功能，具体表现为：显著提升血清 IgG 和 IgM 水平，调节 T 细胞亚群平衡（降低 $CD8^+$ 水平、提高 $CD4^+$ 水平），并改善萎缩的免疫器官（胸腺、脾脏及淋巴结）。其活性成分熟地黄多糖还具有抗炎作用，能通过抑制骨关节炎软骨细胞炎性因子的表达发挥治疗效果。这些作用共同增强了机体的免疫防御能力。

（7）女贞子

味甘、苦，性凉，归肝、肾经。该药是滋补肾阴之要药，又能清热明目，可缓解 SLE 眩晕耳鸣、视物模糊、腰膝酸软、脱发、乏力、口燥咽干等症。

具有调节免疫、抗炎、升白细胞、抗血小板聚集、保肝、抗肿瘤、降眼压、降血糖、抗心肌缺血等药理作用。

（8）金樱子

味酸、甘、涩，性平，归肾、膀胱、大肠经。具有固精缩尿、固肠止泻之功效。可用于治疗 SLE 出现的多尿、蛋白尿、泄泻等症。现代药理研究表明，其具有抗氧化、抗肿瘤、抗病毒、降糖、降脂等活性。

（二）养阴补血药

1. 养阴药

（1）麦冬

味甘、微苦，性微寒。归胃、肺、心经。其养阴生津，可缓解眼干、口干口渴、乏力等症；清心除烦，能解决热扰心神引起的心悸怔忡、失眠多梦之症；研究表明，其化学成分对改善炎症具有良好的作用，还可调节免疫。

（2）玉竹

味甘，性微寒，归肺、胃经。具有养阴润燥、生津止渴的功效。可缓解 SLE 患者的口渴咽干、纳差、疲乏等症。现代药理研究表明其有效成分具有抗氧化、调节糖脂代谢、增强免疫力、抗疲劳、抗衰老、抗肿瘤、护肝、调节胃肠道菌群、减肥等作用。

2. 补血药

（1）白芍

味苦、酸，性微寒，归肝、脾经。能养血敛阴、柔肝止痛、平抑肝阳。对于SLE 患者的阴血虚所致的腰酸胁痛、盗汗、乏力、头晕头痛等症状有明显缓解作用。现代研究表明其有效成分具有抗炎、镇痛、护肝、抑制自身免疫反应等作用，多应用于激素维持治疗期所致的肝肾阴虚等证。

（2）当归

味甘、辛，性温，归肝、心、脾经。功能补血活血、调经止痛、润肠通便，可用于 SLE 的头晕乏力、皮疹红斑、心悸不安、便秘等症状。现代药理研究已证实，当归具有免疫增强、调节造血、降血压血脂、镇痛、抗炎、抗肿瘤、保肝护肾等药理作用。另外，当归还具有神经保护作用，主要体现在抗氧化、抑制神经元坏死和凋亡方面。对于 SLE 存在的神经精神症状和肝肾损伤有一定的治疗作用。

在临床上，运用中医思想辨证施治时，看见虚证，首先都会考虑运用补益的方法，系统性红斑狼疮在疾病过程中会出现虚证，然需具体辨证，把握疾病本质，知虚在何部位，辨证施治，不可看见虚证就用人参、黄芪之品，恐有诱发或加重患者病情之风险。另外，参、芪的活性成分在活动期可增强 B 细胞的活性，使免疫亢进，会加重系统性红斑狼疮的病情。

三、治疗 SLE 的单味中药——活血化瘀药

凡以通利血脉，促进血行，消散瘀血为主要功效，用于治疗瘀血病证的药物，称活血化瘀药或活血祛瘀药，简称活血药或化瘀药。其中活血作用较强者，又称破

血药或逐瘀药。

"瘀血"为 SLE 的病理产物，也是加重患者病情的重要因素。热毒煎灼津液，血热致瘀；壮火食气，气虚无力推动血行致瘀。瘀血进一步阻滞气血运行，不通则痛；气血津液无以濡养周身肌肉关节，不荣则痛。若病程迁延，热灼血凝，往往表现为红斑色泽紫暗，色素沉着较为明显，多为急性期过后，血瘀甚于血热，血凝肌肤。此时当以活血化瘀为主，辅以清热解毒之品，多重用川芎、红花、水蛭、土鳖虫等化瘀消斑之品，若瘀血较轻，仅表现为红斑暗红者，常配伍红花、丹参等，其中红花味辛性温，既能活血通络以化瘀消斑，又可解清热药之寒凉；丹参味苦性微寒，可活血化瘀、凉血消痈。若瘀血较重，红斑暗红伴坚厚者，常配伍虫类药以活血散结消癥，如土鳖虫、水蛭等。

1. 川芎

味辛，性温，归肝、胆、心包经。被誉为"血中之气药"，有活血行气、祛风止痛之功效，可缓解 SLE 患者出现的皮肤暗紫瘀斑、月经量少、痛经等症状，通过其活血祛风止痛之效能有效缓解患者的关节疼痛之症。现代研究表明其药理作用主要包括调节血液循环、镇痛、抗组织纤维化、改善机体骨损伤状态、提高机体免疫力、缺血后损伤保护等，对心脑血管疾病、神经系统疾病、骨伤病等疾病均有一定的疗效。

2. 丹参

味苦，性微寒，归心肝二经。其主要功效是活血祛瘀、通经止痛、清心除烦、凉血消痈。尤其适用于 SLE 的瘀热互结所表现的皮肤红斑色泽紫暗、关节疼痛、月经异常及热扰心神所致烦躁失眠等。药理学研究表明，丹参可以抗心肌缺血、抗纤维化、降血糖、降血压、抗肿瘤、提高记忆力、改善认知功能障碍等。

3. 红花

味辛，性温，归心、肝经。有活血通经、散瘀止痛之功效，可缓解 SLE 患者雷诺现象、皮肤瘀斑、月经异常等。现代药理研究表明红花的有效成分具有扩张血管、保护心脏、保护神经系统、抗氧化、抗炎镇痛、免疫调节、抗肿瘤、抗抑郁等作用，还能调节胃肠运动、改善微循环。

4. 鸡血藤

味苦、甘，性温，归肝、肾经，为常用活血中药。鸡血藤具有活血补血、调经止痛、舒筋活络功效，其活血之功强于补血，流利经脉，补而不滞，可用于治疗 SLE 患者的皮肤红斑、月经不调、关节痹痛、肌肉酸痛、血虚萎黄等病证。现代研究表明，其具有促进造血、镇痛、调节免疫、抗肿瘤及抗病毒等药理活性，还能对骨、神经有保护作用。

5. 牛膝

味甘、酸、苦，性平，归肝、肾经。具有逐瘀通经、补肝肾、强筋骨、利尿通淋、引血下行功效，是中医运用补肾活血法治疗 SLE 的常用中药。其补肝肾、强筋骨之效可有效缓解 SLE 患者的疲乏眠差、腰膝酸软、头晕、脱发等症；利尿通淋，能缓解阳虚水泛的水肿、尿少等症；逐瘀通经、引血下行，能缓解皮肤红斑、皮疹、脱发、关节痛等症。现代药理学表明，牛膝具有抗骨关节炎、抗软骨病变、抗癌、抗衰老、改善内分泌系统及泌尿系统疾病等多方面药理作用。

四、治疗 SLE 的单味中药——祛风除湿药

凡以祛风除湿，解除痹痛，用治风湿痹证为主要功用的药物称为祛风湿药，临床主要用于风寒湿邪所致的肌肉、经络、筋骨、关节等处疼痛、麻木和关节肿大、屈伸不利等症的治疗。根据其性味及功效的不同将其分为祛风湿散寒药、祛风湿清热药和祛风湿强筋骨药。

SLE 患者素体亏虚，风寒湿等邪气常合而伤人，甚则入里化热，最终湿热毒蕴结，痹阻经络、筋脉、骨节，攻注脏腑。SLE 关节疼痛症状虽与类风湿关节炎关节疼痛相似，但不易造成关节畸形，这与二者的湿热毒邪盛衰有关，由于 SLE 患者素体亏虚，肝肾不足，感受风寒湿邪后虽易化热，但正气无力与其抗争，热邪不甚；再者，湿为阴邪，热属阳邪，湿与热互结，缠绵难愈，湿邪得阳则化，湿去则热孤。故而在用药方面当以祛风除湿温化之品为主，辅以少量清热药物以清其热邪。

1. 独活

味辛、苦，性温，归肾、膀胱经。有祛风除湿、通痹止痛之功效，是"风湿痹痛要药"。可缓解 SLE 的关节痹痛、腰膝及足跟关节疼痛，其还具有解表的功效，可用于 SLE 合并风寒夹湿表证或头痛。现代研究表明其具有抗炎、镇痛、免疫抑制及延缓脑衰老、抑制肠平滑肌等作用。

2. 秦艽

味辛、苦，性平，归胃、肝、胆经。具有祛风湿、清湿热、止痹痛、退虚热的功效。秦艽能外行于关节，内达于下焦，宣通诸府，引利湿热，祛风湿止痹痛，可缓解 SLE 出现的关节红肿疼痛、肌肉酸痛、发热等症。现代研究发现秦艽抗炎镇痛作用尤为显著，其保肝、抗氧化、抗菌、抗肿瘤、抗病毒作用也十分具有潜力。

3. 雷公藤

味苦，性寒，有大毒，归心、肝经。其不仅能祛风除湿，还可入血分达到活血通络、消肿止痛之功，对于缓解患者出现周身关节疼痛或伴肿胀、双手指漫肿、肌肉酸痛、周身皮疹等效果较好。现代药理学研究表明其具有抗炎、抑制免疫、抗肿瘤、抗菌及避孕等作用，临床应用时尤其注意其毒性。

4. 桑寄生

味苦、辛，性平，归肝、肾经。可补肝益肾、祛除风湿、强健筋骨、安胎固元

等。不仅可用于 SLE 初期出现的周身关节疼痛，其补益肝肾、强壮筋骨之效还可缓解中后期患者出现的腰膝酸软、筋骨无力等症。现代药理学研究发现，桑寄生具有抗炎、抗氧化、抗肿瘤、抑菌等多种功效。

五、治疗 SLE 的单味中药——安神镇静药

凡以安神定志为主要功效，治疗心神不安的药物，称为安神药。安神药大多性平，味甘，具有养心安神、平肝潜阳等功效，主要用于心悸、烦躁不安、失眠、健忘、多梦及惊风、癫痫、癫狂等症。安神药根据其性味及临床功效不同，可分为养心安神药和重镇安神药两类。

SLE 初起在表，四肢脉络痹阻，先表后里，由表入里，由四肢脉络入内而损及脏腑之脉络，再损脏腑之本体。在内先在上焦由上而下，渐至中焦再及下焦，由轻渐重，由浅渐深，在表在上较为轻浅，在里在下较为深重，若表里上下多脏同病，当为重症，如再由下而上弥漫三焦，五脏六腑俱虚，上入巅脑最为危重。最常见的弥漫性中枢神经系统狼疮表现为认知功能障碍、头痛和癫痫。常见精神症状包括抑郁呆滞、兴奋狂躁、幻觉、猜疑、强迫观念等，此时需与激素所致精神症状进行鉴别。SLE 患者的神经精神症状范围涵盖了从局部症状到影响认知、情绪和意识水平等多个方面。

1. 酸枣仁

味甘、酸，性平，归肝、胆、心经，具有养心补肝、宁心安神、敛汗生津的功效。不仅可缓解 SLE 患者的虚烦不眠、惊悸多梦、抑郁之症，对于患者的体虚多汗、盗汗、津伤口渴也有一定疗效。现代药理研究证实酸枣仁具有镇静催眠、抗焦虑、抗抑郁、抗心律失常、保护心肌细胞和抑制动脉粥样硬化等作用，广泛用于心血管、神经和免疫系统相关疾病的治疗。

2. 远志

味苦、辛，性温，归心、肾、肺经。具有安神益智、交通心肾、祛痰开窍、止渴、消散痈肿等功效。能缓解 SLE 的失眠多梦、心悸怔忡、健忘、神志恍惚、癫痫惊狂等心神不安的症状。远志的药理作用主要有改善认知障碍、提高学习记忆能力、抗衰老、保护神经元、抗癫痫、抗抑郁、抗肿瘤、抑制炎症反应、修复软骨损伤及保护肝细胞等。

3. 牡蛎

味咸、涩，性微寒，归肝、肾经，具有潜阳补阴、重镇安神、收敛固涩、软坚散结、制酸止痛的功效。可缓解 SLE 因阴虚阳亢所致的头晕目眩等症，其重镇安神之效可缓解惊悸不眠、心神不宁等症，还可治疗滑脱诸证、自汗盗汗等。现代药理研究表明其具有免疫调节、抗病毒、抗氧化、抗肿瘤、抗衰老、降血糖等作用。

第三节·治疗 SLE 的中药"药对"研究

中药的知识来源于中华民族的医疗实践,先民们在长期与疾病的斗争过程中,从单味药开始,积累了朴素的用药经验,如《山海经》所载药物,一般一药治一病。随着岁月迁徙,人们对疾病发生发展的复杂性有了进一步认识,单味药难以胜任复杂疾病的治疗,遂开始探索两味或多味药物合用。现存最早的药物学专著《神农本草经》虽未直接提出药对之名,但书中提出的"七情"理论除"单行"外,余皆为两药配伍,可认为是药对之雏形。药对的产生和发展是先贤医家临证经验的学术精粹,也是中医药学守正创新的生动实践。药对是在中医药理论的指导下,由 2味相对固定的药物配伍组成,组成简单却具备配伍的基本特征,既可独立成方,也可随证加减,作为方剂中最小的配伍单元,架起了中药与方剂间的桥梁。药对的功效不是药味功效的简单叠加,往往是药效的协同作用,药性的相互制约,达到不良反应降低甚至消除的效果。药对使用得当,在疾病治疗中可以发挥事半功倍的效果。

一、清热类药对

(一)知母-黄柏

知母与黄柏的经典配伍首见于李杲《兰室秘藏》所载处方"滋肾丸",其中指出"知母-黄柏既可泻火除湿,又善滋肾补阴,凡实热、湿热、火毒及阴虚火旺诸证皆可随证使用。"知母佐黄柏有滋阴降火之功,更暗含金水相生之义。黄柏能制约膀胱、命门阴中之火,知母能消烁肺金,且制肾水化源之火以保阴,二药伍用,发挥滋肾阴、泻相火的功效。对于治疗 SLE 阴虚火旺、热盛伤阴都有很好疗效,既可改善其一片热象,又能从根本上补肾阴。研究表明,知母与黄柏配伍可以改善肥胖大鼠的脂质代谢,发挥抗炎作用。知母皂苷可以抑制破骨细胞活性,减少骨吸收,改善骨质疏松,这对于 SLE 治疗过程中糖皮质激素性骨质疏松具有重要意义。黄柏的药理作用广泛,具有抗炎、免疫调节、止血、抗氧化、抗肿瘤、预防骨质疏松等作用,其主要成分小檗碱不仅可以抑制炎症反应,还能降低血尿酸水平,调节肠道菌群。

(二)青蒿-鳖甲

青蒿味苦、辛,性寒,入肝走血,长于清透虚热,又能清血中伏火,凉血除蒸;鳖甲味咸,性寒,能滋补至阴之水而兼养肝阴。青蒿气味芬芳,达表则透发肌间郁热，入里则退骨中之火。鳖甲咸寒属阴；长于滋阴潜阳、软坚散结，清退骨间蒸热。两药相伍，清虚热、退伏邪。常用于 SLE 阴虚内热证，患系统性红斑狼疮多年的患者，长期用大剂量激素及其他免疫抑制剂，日久肝肾之阴被暗耗，且本病本虚以肾虚阴亏为要，多表现为持续低热，心烦，盗汗，面颧潮红，局部斑疹暗红，口干咽燥，腰膝酸软，关节肌肉隐痛，脱发，眼睛干涩或视物模糊，舌质红，苔少或光剥，脉细或细数等。

（三）牡丹皮-赤芍

赤芍清热凉血、散瘀止痛；牡丹皮清热凉血、活血化瘀、散瘀消痈，牡丹皮与赤芍功效相似，皆有凉血清热、活血散瘀之功。牡丹皮偏泻心经之火，长于清热凉血，善治血中郁热。赤芍偏清肝经之火，活血散瘀作用较佳，善治脉中瘀滞。两者属相辅相成药对，《本草求真》有"赤则能于血中活滞"之说，二药同用，相须配对，凉血活血之力倍增，使血热得清而不妄行，血流畅顺而不留瘀，且具有凉血不祛瘀，活血不碍止血的特点，是临床最常用的凉血散血药对，如犀角地黄汤包含本药对。对于治疗 SLE 的热毒浸淫，由气入血，熬血致瘀，瘀热交结，内伤及脏腑，外阻于肌肤所表现的发热、斑疹鲜红、烦躁面赤、口疮等多有很好疗效。

（四）桑白皮-地骨皮

桑白皮、地骨皮同为甘寒之品，皆可入肺而除肺热、平喘咳。桑白皮兼以利水消肿，地骨皮兼以凉血除蒸。桑白皮质润而味甘，甘寒清润，偏入气分，主去肺中邪热。地骨皮质轻而性寒，轻以去实，寒以胜热，擅入血分，主泻肺中伏火。二药相伍，相须为用，一气一血，具有清肺热而不伤阴、护阴液而不致恋邪的特点。如《脏腑药式补正》所云："地骨皮能清骨中之热，泻火下行。以视桑皮，则桑皮专泄肺火，地骨皮并清肝肾虚热，性质不同。惟清肺热、导气火，亦引皮肤水气顺流而下，则二物异曲同工。但桑皮犹有轻清疏达之能，而地骨则寒凉倍蓰，嫌其燥烈伤津、破耗正气耳。"此药对可有效缓解 SLE 的壮热稽留或弛张，面部燔红，胸腹等处均见红斑，颜色鲜红、灼热，肺热喘咳，关节疼痛较甚，头痛目赤，口干咽痛，溲赤便秘，烦躁不安，甚则谵妄等热盛症状。

（五）石膏-知母

石膏味辛、甘，性大寒而质重气轻，性寒质重则沉降而清热，味辛气轻则透热而解肌，善清阳明气分之热，并清热解肌；知母苦寒而润，能清热养阴。有研究表明，石膏退热作用快，但作用短暂而较弱；知母退热作用较缓，但作用强而持久。两药相须而用，可增强清热泻火、生津止渴之效。《伤寒来苏集》云："石膏辛寒，辛能解肌热，寒能胜胃火，寒性沉降，辛能走表……知母苦润，苦以泻火，润能滋燥。"此药对可应用于 SLE 所表现的高热、烦渴、面部燔红、胸腹等处红斑、颜色鲜红、灼热，关节疼痛较甚，头痛目赤，口干咽痛，溲赤便秘，烦躁不安等热毒炽盛证。

二、补益类药对

（一）补气活血类药对

1. 人参-白术

人参味甘、微苦而性微温，善补脾肺之气，为补益脾肺的要药，而兼能养阴，守而不走。白术味苦、甘，性温，归脾胃二经，功能：补气健脾兼能燥湿利水。人参和白术，均能补脾气，对于脾气虚致倦怠乏力时，人参的作用是最强的。脾喜温燥恶湿，而白术是一个偏于温燥的药物，既能补气健脾，又能燥湿利水而排除因脾虚内停的湿浊，因此脾虚而出现湿邪阻滞证候，白术最合适。SLE 病情较长，且长期服用西药，耗伤脾胃之正气，因此在辨证治疗 SLE 时，要注意顾护人体之正气。人参白术配伍治疗脾胃气虚证时，常以人参作君药，补气健脾，白术为臣，既辅助人参以增强补脾气之力，又复脾运。而对于湿邪较重，脾虚湿盛的证候，则以白术为君，健脾益气燥湿，人参助白术健运脾气。

2. 黄芪-茯苓

黄芪与茯苓合用，属于相使配对。黄芪甘微温，有益气健脾、升清降浊、利水消肿之功。茯苓甘淡，有健脾助运、利水渗湿之功。黄芪配伍茯苓，但以黄芪益气升阳、健脾利水为主，配以茯苓，则健脾益气之力加强，且有较强的利水消肿作用。对于 SLE 阳气虚所致下肢水肿、两颧隐红、胸腹胀满、心悸气短等症有用。据临床初步观察，黄芪和茯苓均有一定的利尿作用。黄芪尚有消除蛋白尿的作用。

3. 白术-当归

白术味苦、甘，性温，有补气健脾、燥湿利水、止汗、安胎之效。当归，性温，味辛、甘，有和血补血、调经止痛、润肠通便之效。两药合用共达利尿消肿、补脾益肺、补气充血之功。SLE 病情迁延，长期免疫抑制剂治疗，致使脾胃气虚，后天之本失调，气血生化乏源，致气血亏虚。临床表现为面色苍白、神疲乏力、自汗、头晕眼花等。白术有补气健脾、燥湿利水之效，配合当归，能和血补血。二药伍用，共奏补气生血之功，临床上常用当归、白术治疗 SLE 合并血三系减少效佳，可改善血液循环，提高机体免疫力。

4. 白芍-川芎

川芎味辛，性温；活血化瘀、行气止痛。白芍味苦、酸，性微寒，能够养血调经、柔肝止痛、敛阴止汗。两者配合使用，一走一守，一散一敛，动静结合，敛散同用，互相牵制，其活血养血、柔肝止痛功效更佳。该药对可治疗 SLE 患者出现血虚萎黄、自汗、盗汗、胁痛、关节疼痛、肌肉酸痛等症。现代研究表明，二药合用可缓解痛经、改善血液循环、消炎镇痛、改善免疫力、保护肝脏，并可以调节神经系统，缓解失眠、焦虑等症状。

5. 川芎-鸡血藤

川芎味辛性温，为"血中气药"，活血行气、祛风燥湿、止痛；鸡血藤味苦、甘，性温，归肝、肾经，苦而不燥，温而不烈，行血散瘀，养血活血，性质和缓。二者合用，使药力直达病所，增强行气、活血、温阳通痹之功效。川芎和鸡血藤是中医常用的两味药物，可以配合其他药物组成方剂，可治疗 SLE 关节炎等症。现代研究表明二药合用可改善微循环，防止血栓形成，抗炎、抗风湿、防止关节软骨和骨质被侵袭和破坏，从而减轻关节的缺血缺氧和组织损伤，改善关节功能，减轻关节炎症。

6. 川芎-当归

当归味甘、辛，性温，入肝、心、脾经，辛温能通，甘润能补。功能养血活血，补肝益脾，调经止痛。川芎味辛，性温，入肝、胆、心包经。辛温香窜，能升能散，走而不守，上升颠顶，下行血海，旁达四肢，外彻皮毛，既能行气活血，又能祛风止痛。两药配伍，当归以养血为主，川芎以行气为要，两者气血兼顾，相须为用，共收补血活血之功。川芎、当归二者补血调血，对于 SLE 关节痛、肌肉酸痛、皮肤红斑，伴有血虚血瘀等证疗效较佳。现代研究表明川芎、当归对血小板聚集、血液黏滞度和血红蛋白及红细胞的生成有一定的现代药理学影响，可抗凝血及抗贫血。

7. 丹参-黄芪

黄芪味甘，性微温，归脾、肺二经，主要功效是补气升阳、益气固表、利尿消肿、托毒排脓、敛疮生肌。丹参-黄芪常作为益气活血药对使用，丹参主活血化瘀，黄芪行补气升阳，两药相配共奏益气活血化瘀之效，临床上常用于治疗气虚血瘀诸证。可改善 SLE 血热引起的关节肌肉灼热、疼痛、红肿、疮疡肿痛等症状，还有乏力、食欲减少、痹痛麻木等病症。现代药理学研究显示，"黄芪-丹参"可抑制血栓形成，降低内皮细胞炎症反应，抑制和延缓冠状动脉粥样硬化，稳定斑块，改善高血压患者肾损伤，阻碍肾纤维化、炎症和氧化损伤等。

8. 丹参-红花

丹参味苦，性微寒，归心、肝经，有活血通经、散瘀止痛、清心除烦、凉血消痈之效；红花味辛，性温，归心、肝经，具有活血通经、散瘀止痛的功效，丹参和红花均为活血化瘀的中药，二者相须为用，共同发挥活血化瘀、通经止痛、凉血消痈以及养心安神的功效，常用于治疗 SLE 月经紊乱、多发红斑、紫癜、毛细血管扩张、雷诺现象、肝脾肿大、舌质青紫、血沉增快及伴随抗磷脂抗体综合征等属中医瘀血闭阻之证。现代研究发现，丹参-红花配伍可以显著改善糖尿病心肌病小鼠的心脏功能障碍和糖尿病症状，发挥抗炎、解热、抗内毒素等药理作用，达到治疗血瘀证的目的。已应用于临床的丹红注射液即为丹参-红花药对制备而成。

（二）补益肝肾类药对

补肝肾强筋骨类药对多味甘苦、性温，甘以补益，苦以燥湿，温以通经，药物相互配伍，共奏补肝肾强筋骨之功。两药相伍，具有祛风湿、补肝肾、强筋骨等作用，常用于治疗风湿日久累及肝肾所致的腰膝酸软无力、疼痛等风湿痹证，亦可用于肾虚腰痛、痿蹙及中风后遗症等。

1. 桑寄生-独活

桑寄生味苦、甘，气平和，其质偏润，既能补肝肾、强筋骨，又可祛风湿、调血脉，有润筋通络、利关节之功。独活辛苦微温，气芳香，性走窜，能达经脉骨节之间，搜风祛湿，为疗风湿痹痛之要药。二药同用，相使配对，能益肾强筋、祛风除湿、通痹止痛，具有扶正祛邪并施、标本兼顾之优点。常用于治疗 SLE 后期痹证日久或老年体虚，肝肾不足而见腰背酸痛、转侧不能、四肢屈伸不利者。

2. 菟丝子-覆盆子

菟丝子味辛、甘，可补益肝肾、固精缩尿、安胎明目、止泻；覆盆子味甘、酸，性温，可益肾固精、缩尿、养肝明目，二者合用增强补益肝肾、固精缩尿、养肝明目之效，对于 SLE 尿频、蛋白尿、腰膝酸软、泄泻、目昏耳鸣等症疗效较好。现代研究表明菟丝子与覆盆子相配，具有调节免疫、抗疲劳、抗氧化等作用。

3. 墨旱莲-女贞子

墨旱莲与女贞子均能滋补肝肾，二者配伍，方名二至丸。《医方集解》释云："二至丸，补腰膝、壮筋骨、强阴肾……女贞甘平，少阴之精，隆冬不凋，其色青黑，益肝补肾；旱莲甘寒，汁黑入肾，能益精而黑发。"由此可知，此二药合用，补肝益肾，功专力宏。SLE 病机为素体禀赋不足，肝肾亏虚，复感六淫外感之邪而致病，治病求本，因此在治疗 SLE 时补益肝肾之法尤为重要。可治疗肝肾不足之腰膝酸软、须发早白、目暗不明、失眠多梦、耳鸣遗精等证。此二药虽为滋补之味，但性质平和，不若生地黄、熟地黄之腻滞，宜于久服缓补。

4. 熟地黄-山茱萸

熟地黄补血滋阴，益精填髓，善滋肝肾之阴，尤其长于滋肾阴，是治疗肝肾阴虚的要药，且有较强的益精填髓作用，大补肾中元气。山茱萸味酸、涩，性微温，归肝经和肾经，功能收敛固涩，补益肝肾，山茱萸味酸质润、温而不燥、补而不峻，既可补肾益精，又能温肾助阳，是平补阴阳的要药，还能固精缩尿。熟地黄以补为主，而山茱萸以敛为要。二者相须为用，一补一敛，益精强阴，大补元气，而纳气归根。可用于治疗 SLE 肝肾亏虚所致的腰膝酸软、阴虚燥热、失眠心烦、遗精尿频等症。

（三）调阴阳类药对

1. 麦冬-北沙参

麦冬味甘、微苦，性微寒，可养阴润肺、益胃生津、清心除烦；北沙参味甘、微苦，性微寒，有养阴清肺、益胃生津之效。二者均为养阴清肺药物，合用既滋阴又清热，以滋阴为主，兼能清热。SLE患者易合并干燥综合征，常出现形体消瘦、口眼干燥、苔少、脉细数之象。两者共用可润燥止渴，补养肺胃之阴。现代研究表明麦冬和北沙参可调节免疫、抗氧化，治疗消化系统、呼吸系统等多种病症。

2. 生地黄-麦冬

生地黄清热养阴，生津润燥，是治疗阴虚津亏燥热证的常用药物。麦冬养阴润肺、益胃生津、清心除烦。生地黄与麦冬配伍应用，使滋阴清热、生津润燥之力更胜。二者合用，治疗阴虚有热之证时，生地黄用量大；治疗燥盛津亏之证时，则麦冬用量为大或加量。可用于SLE低热、口干咽燥、双目干涩、局部斑疹暗褐等阴液亏耗之证。

3. 桂枝-附子

桂枝味辛、甘，性温，功能发汗解肌、温通经脉、助阳化气、平冲降逆；附子味辛、甘，性大热，功能回阳救逆、补火助阳、散寒止痛。桂枝-附子药对，此为《伤寒论》中经典药对。附子辛热，温经除湿，散寒止痛；桂枝辛甘温，温通经脉，助阳化气。二者合用，共奏温补脾肾阳虚，化湿降浊利水之功。可用于SLE的脾肾阳虚证，本证多见于狼疮性肾炎，该病的病因病机为脾肾虚为本，热毒、湿瘀交阻为标，在中医属"阴水"范畴。临床表现多为高度水肿、大量蛋白尿伴相应的全身症状为特征：面目肢体水肿，面色虚浮、萎黄或苍白，畏寒肢冷，纳食减少，或腹大胀满，口干不欲饮，或口不渴，腰酸尿浊，小便不利或清长，舌质淡红边有齿痕或舌体嫩胖，苔薄白，脉沉细等。

三、祛风除湿类药对

（一）羌活-独活

羌活与独活，均有祛风除湿、通痹止痛之功。羌活气清性烈，善行气分，能上行颠顶、横行肢臂，长于散表浅之风湿，且作用部位偏上，故善治腰以上风寒湿痹，尤以肩背肢节疼痛者佳。独活味较厚，性稍缓，善行血分，可下达腰膝足胫，长于祛除潜伏之风湿，作用部位偏下，尤以腰膝腿足关节疼痛属下部寒湿重者为佳。二药相伍，既增强了祛风胜湿、通痹止痛的作用，又照顾到表里上下之病位，宣通经脉祛风散寒之效倍增，可用于SLE风寒湿痹导致的肢体关节疼痛不适。药理研究表明，羌活-独活药对具有抗炎抗菌、抗病毒、解热镇痛等作用。

（二）秦艽-防己

秦艽味辛、苦，性平，功能祛风湿、清湿热、止痹痛、退虚热；防己味苦性寒，可祛风止痛、利水消肿。秦艽与防己相配，相使合用，可取防己佐秦艽疏泄湿热，加强通湿滞、散热结、舒筋络、利关节之功。此外，因秦艽尚能除湿退黄，得防己以利水除湿，有一定的祛湿退黄作用。可应用于治疗 SLE 的风湿热痹证，证见关节肿胀不利、腹腿筋肉拘挛疼痛等。

（三）防己-生地黄

防己味苦性寒，寒以清热，苦以泄邪，能祛风除湿、宣壅滞、通经络，还可利水消肿；生地黄味甘、苦，性寒，与防己之性相合，养阴生津而凉血清虚热。二药合用，共奏清热生津、宣痹止痛之功。可治疗 SLE 热入营血，舌绛烦渴，斑疹吐衄；阴虚内热，血热妄行及津伤口渴、内热消渴、水肿等证。

（四）防己-薏苡仁

防己味苦性寒，苦寒燥湿，能祛风除湿、宣壅滞、通经络；薏苡仁味甘、淡，入脾、胃、肺经，功善健脾渗湿，利水消肿，舒筋除痹。二者均为寒性之药，相伍合用，共奏清热除湿，蠲痹止痛之功。可治疗 SLE 的关节红肿热痛等风湿热痹证，及水肿、小便不利等症。

（五）羌活-茵陈

羌活味辛、苦，性温，可解表散寒、祛风除湿、止痛；茵陈味苦、辛，性微寒，可清热利湿退黄。SLE 患者因久居炎热潮湿之地，外感风湿热邪袭于肌腠，壅于经络，痹阻气血经脉，滞留于关节筋骨致风湿热痹证。其临床表现多为四肢关节疼痛，或伴肿胀，或痛无定处，周身皮疹时现，甚者溃烂，低热缠绵，烦躁易怒，关节肌肉疼痛，脱发，月经失调，舌暗红有瘀斑瘀点，脉细弦或涩等。药对羌活-茵陈，羌活辛散祛风，苦燥胜湿，且善通痹止痛；茵陈善清热利湿。两药相合，共成祛湿疏风、清热止痛之功。

（六）白术-茯苓

白术补气健脾、燥湿利水；茯苓利水渗湿、健脾宁心。二药白术及茯苓均为健脾除湿药，二者常相须配对，是治疗脾虚湿停的最常用药对。脾喜燥而恶湿，白术甘以益脾，苦温而又燥湿，功偏健脾燥湿；茯苓甘以扶脾，淡以利湿，功擅渗湿而益脾。二药合用，一补一渗、一燥一利，运利结合，使水湿除而脾气健，益脾气而又运水湿，共为平补平利之剂。《医方考》中记载的白术茯苓汤即为这两药组成，治脾胃虚弱，不能克制水谷，湿盛作泻者。适用于 SLE 出现水肿、小便不利、泄泻等症状。

（七）白术-苍术

白术和苍术同为脾胃经要药，均有燥湿健脾之功。白术苦温而甘，守而不走，最善补脾；苍术苦温而辛，走而不守，最善运脾。补脾则有益气之力，运脾则有燥湿之功。二者相配，一守一走，动静相合。白术得苍术，补脾之不足而泻湿浊之有余；苍术得白术，运脾温，泻有余而益脾之不足，可使健脾及燥湿两方面的作用均得到加强。因此，对于 SLE 脾虚明显兼夹内湿，或外湿困脾、脾失健运之证，均可选用。《本草崇原》云："凡欲补脾，则用白术，凡欲运脾，则用苍术；欲补运相兼，则相兼而用；如补多运少，则白术多而苍术少；运多补少，则苍术多而白术少……"

（八）茯苓-泽泻

茯苓与泽泻相配伍，为临床常用的利水渗湿药对。茯苓甘淡而平，淡渗利湿，兼有助脾运化之功。泽泻甘淡而寒，善逐三焦、膀胱之水。茯苓得泽泻，利水除湿之效倍增；泽泻得茯苓，利水而无伤脾气之弊。二药合用，相使相辅，可使中焦得运，水道通调，水湿之气从上顺下，出于膀胱之府。通常认为，此药对治疗中、下二焦水湿之证最为理想，临床应用极为广泛。SLE 病情迁延难愈，阴阳失调，损及脏腑，阳虚水泛、肾虚失于气化，水湿内停，表现为颜面、下肢水肿，尿少，泄泻，或伴有头晕、恶心呕吐等症。应用茯苓与泽泻配伍，共达健脾与利湿之功，逐水气而不伤正。现代药理学研究表明茯苓中的茯苓多糖能够促进 T 淋巴细胞增殖，调节细胞因子分泌，抑制促炎因子和促进抗炎因子的产生，从中医角度来说，茯苓健脾益气扶正，可助 SLE 患者吸收运化，顾护脾胃，达到补虚之力。

四、化痰行瘀类药对

（一）羌活-川芎

川芎为血中气药，其味辛、性温，能温通血脉，活血行气，具有较强的祛风止痛作用，其辛温性质也有助于发散风寒；羌活属于辛温药物，可解表散寒、祛风湿，也能促进气血运行。两药伍用，相辅相助，散风行气，祛风活血，通络止痛之力明显增强。可治疗 SLE 风寒湿邪所致头身疼痛、偏正头痛、风湿性关节炎等。

（二）独活-当归

独活辛散苦燥，气香温通，具有良好的祛风湿、止痹痛作用，为祛风湿主药；当归辛甘温，功专养血活血，补血调经。二药配伍，标本兼治，血虚得复，风湿得除以宏补血调经，活血止痛而除痹痛之功。

（三）威灵仙-牛膝

牛膝味苦、甘、酸，性平，归肝、肾经。其功能有活血通经，补肝肾，强筋骨，利水通淋，引火（血）下行。威灵仙味辛、咸，性温，有祛风湿、止痹痛、消骨鲠之效，其辛散善走，性温通利，通行十二经，治疗全身之痹证，因其性偏温，故对风湿偏寒之疼痛，肢体伸展不利、麻木甚至瘫痪者疗效较好。牛膝性善下行，长于活血化瘀、通经利关节。二药伍用，祛风胜湿、活血通络止痛作用加强。可用于 SLE 风湿痹痛等证。

五、祛风通络止痛类药对

川芎性味辛温，行气开郁，祛风燥湿，活血止痛；忍冬藤性味甘寒，有清热解毒、祛风除湿、活血通络之功。二药合用，寒温并用，可治疗 SLE 风湿痹痛，筋痹筋挛。川芎能改善关节的血液循环，消除瘀血阻络，缓解关节炎症和疼痛，防止骨质破坏和畸形，还能调节机体免疫功能，减轻免疫反应对关节的损伤。忍冬藤能清除关节内的湿热邪气，消除关节肿胀和红热，减轻关节僵硬和运动障碍，并能抑制滑膜细胞增生和血管翳形成，阻止滑膜炎的进展和骨质侵袭。二者合用能够有效地缓解关节肿胀和疼痛，防止关节畸形和功能障碍。现代研究表明：川芎和忍冬藤都有抗炎、抗氧化、抗肿瘤、抗衰老等多种药理作用，能够改善关节炎患者的全身状况，提高生活质量；增强机体的免疫调节能力，抑制自身免疫反应过度，减少关节滑膜的炎症和增生；促进骨质代谢和修复，防止骨质破坏和骨质疏松，保护关节软骨和骨结构，延缓关节畸形和功能障碍的发生。

第四节 · 治疗 SLE 的"经方"研究

由于疾病的病程和性质复杂多变，往往寒热交错，虚实并见，一时一身而数病相兼，只凭单味药难以照顾全面，故须将多种药物适当配合，利用其相互间的协同或拮抗作用，提高疗效或减少不良反应，以适应复杂病情的治疗。追溯人类用药的历史，是从用单味药开始的。随着人们对药物认识的不断深化和对病因病机理解的逐步提高，才逐渐将药物配伍使用。复方用药数量较多，药效较强，多用来治疗较复杂的病证。而经方是指汉代以前经典医药著作中记载的方剂，以张仲景的方剂为代表。《伤寒杂病论》所载方剂，以药味精简、配伍精炼、法度严谨而著称，被后世誉为经方。传统经方是指历代医家经过长期实践总结出来的经典方剂，这些方剂经过时间的考验，具有较高的临床价值。

SLE 属中医学"阴阳毒""痹证""蝶疮流注"等范畴，中医学关于 SLE 的发病机制尚未形成统一观点，但大多认为罹患 SLE 多因先天滋养不足，进而导致肝肾亏损，血弱气虚，邪毒趁袭。SLE "阴阳二气偏虚，则受于毒"，SLE 患者常常受到内外之毒邪的侵扰，致使正气损耗、阴阳失衡，加之瘀血的壅滞，与热毒相搏结，一阴一阳，最终将会导致 SLE 缠绵难愈。其病证复杂，现代医家对 SLE 的辨证分型也各有差异，因此在实际应用中，中医治疗 SLE 不仅限于使用单味中药，更倾向于传统经方的运用。

一、清热方

（一）白虎汤

白虎汤组方为石膏 30g、知母 9g、粳米 6g、炙甘草 3g。方中石膏辛甘大寒，入肺胃二经，功善清解，透热出表，以除阳明气分之热，故为君药；知母苦寒质润，一助石膏清肺胃热，一滋阴润燥。佐以粳米、炙甘草益胃生津。全方共达清气分热，清热生津之功效。白虎汤在临床中常用于 SLE 活动期或伴发感染以高热表现为主者。症见壮热不退，体温多在 39℃ 以上，面赤，鼻衄，口渴喜饮，汗出热不退，或见斑疹隐隐，伴关节红肿热痛，舌红苔黄，脉洪大或滑数有力。本证发热多见疾病初期，病程尚短，正气未伤，为患者不慎感受外邪或机体内热、痰浊、瘀血、水湿等郁而化火所致。阳明邪热熏蒸皮肤，邪热壅盛，故选用白虎汤。本方在临床上常配伍栀子、寒水石、黄芩、蒲公英、连翘、野菊花等药以清气分实热。由于本类药物多属寒凉之品，热邪虽易伤津耗液，但用之过早亦能致邪恋而不解，若过量则亦易损伤脾胃，故应投以适量，热退即止。

若热入营血，出现瘀斑时，可参照《温病条辨》"病至发斑，不独在气分矣，故加二味凉血之品"，合玄参、犀角（水牛角）以清阳明血分之热。若邪热久羁，阴液被伤，正邪两衰，治疗以养阴清热为法，可用竹叶石膏汤。若红斑现于面部，为邪热郁闭于上焦，遵 "其在上者，涌而越之"，可用栀子豉汤，涌泄郁热，闭郁得解，则热邪可散。

（二）白虎桂枝汤

白虎桂枝汤由白虎汤加桂枝而成。在 SLE 急性期，邪热充斥三焦，风湿热痹型为邪热痹阻气血、灼伤津液所致。症见大小关节肿胀灼痛，得冷则舒、痛不可触，肌肉酸痛不适，身热，皮疹色红，烦渴，舌红苔薄白或黄少津，脉滑数。治疗以清解阳明邪热为法，《金匮要略·疟病脉证并治第四》载："温疟者，其脉如平，身无寒但热，骨节疼烦，时呕，白虎加桂枝汤主之。"以白虎汤清阳明气分邪热，并加桂枝温通经络、调和营卫、达邪外出。白虎加桂枝汤清热除痹，在临床上常伍以凉血养阴、利湿之品。

（三）越婢汤

越婢汤源自张仲景《金匮要略·水气病脉证并治第十四》，其原文论述："风水恶风，一身悉肿，脉浮不渴，续自汗出，无大热，越婢汤主之。"其原方组成为：麻黄6两，石膏半斤，生姜3两，大枣15枚，甘草2两。在越婢汤中，麻黄为君药，发汗解表，宣肺行水；佐以生姜、大枣则增强发越水气之功，不仅使风邪水气从汗而解，尤可借宣肺通调水道之力，使水邪从小便而去。因肺胃有热，故加石膏以清其热。使以甘草，调和药性，与大枣相伍，则和脾胃而运化水湿之邪。综合五药，乃为发越水气、清泄里热之剂，对风水证有很好的疗效。越婢汤可治疗SLE的水肿症状，由于外邪犯肺，肺失宣降通调，脾失健运，肾失开合，膀胱气化失常，导致体内水液潴留，泛滥肌肤，引起周身水肿的病症。若邪热在表，逼迫津液外出，汗出不止，则以清透邪热为主，也可用越婢汤。以麻黄透邪外出，生石膏清解热邪，生姜、大枣、甘草补养脾胃，以充作汗之源。现代中医临床主要以越婢汤原方及其加减方治疗急性肾小球肾炎、慢性肾炎急性发作、过敏性紫癜肾炎、特发性水肿、急慢性支气管炎等疾病符合上述太阳风水夹热证。肾脏损害也是SLE常见临床表现之一。

（四）升麻鳖甲汤

升麻鳖甲汤组方为：升麻二两，当归一两，蜀椒（炒去汗）一两，甘草二两，鳖甲（手指大）一片（炙），雄黄半两（研）。升麻鳖甲汤出自《金匮要略·百合狐惑阴阳毒病脉证治第三》，书中原文记载："阳毒之为病，面赤斑斑如锦纹，咽喉痛，唾脓血。五日可治，七日不可治，升麻鳖甲汤主之。阴毒之为病，面目青，身痛如被杖，咽喉痛。五日可治，七日不可治，升麻鳖甲汤去雄黄、蜀椒主之。"以"毒"命名提示本病病因责之于毒邪，"阳毒"在症状上可与SLE活动期对应，治阳毒应以清热散瘀为主兼解毒，方用升麻鳖甲汤；"阴毒"可与SLE慢性缓解期对应，治阴毒以益气养阴为主兼解毒，方用升麻鳖甲去雄黄、蜀椒汤。升麻鳖甲汤共有升麻、鳖甲、雄黄、蜀椒、当归及甘草6味药。阴毒阳毒都有咽喉疼痛这一症状，表明邪毒已入营血，升麻，性升散，味辛微甘，走行气分，故佐当归通络引升麻入血分，甘草缓络中瘀滞之毒，稍加鳖甲以固护营阴，防雄黄、蜀椒峻烈之性，使此两者攻毒透表而不伤正；阴毒病位深重，故不用透表之法，避免邪毒深陷，所以去雄黄、蜀椒。临床观察显示，升麻鳖甲汤可以改善SLE患者面部红赤、咽痛、关节疼痛等"阴阳毒"症状，还可以提高SLE患者血清补体C3水平，降低血清抗ds-DNA抗体阳性率。

（五）防己地黄汤

SLE初期病情轻浅，面部红斑、周身乏力、四肢疼痛皆不甚明显，可用防己地黄汤滋阴凉血，祛风通络。原方共选用5味药：防己、生地黄、桂枝、防风、甘草。因"风为百病之长""血足风自灭"，所以原方中地黄的用法是将生地黄蒸熟后绞榨取汁，功效为养血息风。方中重用生地黄滋补真阴，凉血养血为君；防己善搜经络风湿，兼可清热为臣；防风、桂枝调和营卫，解肌疏风为佐；甘草调补脾胃，和协诸药为使。

（六）犀角地黄汤

方用苦咸寒之犀角（现用水牛角代）为君，直入血分，凉血清心而解热毒，使热清毒解血宁。臣以甘苦寒之生地黄，清热凉血养阴，既助君药清热凉血，又复已失之阴血。君臣相伍，以清为主，兼以补固。芍药、牡丹皮为佐，清热凉血，活血散瘀，可收化斑之功。四药相配，共成清热解毒、凉血散瘀之剂。咸苦甘寒，直入血分，清中有养，无耗血之弊；凉血散血，无留瘀之患。犀角地黄汤为清营凉血剂，主治热入血分，动血耗血。针对热毒炽盛型SLE患者，此方亦可有效减轻疾病相关症状、减少自身炎症反应，提高患者免疫功能。分析其原因在于，犀角地黄汤中生地黄、赤芍、牡丹皮等众多药材具有抑制免疫、抗炎等功效，有助于降低皮肤损伤程度，缓解机体炎症反应。

二、祛湿方

（一）小青龙汤

小青龙汤源自东汉张仲景所著中医经典《伤寒杂病论》，组方为麻黄、芍药、细辛、干姜、炙甘草、桂枝、半夏、五味子，方以麻黄、桂枝相须为君，以奏宣肺解表、化气利水之功，臣用干姜、细辛，温肺化饮，兼助君药发挥止咳平喘、解表利水之功，佐以半夏、五味子、白芍，半夏可燥湿化痰，芍药、五味子既制约方中辛散之药性，又可发挥止咳平喘、和营养血之功，炙甘草为使，调和药性，八味相伍，具有解表散寒、温肺化饮的功效，主治外寒内饮证。SLE患者所受寒邪束表，内有痰饮之邪，寒湿停留于上焦，阳气宣发不畅，外邪引动内邪，发而恶寒发热，头身疼痛，喘咳，胸痞，或干呕，或痰饮喘咳，或身体疼重，头面四肢水肿，舌苔白滑，脉浮。有研究表明小青龙汤治SLE能使活动期的SLE病情迅速趋于稳定，对面部红斑、口腔溃疡等虚火邪毒炽盛之证的缓解作用快捷，有明显地改善肾、肝功能的作用等。现代药理研究认为，小青龙汤具有显著的抗炎、抗过敏、止咳平喘、抗菌、抗病毒及调节机体免疫功能的作用。

红斑狼疮累及呼吸、循环系统，可出现咳喘、胸满的表现，病机在于寒湿停留于上焦，阳气宣发不畅，治疗以辛温散寒、利水除湿为法，可用小青龙加石膏汤。以麻黄、桂枝、细辛宣肺散寒，半夏、干姜化湿平喘，芍药、五味子敛肺止咳，石膏清透郁热。

若患者正气亏虚，或内热较盛，处方不宜辛温燥烈，则可予橘枳姜汤，以橘皮、枳实、生姜行气利湿、宣肺化饮。

（二）真武汤

SLE本虚标实，本虚在肾，标实在于"毒、瘀"。初期多以阴血不足，热毒炽盛为主；续之则阴损及阳，致使阳气亏虚；终则伤及五脏，预后不良。盖水之制在脾，水之主在肾，脾阳虚则湿难运化，肾阳虚则水不化气而致水湿内停。肾中阳气虚衰，寒水内停，则小便不利；水湿泛溢于四肢，则沉重疼痛，或肢体水肿；水湿流于肠间，则腹痛下利；上逆肺胃，则或咳或呕；水气凌心，则心悸；水湿中阻，清阳不升，则头眩。水渍筋肉，则身体筋肉瞤动、站立不稳。其证因于阳虚水泛，故治疗当以温阳利水为基本治法。本方以附子为君药，本品辛甘性大热，用之温肾助阳，以化气行水，兼暖脾土，以温运水湿。臣以茯苓利水渗湿，使水邪从小便去；白术健脾燥湿。佐以生姜之温散，既助附子温阳散寒，又合苓、术宣散水湿。白芍亦为佐药，其义有四：一者利小便以行水气，《本经》言其能"利小便"，《名医别录》亦谓之"去水气，利膀胱"；二者柔肝缓急以止腹痛；三者敛阴舒筋以解筋肉瞤动；四者可防止附子燥热伤阴，以利于久服缓治。

（三）甘草附子汤

SLE患者关节肿胀、积液、疼痛，并伴有汗出、恶风、气短、小便不利，是由于表里阳虚，水湿邪气侵袭，营卫之气不通所致，即"关节疼痛而烦，脉沉而细者，此名湿痹"。风寒湿邪气入里流注关节经络，邪正相搏，可导致骨节烦疼、筋骨掣痛。寒性凝滞收引，阳虚不能温运，肢体屈伸不利。卫阳亏虚而致汗出、恶风，中焦运化失常则气短，阳虚气滞水停则小便不利。属阳气虚衰、湿邪困阻者，以通阳除湿为法，选用甘草附子汤，方中炮附子温阳祛湿止痛，桂枝祛风解表、通阳化气，白术健脾祛湿，三药同用，可兼行表里、助阳温经、祛湿利关节；风湿之邪流注关节，若徒仗猛力驱散，风邪易除而湿邪不易尽除，用炙甘草可缓炮附子之猛；全方四味药相加，则风寒湿三邪尽除，阳气升于表里。

三、补益方

（一）小建中汤

很多SLE活动期患者常有发热，且以长期低、中热为多，合并感染时亦可出现持续性高热，与此同时多伴有乏力、身痛等症状。因患者体质较弱，阴血不足，阴不敛阳，故不宜单用麻黄汤、麻杏石甘汤等解热之峻剂，可选取体现甘温除热之法的代表方剂小建中汤。小建中汤与桂枝汤不同，是以桂枝佐助芍药，偏重于酸甘，可以调和血脉以补阴津；芍药、甘草酸甘化阴，有戊己相须为用之意；饴糖甘缓属土，桂枝为阳木，有甲己合而化土之意；生姜、大枣作为使药帮助脾胃运化津液，补益血脉以补阳气。小建中汤因酸甘缓中功效专于建立中焦营气，所以取名"小"字以区别于大建中汤。方中六味中药合用，可强健中气，使阴阳气血生化有源，热便可除去。

（二）桂枝芍药知母汤

《金匮要略》中说道："诸肢节疼痛，身体尪羸，脚肿如脱、头眩短气、温温欲吐者，桂枝芍药知母汤主之。"SLE 以关节疼痛、屈伸不利为主要临床表现时，可用桂枝芍药知母汤温阳通经、清热益阴，并达寒热并用，祛风除湿之效。SLE 因病程累积日久，脾肝肾三脏俱虚，足三阴表里皆痹阻不通，治疗时不宜拘泥于一经，所以用桂枝、芍药、白术、甘草调营卫，养气血，充五脏；麻黄、防风、生姜解表开腠以驱风外出；知母清金润肺以治节；《黄帝内经》认为，痹证病因是"风、寒、湿三气合而为痹"，所以选用附子通行阳气燥湿除寒为佐药。

现代研究表明，桂枝芍药知母汤可通过调节巨噬细胞促炎介质、蛋白激酶磷酸化、抑制过敏介质释放、刺激 B 细胞分化成浆细胞等过程改善机体免疫功能，解决患者症状。

（三）补中益气汤

SLE 病程日久，伤及脾脏，中焦失于健运，故出现腹胀纳呆、体倦肢软、少气懒言；脾主升清，脾虚则清阳不升，中气下陷，故见脱肛、脏器下垂等；清阳陷于下焦，郁遏不达则发热；气虚腠理不固，阴液外泄则自汗。病邪久恋，伤阴动火，虚火内炽，低热缠绵。方中黄芪补中益气、升阳固表为君；人参、白术、甘草甘温益气，补益脾胃为臣；陈皮调理气机，当归补血和营为佐；升麻、柴胡协同参、芪升举清阳为使。综合全方，一则补气健脾，使后天生化有源，脾胃气虚诸证自可痊愈；一则升提中气，恢复中焦升降之功能，使下脱、下垂之证自复其位。补中益气汤用方精妙，升、补、泻三法兼顾，以"补中益气，健运中焦"为立方之本、制方之基，治以"甘温除热"之法，补中气而升清阳，运枢机而助升降，使中气足则气血自生，升降调则阴阳自和。

（四）四君子汤

SLE 患者因热毒煎熬气血，气血耗伤，而脾胃既为气血生化之源，其功能又赖于气血滋养，气血亏虚则脾胃失养，痰湿内生，又因热毒煎灼、血行凝滞，则呈现 SLE 慢性缓解期之脾胃气虚。而脾为后天之本，气血生化之源，脾虚则致受纳与健运乏力，则饮食减少、四肢乏力、少气懒言、面色苍白；湿浊内生，脾胃运化不利，出现大便溏薄。且 SLE 患者因长期服用西药，也易耗伤脾气。方中人参为君，甘温益气，健脾养胃。臣以苦温之白术，健脾燥湿，加强益气助运之力；佐以甘淡茯苓，健脾渗湿，苓术相配，则健脾祛湿之功益著。使以炙甘草，益气和中，调和诸药。四药配伍，共奏益气健脾之功。四君子汤健脾利湿，温运中焦，加强后天之本运化水谷，化生气血精微，以后天养先天。在治疗 SLE 全过程中皆可配伍些补脾之药物来提高运化之力，增强人体之正气。现代药理研究表明四君子汤具有调节血糖、改善胃肠功能、提高学习记忆能力、护肝、抗抑郁、改善肌肉萎缩、抗疲劳等药理作用。

（五）金匮肾气丸

SLE 患者中约有 60％可出现不同程度的肾脏受累情况，中医病机变化为热毒伤阴，阴损及阳后阳气亏虚。金匮肾气丸中附子为大辛大热之药，桂枝为温通阳气之药，附子、桂枝相合，补益肾阳之不足以助气化为君药。重用干地黄滋阴补肾，此与张景岳"阴中求阳"思想暗合；配伍山茱萸、山药补肝脾益精血，共为臣药。君臣相配，温肾助阳，补肾填精，相辅相成，相得益彰。其中地黄、山茱萸、山药补益足三阴经，泽泻、牡丹皮、茯苓补益足三阳经。全方补阳药少且量轻，而滋阴药多且量重，意义在于微微生火，引火归原，鼓动肾气。若 SLE 患者出现阳虚水停、气不化津的水肿，可用金匮肾气丸合防己黄芪汤，使补阳而不动火、利水而不伤津。有医家运用金匮肾气丸加白花蛇舌草、凌霄花等祛瘀解毒药，既能补益先天之精，又能清解所形成之毒瘀。肾气丸补阳药少而滋阴药多，温补之力稍显不足。若肾阳衰惫、肝血大亏，宜用后世张景岳"右归丸"朱丹溪"虎潜丸"等方药加减治疗。

四、调理气血方

（一）丹参饮

SLE 疾病缠绵难愈，患者情志不舒，初起多气结在经，久病则血滞在络，即叶天士所谓"久痛入络"。气滞血瘀证 SLE 患者发病过程中小血管壁的结缔组织出现纤维蛋白样变性，会导致不同程度的缺血、血栓或出血的形成，其症状表现为气短乏力，女性月经异常、肝脾肿大、皮肤瘀斑、舌质青紫或紫暗，舌体瘀斑、瘀点、脉细涩等。气滞血瘀证还可出现胸胁胀闷、走窜疼痛、急躁易怒、胁下痞块、刺痛拒按等症。丹参饮由丹参、檀香、砂仁三味药物组成。具有活血祛瘀、行气止痛之功效。方中丹参用量为其他两味药的五倍，重用为君以活血祛瘀；然血之运行，有赖气之推动，若气有一息不运，则血有一息不行，况血瘀气亦滞，故伍入檀香、砂仁以温中行气止痛，共为佐使。以上三药合用，使气行血畅，诸疼痛自除。本方药味虽简，但配伍得当，气血并治，刚柔相济，是一首祛瘀、行气、止痛良方。

（二）丹栀逍遥散

在 SLE 急性发作过程中，热毒耗伤正气，热势渐趋减弱，逐渐向慢性缓解期演变。而肝郁脾虚证多见于 SLE 缓解期。本病属于慢性皮肤疾病，久服糖皮质激素易出现向心性肥胖、脱发、月经不调或闭经等现象，患者多伴情志抑郁，日久则成肝郁血虚脾弱之症。症见皮肤紫斑，胸胁胀满，颊赤口干，神疲气短，头晕耳鸣，腹胀纳呆，月经不调或闭经，舌红或紫暗或瘀，脉弦而虚。丹栀逍遥散由柴胡、当归、白芍、茯苓、白术、甘草、生姜、薄荷、牡丹皮、栀子组成。有疏肝解郁，健脾和营，兼清郁热的功效。方中牡丹皮可清血中之火，栀子泻火除烦并导热下行，两者合用可平其火热；柴胡长于疏肝解郁；白芍酸甘，敛阴养血、柔肝缓急；当归养血活血，归、芍与柴胡相伍，使血气和而肝气柔；白术、茯苓、甘草益气健脾，实土以防木乘，又因"脾胃为气血生化之源"，补脾胃以助营血生化，薄荷疏散郁遏之气，透达肝经郁热，生姜温胃降逆和中，再则借茯苓宁心安神之功以助眠。现代药理学研究表明该方具有解热、抗炎、抗菌、利胆、降血脂等作用。

（三）当归四逆汤

SLE 初起在表，四肢脉络痹阻，先表后里，由表入里，由四肢脉络入内而损及脏腑之脉络，再损脏腑之本体。后期热毒久郁，灼伤津液，燔灼营血，血瘀壅滞，及各种病理产物的生成，阻滞脉络，致脉络气血不畅。病体血虚而经脉又受寒，寒邪凝滞，血行不利，阳气不能达于四肢末端，营血不能充盈血脉，遂呈手足厥寒、脉细欲绝。此手足厥寒只是指掌至腕、踝不温，与四肢厥逆有别。因此见 SLE 患者表现出手足寒冷或腰、股、腿、足、肩臂疼痛，口不渴，舌淡苔白，脉沉细或细而欲绝等症状时，应温中散寒、养血通脉，可用当归四逆汤治疗。主治血虚寒厥证。本方以桂枝汤去生姜，倍大枣，加当归、通草、细辛组成。方中当归甘温，养血和血；桂枝辛温，温经散寒，温通血脉，为君药。细辛温经散寒，助桂枝温通血脉；白芍养血和营，助当归补益营血，共为臣药。通草通经脉，以畅血行；大枣、甘草，益气健脾养血，共为佐药。重用大枣，既合归、芍以补营血，又防桂枝、细辛燥烈太过，伤及阴血。甘草兼调药性而为使药。

（四）桂枝茯苓丸

SLE 气滞血瘀证归为病入血分，此时已病入脏腑津血，津亏血少而瘀阻不通，气行血行，血瘀气滞，因病入血分，脏腑受累，不可强攻，故缓攻缓补，方拟桂枝茯苓丸缓中补虚。除 SLE 的典型症状外，兼有局部刺痛、痛有定处、关节疼痛、舌质紫暗、瘀斑瘀点、舌下脉络瘀曲、脉细数或沉涩等表现。桂枝茯苓丸为化瘀消癥之缓剂。方中以桃仁、牡丹皮活血化瘀；配伍等量之白芍，以养血和血，庶可去瘀养血，使瘀血去，新血生；加入桂枝，既可温通血脉以助桃仁之力，又可得白芍以调和气血；以茯苓之淡渗利湿，寓有湿祛血止之用。综合全方，乃为化瘀生新、调和气血之剂。

第七章

系统性红斑狼疮的中医康复与预防调护

第一节 · 系统性红斑狼疮的中医康复治疗

系统性红斑狼疮作为慢性疾病，反复发作，缠绵难愈，目前尚无法治愈，同时该病的症状多样，常累及关节、皮肤、肾脏等器官，给患者的生活产生多种不便，而中医康复治疗对 SLE 有独特的缓解作用，且具有更高的安全性，可以有效提高患者的日常生活质量。系统性红斑狼疮属中医"痹证""周痹""阴阳毒"范畴。《灵枢·周痹》曰："周痹者，在于血脉之中，随脉以上，随脉以下，不能左右，各当其所"。瘀热是系统性红斑狼疮的主要病理因素。本病以阴虚为本，瘀热为标，病位在血脉，治疗上以滋阴清热、凉血活血药物为主。标热一经控制，应立即转入调营卫、通经络、扶正固本等治则上来。根据《黄帝内经》："审察卫气，为百病母""脉道不通，阴阳相逆，卫气稽留""营气衰少而卫气内伐"等论述，本病实由卫气实滞、稽留，阻滞经络血脉，内伐脏腑引起。

一、针灸疗法

（一）针灸治疗系统性红斑狼疮的原理

针灸治疗系统性红斑狼疮的原理主要基于中医学的辨证论治和气血阴阳的调节，旨在通过疏通经络、调节脏腑、增强免疫力缓解症状。SLE 是一种由免疫系统异常引起的全身性自身免疫性疾病，患者常表现为关节炎、皮疹、肾损伤等多种临床症状。中医认为，SLE 的发生与外邪侵袭、气血失调、脏腑功能紊乱等密切相关。通过针灸治疗，能够调整人体气血阴阳，恢复免疫功能，减轻炎症反应，缓解病痛。针灸通过刺激人体特定的穴位，能引发一系列生理反应，调节神经系统、内分泌系统和免疫系统。首先，针刺能够调和气血，促进经络畅通，帮助疏解因气滞血瘀引起的疼痛和炎症。针灸刺激穴位后，局部的微循环得到改善，血液流动加速，营养和氧气更好地供应到受损的组织，从而缓解关节疼痛、皮疹等症状。其次，针灸具有调节免疫功能的作用。研究表明，针灸可以通过刺激特定穴位，促进免疫细胞的活性，调节 T 细胞、B 细胞的功能，恢复免疫平衡，抑制过度的免疫反应。对于 SLE 患者，过度活跃的免疫系统是引起自身免疫性损伤的根本原因，针灸能够有效减轻免疫系统的过度反应，从而减缓病情发展。此外，针灸还能调节神经和内分泌系统，缓解 SLE 患者常见的精神压力、失眠、焦虑等问题，改善睡眠质量，增强患者的身体恢复能力。总的来说，针灸治疗 SLE 的机制是通过疏通经络、调节气血、增强免疫、缓解炎症，达到调和脏腑、平衡阴阳的效果。它为 SLE 的综合治疗提供了有效的辅助方案，尤其在缓解症状、提高生活质量和减少药物副作用方面具有明显优势。

（二）针灸治疗系统性红斑狼疮的常用穴位

1. 足三里

位置：足三里位于小腿部，髌骨下缘 3 指的位置。

作用：是常用的补气和调节免疫的穴位。足三里能增强脾胃功能，帮助消化吸收，增加气血，有助于缓解全身虚弱、乏力等症状。

适应证：SLE 患者的体虚、乏力、食欲缺乏、免疫功能低下等症状。

2. 合谷

位置：合谷位于手背，拇指和食指并扰时最高隆起处。

作用：它是一个具有强大通经活络作用的穴位，对缓解疼痛、调节免疫有很好的效果。合谷能够疏通经络、调和气血，对于 SLE 伴随的关节疼痛、肌肉疼痛等症状非常有效。

适应证：SLE 患者的关节炎、肌肉疼痛、头痛等症状。

3. 三阴交

位置：三阴交位于小腿部内侧，内踝尖上 3 寸的位置。

作用：三阴交是一个重要的阴阳调节穴位，具有补阴、养血、调节内分泌的作用。它有助于调理肾脏功能，改善阴虚体质，减轻患者的疲劳感、精神焦虑等症状。

适应证：阴虚型 SLE 患者，伴有干燥、盗汗、虚弱等症状。

4. 膈俞

位置：膈俞位于背部第七胸椎棘突下，旁开 1.5 寸的位置。

作用：膈俞是调理肺功能的重要穴位，可以帮助调整呼吸、增强体内的气血，缓解 SLE 患者的乏力和呼吸困难。

适应证：SLE 患者的气短、乏力等呼吸系统问题。

5. 大椎

位置：大椎位于第七颈椎棘突下缘的凹陷处。

作用：是一个很好的疏风解表、增强免疫力的穴位。大椎能够调节全身气血，增强抗病能力，对于改善体力、缓解症状有显著效果。

适应证：用于 SLE 的急性发作期，尤其有发热、乏力等症状时。

6. 肾俞

位置：肾俞位于背部第二腰椎棘突下凹陷处，旁开 1.5 寸的位置。

作用：肾俞能够滋补肾气，调节水液代谢，有助于改善 SLE 患者的肾脏功能，减轻由狼疮引起的肾损害。

适应证：SLE 合并肾损伤的患者，尤其适用于肾虚型患者。

7. 百会

位置：百会是头顶中央的位置。

作用：是一个能够疏通全身经络的非常重要的穴位。它有利于调节脑部和神经系统的功能，对于改善 SLE 患者的情绪、减轻压力、缓解失眠等症状具有显著作用。

适应证：精神症状明显的 SLE 患者，如失眠、焦虑、抑郁等。

二、推拿疗法

（一）中医推拿治疗系统性红斑狼疮的原理

推拿治疗系统性红斑狼疮的原理主要是通过疏通经络、调节气血、活血化瘀、增强免疫力等手段来帮助患者改善整体的健康状况。中医认为，SLE 的发生与气血阴阳失调、脏腑功能紊乱密切相关，推拿作为一种传统的物理治疗手段，通过调节人体的经络和脏腑功能，达到缓解症状、减轻病痛、改善免疫功能的效果。首先，推拿通过按摩特定的穴位和经络，能够有效疏通经络，促进气血流通，缓解因气滞血瘀引起的关节肿胀、疼痛、肌肉酸痛等症状。推拿刺激皮肤和肌肉层，通过机械性刺激改善局部的血液循环，促进营养物质和氧气的供给，帮助去除代谢废物，从而缓解炎症和水肿，改善关节的活动度。其次，推拿具有活血化瘀的作用，能改善血液循环，帮助改善 SLE 患者因血瘀导致的炎症反应，尤其是在关节、皮肤等部位的症状表现。推拿的推、按、揉等手法可调节局部和全身的气血流通，促进血液流动，从而减轻关节炎症和疼痛。再者，推拿可以调节脏腑功能，增强免疫力。SLE 患者常伴随脾虚、肾虚等症状，推拿通过按摩背部、腰部等脏腑经络的关键部位，帮助调节脾胃、肾脏功能，增强气血的生成和运化能力，进而改善患者的体力和免疫功能，帮助提高机体的自愈能力。最后，推拿通过调节神经系统和内分泌系统，缓解 SLE 患者的精神压力、焦虑和失眠等症状。推拿具有放松神经、舒缓肌肉的作用，能够帮助患者缓解情绪紧张、改善睡眠质量，提高生活质量。总的来说，推拿治疗 SLE 的原理是通过疏通经络、调节气血、活血化瘀、增强免疫力等多重机制，帮助缓解病情，促进身体的自我修复，成为 SLE 患者治疗和康复过程中有效的辅助疗法。

（二）常用中医推拿操作

推拿治疗系统性红斑狼疮的常用操作主要包括推、按、揉、捏、捶等多种手法，针对不同的症状和体质，通过刺激特定的部位和经络来调节气血、疏通经络、活血化瘀、舒筋活络。以下是一些常用的推拿操作方法及其应用。

1. 推法

推法是推拿中的基本手法，通过手掌、指腹或肘部在患者皮肤上进行连续、平稳地推揉。推法可以用于调理气血、疏通经络、促进血液循环。推法主要用于全身气血不畅、关节僵硬、肌肉酸痛的患者。通过在背部、大腿、小腿等部位进行推拿，可以疏通经络，改善气血循环，缓解 SLE 患者常见的关节疼痛和肌肉酸痛。

2. 按法

按法是指用指腹或指尖对特定的穴位或部位进行按压。按压可以帮助调节气血、缓解局部的紧张和疼痛，改善血液循环。按法通常用于疼痛、炎症较为明显的部位，如关节、肩部、膝部等。常用的穴位包括合谷、足三里、肩井、膈俞等，这些穴位可以帮助调节免疫、缓解炎症和减轻肌肉疼痛。

3. 揉法

揉法是用手指、掌或肘进行圆周运动，通过揉动可以舒筋活络、促进局部血液流动、减轻肌肉紧张。揉法适用于关节肿胀、肌肉紧张和僵硬的部位，尤其是针对 SLE 患者关节的局部炎症和水肿。揉动可以帮助松弛肌肉、舒缓局部不适，并改善肢体活动度。

4. 捏法

捏法是用手指捏捻皮肤、肌肉或经络部位，具有强烈的局部刺激作用，可以起到疏通经络、活血化瘀的效果。捏法适用于治疗局部瘀血、血液循环不畅的症状，尤其是对 SLE 患者出现的关节周围瘀血、肿胀等症状有良好的缓解作用。捏法特别适合使用在关节周围、肌肉紧张的部位。

5. 捶法

捶法是用拳头、掌根、肘部进行轻捶或敲击，通过强烈的局部震动刺激肌肉和经络，具有活血化瘀、疏通经络的效果。捶法常用于全身或局部血液循环差、肌肉僵硬的情况。在治疗 SLE 引起的关节痛、肌肉痛等方面有较好的效果。捶打的力度应根据患者的耐受度逐渐调整，避免过度用力。

6. 点法

点法是指用指尖按压特定的穴位，以达到刺激经络、调节气血、缓解症状的效果。点法可以结合按法和揉法，针对性强，效果显著。点法通常用于调节内脏功能、改善免疫、舒缓局部疼痛等。常用的点穴部位有大椎、百会、肾俞、三阴交、合谷等，这些穴位可以调节气血，改善 SLE 患者的免疫功能和气血状况。

7. 拔罐配合推拿

拔罐是一种传统的物理治疗方法，通过负压作用吸附皮肤，促进血液循环、疏通经络。拔罐配合推拿治疗可以增强疗效，尤其对 SLE 引起的肌肉酸痛、关节不适和皮肤问题有良好的缓解作用。拔罐适用于肩背部、腰部、臀部等部位。拔罐后可进行适当的推拿操作，如推法和揉法，进一步疏通经络，促进血液循环，减轻炎症反应。

8. 推拿与小儿推拿结合

针对不同年龄段的 SLE 患者，尤其是体质虚弱的老年患者和小儿患者，可以结合小儿推拿的轻柔手法，进行较为温和的治疗。小儿推拿强调操作轻柔、力度适中，但同样可以通过刺激穴位、疏通经络、调节气血，改善免疫功能，缓解病痛。

三、耳穴贴压疗法

（一）耳穴贴压疗法治疗系统性红斑狼疮的原理

系统性红斑狼疮是一种累及患者体内多系统、多器官的自身免疫性疾病。目前临床将糖皮质激素作为治疗 SLE 的主要药物之一，其能抑制患者体内炎症反应，控制、缓解患者病情，但患者在长期服用药物的过程中会产生一系列的不良反应，而睡眠障碍则为临床常见的不良反应，且 SLE 病情迁延不愈，易导致患者出现焦虑、抑郁、恐惧等不良情绪，从而出现睡眠障碍，使患者生命质量水平下降，对病情产生负面影响。故需采取有效的措施对患者睡眠障碍进行及时干预。

中医理论中，人体的耳廓并不是单纯的软骨，而是与五脏六腑存在紧密的联系，脏腑出现疾病均可在耳廓找到相应的阳性点。耳廓上不仅存在多种感受器，并有丰富的神经支配和血管分布，其中包括迷走神经、交感神经和副交感神经，因此能协调和维持全身脏腑的生理运动。刺激耳部的相应穴位可以兴奋这些感受器并刺激相关神经。研究显示，引阳入阴推拿配合耳穴贴压疗法可显著改善患者睡眠质量。引阳入阴推拿是对穴位采取中医推拿的一种疗法，将机体从兴奋的"阳"状态转变为抑制的"阴"状态，从而安神平心，提高睡眠质量。耳穴贴压可以通过刺激患者耳部穴位，调动气血运行，调节脏腑阴阳，从而发挥镇静安神的作用。

（二）耳穴贴压治疗 SLE 的常用穴位和方法

1. 免疫调节穴位

（1）免疫点

位于耳轮脚末端与对耳轮上脚前缘之间凹陷处，刺激此点有助于增强免疫力，调节免疫反应，对于 SLE 的免疫系统异常具有积极作用。

（2）肾上腺穴

在耳屏（耳廓前部的突起部分）内侧的隆突处，即耳屏间切迹（耳屏与对耳屏之间的凹陷）向耳甲腔延伸的隆起部位。刺激此穴位有助于增强肾上腺功能，调节激素分泌，对于免疫系统有调节作用。

2. 抗炎镇痛穴位

（1）关节对应区

位于耳舟（耳廓外侧的凹槽状结构）的中段至下段区域，如腕穴（平耳轮结节处）、踝穴（耳舟尾部）。此为关节疾病的反射区，刺激对应区域可缓解因 SLE 引起的关节炎症和疼痛。

（2）神门穴

位于三角窝（耳廓上部凹陷处）后上方的凹陷中，耳轮上、下脚分叉处稍上方。具有调节神经系统、镇静安神、强效镇痛的作用，可缓解疼痛引发的情绪波动和焦虑症状。

3. 内分泌穴

位于耳甲腔最凹陷处，与交感穴相邻。用于调节体内激素水平，缓解内分泌失调所带来的症状，适用于 SLE 患者的免疫功能异常。

4. 调节神经与改善睡眠的穴位

（1）交感穴（自律神经穴）

位于耳轮脚末端与对耳轮下脚前缘的交界处（耳甲艇外缘）。刺激此穴可调节自主神经，减轻压力、缓解焦虑，改善 SLE 相关的睡眠障碍。

（2）皮质下穴

位于对耳屏内侧面。通过调节大脑皮质功能，缓解 SLE 引起的疲劳、焦虑及顽固性失眠等神经症状。

5. 增强体力、缓解疲劳的穴位

（1）脾穴、胃穴

脾穴：位于耳甲腔（耳中心凹陷区）的外上方，靠近耳轮脚末端。胃穴：在耳轮脚消失处（耳甲腔前缘），与贲门穴相邻。刺激这两个穴位可以调理脾胃，改善消化吸收功能，有助于缓解 SLE 患者因脾虚引起的疲劳、食欲缺乏等症状。

（2）肾脏穴

位于耳甲艇（耳轮脚上方的凹陷区）的最深部。该穴位有助于调节肾脏功能，改善体力，减轻 SLE 患者的肾脏损伤。

6. 耳穴贴压治疗方法

（1）耳贴法

耳贴法是通过将耳穴贴纸或耳穴种子（通常为小颗粒）固定在耳部特定的穴位

上，持续刺激这些穴位，达到调节气血、增强免疫、缓解症状的效果。具体步骤如下。①选择合适的耳穴：根据 SLE 患者的具体症状和体质选择适合的耳穴，如免疫点、关节穴、肾脏穴等。②清洁耳部：在贴压前清洁耳部，确保皮肤干净，避免感染。③贴压耳穴：将耳穴种子放置在耳朵的相关穴位上，用耳穴贴纸固定。常见的耳穴贴纸为透明粘贴式，使用方便，可以保持长时间的刺激。④按压刺激：耳穴贴压后，用手指轻轻按压贴纸上的耳穴种子，每天刺激 1~2 次，每次持续 10~15分钟。

（2）耳针法

耳针法是通过将细小的针刺入耳部穴位，以达到治疗效果。耳针治疗通常在专业诊所进行，由中医针灸师操作。

7. 耳穴贴压治疗的疗程与注意事项

耳穴贴压一般治疗周期较长，通常需要持续治疗 2~3 周，具体疗程视患者病情和反应而定。在治疗过程中，患者需定期评估治疗效果，及时调整治疗方案。注意事项包括保持清洁：耳穴贴压部位需要保持清洁，避免出现过敏或感染。避免过度刺激：在耳穴贴压期间，避免过度按压耳部，以免引起皮肤损伤或过度刺激。个体差异：每位患者的症状和体质不同，耳穴的选择和贴压方法应根据个体的需求进行调整。

四、中医功法

（一）中医功法治疗系统性红斑狼疮的原理

中医功法治疗 SLE 主要通过调节气血、疏通经络、恢复阴阳平衡、增强脏腑功能、改善免疫系统以及调节情绪等多方面手段，促进机体自我修复和自我调节。中医认为，SLE 的发生与气血失调、阴阳失衡、脏腑功能紊乱以及免疫异常等因素密切相关，而中医功法通过一系列内外兼修的练习，如气功、太极拳、八段锦等，能够调和气血、疏通经络、平衡阴阳，增强脏腑功能，改善免疫力。气血的畅通能够缓解关节炎症、肌肉酸痛、疲劳等症状，帮助恢复身体的正常生理功能；阴阳的平衡调节则有助于避免免疫系统的过度反应，减轻自身免疫攻击带来的损伤。同时，中医功法通过调节呼吸、放松身心，能够缓解患者的精神压力、改善情绪，帮助减少焦虑、抑郁等心理负担，从而促进身体的整体康复。此外，中医功法还通过增强脏腑功能来提高免疫系统的自我调节能力，改善肾脏、脾胃等重要器官的功能，增强机体的抗病能力。功法中的运动与呼吸训练有助于改善血液循环，促进代谢废物的排除，从而缓解炎症反应，减少免疫系统的负担。

（二）中医功法在系统性红斑狼疮康复中的具体应用

1. 太极拳

太极拳是一种结合了慢动作、柔和运动与深长呼吸的传统武术，具有疏通经络、调节气血、增强免疫、放松精神等多重功效。练习太极拳能够改善全身的血液循环，促进代谢废物的排出，减轻疾病的负担。改善 SLE 患者因免疫系统异常引起的炎症反应，同时增加身体的柔韧性，减少关节僵硬、疼痛等症状。应用方法：如 24 式太极拳通过其慢速、连贯而均匀的动作能有效促进全身气血流通，增强肢体的柔韧性，并改善关节功能。调整呼吸节奏：太极拳中的呼吸与动作结合，有助于放松神经系统，调节免疫系统，减轻 SLE 症状。

2. 八段锦

八段锦是传统的健身功法之一，适用于增强体质、疏通经络、调节气血，特别适合 SLE 患者进行康复训练。八段锦的动作以舒展筋骨、调节气血、放松身体为主，能够有效缓解由 SLE 引起的关节疼痛、乏力和精神紧张等症状。八段锦的动作简单易学，适合不同年龄层的患者，且可以根据患者的体力状况进行适当调整。应用方法：如"双手托天理三焦""左右开弓似射雕"等动作，可以有效疏通经络，促进全身气血流畅，缓解 SLE 患者的全身不适。配合呼吸调节：通过动作的配合，帮助调节呼吸、增强气血运行，改善体内气血不足的症状。

3. 导引法

导引法是一种结合呼吸、动作和意念的传统疗法，通常以缓慢的体位变化、舒展的动作和深长的呼吸为特点，可帮助人体调整体内气血的流通，达到疏通经络、促进代谢的目的。导引法特别适用于 SLE 患者，尤其是在缓解疲劳、提高免疫力、改善关节功能方面具有良好的疗效。应用方法：如"推天拔地""调脉震气"等，可以帮助患者放松身体、疏通经络、调节内分泌。结合深呼吸：通过深呼吸和意念的调节，增强气血循环，改善脏腑功能。

第二节 · 系统性红斑狼疮的预防调护

一、系统性红斑狼疮的预防

系统性红斑狼疮的病因尚不明确，一般认为可能与遗传、环境因素与雌激素有关，因此对于一般人的 SLE 发病并没有特殊的预防方法，但对于已经有患病历史的人群，要注意多因素诱发或加重病情。预防病发的主要方式是避免诱发因素，如避免直接暴露在阳光下，避免使用可能引发狼疮的药物等。

1. 阳光

皮肤是 SLE 最常受累的器官，亦是感受外界环境变化的主要器官之一，系统性红斑狼疮患者常在晒太阳后发病，可能与紫外线使皮肤部分细胞凋亡，引起抗原暴露或新抗原暴露有关。紫外线照射可诱发 SLE，防晒（如防晒霜）可避免紫外线对 SLE 患者皮肤的刺激，减轻患者的皮肤炎症，减少旧病复发。

2. 感染

多种感染因素会导致 SLE 的疾病活动，改变疾病的自然历程，恶化 SLE 患者的预后。目前感染被认为是 SLE 复发和死亡的重要因素，在欧洲狼疮队列中，36％的患者在随访期间出现感染，近 1/3 的死亡患者与其近 5 年的感染有关。有研究发现在 SLE 复发因素中感染约占 45.3％，其中呼吸道感染居首位，占 51.3％，其次是肠道感染，约占 20.4％，最常见的病原菌是金黄色葡萄球菌、大肠埃希菌、肺炎克雷伯菌等，这可能与 SLE 患者长期应用免疫抑制剂及激素有关。

3. 依从性及药物相关因素

依从性被认为是除感染外的另一个导致 SLE 患者复发的重要因素。由于很多患者没有正确认识糖皮质激素、免疫抑制剂等药物在 SLE 治疗中的作用及重要性，或恐惧长期服用激素等药物带来的副作用，从而自行减量或私自停药，最终导致疾病的复发或恶化。此外，有报道发现 SLE 患者使用部分药物如青霉胺、氯丙嗪、异烟肼、含雌激素的避孕药等可导致疾病的复发。

4. 雌激素

流行病调查显示，育龄期妇女系统性红斑狼疮患者明显多于男性，发病人数比达 9∶1；而在儿童及老年人中，女性、男性发病人数比则降至 3∶1；妊娠期雌激素分泌量急剧增加，而系统性红斑狼疮的病情也会加重。

另外，口服雌激素类避孕药或长期口服雌激素进行激素替代治疗者，系统性红斑狼疮发病风险均增加。

5. 妊娠

近年来，关于 SLE 合并妊娠的研究中，结果不尽相同。亚洲国家的回顾性病例研究显示，妊娠期 SLE 的复发率约 36.5％，且与疾病的活动情况、严重程度有关。我国一项回顾性研究显示妊娠前病情活动的狼疮患者复发率为 56％，而病情稳定的狼疮患者妊娠期间复发率为 38％。欧美国家病例对照研究显示，病情平稳的 SLE 患者在妊娠过程中疾病的复发率为 18％～25.6％。

6. 情绪、劳累

患者的情绪波动亦是诱发病情反复的因素之一，由于 SLE 病程长，症状反复发作，患者往往会存在焦虑、恐惧、抑郁、悲观失望等情绪；许多患者可以很好地应对，有相对正常和富有成效的生活，而部分患者会因为无法应对这种疾病所带来的负担，进而影响其生理和病理过程，降低治疗效果。Carr 等的研究也显示抑郁症可能加剧狼疮疾病的活动，但其具体机制有待进一步探索。谭焕源等的研究中，36 例复发患者中有 5.5% 的患者复发是因为在病情缓解期过度从事体力劳动而引起，因此，劳累也是引起 SLE 病情复发不可忽视的因素之一。

二、系统性红斑狼疮的调护

目前对系统性红斑狼疮无法根治，但适当的治疗和日常调护可以使患者维持良好的生活质量，延缓病情进展，早期诊断、早期治疗和调护的相互配合是提升患者生活舒适度的重要因素。中医历来重视养生调护，《灵枢·本神》曰："故智者之养生也，必顺四时而适寒暑，和喜怒而安居处，节阴阳而调刚柔，如是，则僻邪不至，长生久视。"说明 SLE 患者的生活须顺应气候变化，调和情志，饮食起居有常，具体应注意以下几点。

（一）保持精神愉快

疾病的发生发展与人的精神状态有着密切的关系，因此七情内伤可以直接致病，亦可以由七情内伤引起人体阴阳失调、气血亏损、抵抗力减弱，易为外邪入侵。因此保持精神愉快也是预防 SLE 的一个重要方面。要教育患者遇事不可过于激动或者长期郁闷不乐，要善于自我节制和化解不良情绪，保持乐观的心态和愉悦的心情，维护好自身的正气。

（二）坚持经常锻炼

坚持经常锻炼可以增强体质，提高御邪能力，锻炼的方式应该视性别、年龄、身体原来的健康状况、锻炼的基础等因素而定，选择适合自身情况的活动方式，切勿一开始活动量太大，用力过猛，必须循序渐进，贵在坚持，必要时要请医生或有关人员指导。

（三）合理调配营养

SLE 的病程长，患者服药多，脾胃功能往往受到一定影响，所以，不能只注意食物营养价值的高低，而忽略了患者的具体病情和脾胃功能。

① 羊肉、狗肉、马肉、驴肉、鹿肉等：由于其性温热，临床上发现个别患者食用后会加重和诱发狼疮的病情，造成不良后果。

② 菠菜：传统认为其能发疮，现知菠菜能增加狼疮性肾炎的蛋白尿和管型，并能引起尿浑浊和尿路结石（草酸钙结晶），狼疮性肾炎患者不宜食用。

③ 花菜可能会加重脱发，因此脱发者不宜食用。

④ 香菇、芹菜、草头（南苜蓿、紫云英），能引起光敏感、面部红斑、皮疹，故有光敏感的 SLE 患者不宜食用。

⑤ 辣椒、青椒、大蒜、大葱、韭菜、桂圆等过于热性的食物并不绝对忌食，但不宜多食、常食。

⑥ 对于长期服用激素而引起高血脂、高血糖的患者，应注意少吃脂肪和胆固醇含量较高的食物及高糖食物。

⑦ 不宜饮酒、吸烟。香烟中尼古丁等有害成分能刺激血管壁而加重血管炎。

⑧ 市场上的一些补品，尤其是一些没有标明成分的保健食品，不能随意进补，以免加重病情。

⑨ 狼疮性肾炎患者由于长期蛋白丢失，使体内白蛋白降低，故应及时补充优质蛋白如牛奶、鸡蛋、瘦肉、鱼等动物蛋白，而狼疮性肾炎后期肌酐、尿素氮增高的氮质血症甚至尿毒症患者，应少食或不食豆制品，以免加重肾脏负担。

患者应根据自己的情况仔细观察哪些食物会引起变态反应或会影响病情，并及时与医生一起进行探讨，以确定忌口的方法和内容。

第八章

系统性红斑狼疮的中医慢病管理

慢病管理是指对慢性非传染性疾病及其风险因素进行定期检测，连续监测，评估与综合干预管理的医学行为及过程，主要包括慢病早期筛查，慢病风险预测、预警与综合干预，以及慢病人群的综合管理，慢病管理效果评估等。SLE 的慢病管理目标是控制疾病活动，预防和减少旧病复发，减少药物不良反应，减少靶器官损害，从而提高患者的生活质量。

中医治疗慢病是在整体观念和辨证论治理论指导下，系统地把握人体的生理病理信息以及与人体内部、自然界、社会的联系，针对不同机体、不同或相同的疾病状态，建立个体化的诊疗方案，使机体逐步恢复阴阳平衡的健康状态；在治未病理论指导下，针对机体危险状态"未病先防"，减少慢病发病率、患病后"既病防变"，防止病情进一步发展、疾病痊愈后"瘥后防复"，降低疾病复发率，完善慢病防治早期干预措施，减少器官系统损害，提高慢病患者生存质量，延长患者生存时间，降低死亡率并减轻医疗负担。根据患者个体化差异、不同的地域环境、不同季节，从而制定适宜的治法、方药，即"三因制宜"这一中医理论基础的具体体现。下面将具体论述这一理论在系统性红斑狼疮中医慢病管理中的应用。

第一节 · 慢病管理的中医理论基础

"三因制宜"是《内经》中重要的治疗思想，分为因人、因地、因时制宜三个方面，主要见于《素问·五常政大论》《素问·八正神明论》《素问·异法方宜论》《灵枢·五变》等篇。"三因制宜"治疗思想是在长期的医疗实践中形成的，它是中医学整体观念和辨证论治在中医治疗学上的重要体现，指导医者在诊治疾病时，既要立足于本病，又要考虑气候变化、地理环境、个体体质等差异对疾病的影响，以取得最佳疗效。

一、因人制宜

根据患者的年龄、性别、体质、生活习惯等不同特点，制定适宜的治法和方药的原则，即为"因人制宜"。《素问·痹论》提到感受风寒湿之邪而致痹证，"阳气少，阴气多"体质者，表现为肢体骨节寒冷、疼痛剧烈的痛痹；"阳气多，阴气少"体质者，表现为骨节红肿热痛、发热、口干、舌红的热痹。体质是人独特的个性体征之一，体质状态是临床辨证的基础。许多先天性疾病是由体质直接决定的，体质的特殊性又决定着对某些致病因素的易感性及发病类型的倾向性。因此，体质决定证候特点，辨证就是要求把握特定体质背景对病邪所产生的特定反应。同一疾病在不同体质条件下可以形成不同的证候，即使在同一人体，疾病的发展变化的不同阶段也是体质因素决定的。对于同一疾病，由于体质不同，症状表现不同，治疗方法也不同，此为同病异治。不同的疾病，由于机体反应状态相近，症状表现相似，治疗方法也相同，此为异病同治。总的来说，注重体质的个性特征，强调患者的独特性，是决定治则治法的重要依据。辨证论治是立足于患者体质认识病情，从而确定施治的方法，因此辨别体质是因人制宜的本质，也是辨证论治的核心。

二、因地制宜

根据不同的地域环境，制定适宜的治法和方药的原则，即为"因地制宜"。《内经》重视人体体质的地域性差异，认为所处地理位置不同，发病的病邪特性不同，如《素问·阴阳应象大论》云："东方生风""南方生热""西方生燥""北方生寒""中央生湿"等。我国复杂多样的地形，形成了复杂多样的气候，各地温度、湿度、降水、气压均不相同，造成了各地区人体生理病理情况的差异，故治疗方法也有区别。《素问·异法方宜论》从五方（东、南、西、北、中）的地理环境、生活习俗及体质差异出发，明确提出治疗需"因地制宜，治法各异"。《素问·五常政大论》进一步深化了这一思想，指出地理环境影响寿命："阴精所奉（高寒之地阴气上承）其人寿，阳精所降（低热之地阳气耗散）其人夭"，并总结"高者其气寿，下者其气夭"，揭示了海拔、气候与体质、寿夭的关联性。

三、因时制宜

根据不同季节气候的特点，制定适宜的治法和方药的原则，即为"因时制宜"。此处的"时"一是指自然界的时令气候特点，二是指年、月、日的时间变化规律，如《灵枢·岁露论》中"人与天地相参也，与日月相应也。"

《内经》认为人生活在自然界之中，自然界所存在的一些规律性变化，如昼夜交换、朔望变化、四季转换、运气更迁等规律，直接影响着人体，导致人的体质始终处于动态的变化过程之中，从而产生了节律性的变化，如《素问·脉要精微论》："万物之外，六合之内，天地之变，阴阳之应，彼春之暖，为夏之暑，彼秋之忿，为冬之怒，四变之动，脉与之上下，以春应中规，夏应中矩，秋应中衡，冬应中权。"表明四季阴阳变化使人体产生相应的节律，表现在脉象上即为春规、夏矩、秋衡、冬权。《素问·六节藏象论》载："不知年之所加，气之盛衰，虚实之所起，不可以为工矣。"表明每年的运气情况是防病治病的重要依据。《素问·四气调神大论》专篇论述了四时之气对人体生理的调控作用，并提出了与之相适应的养生方法。进一步，《素问·八正神明论》强调治疗需因需调治"四时者，所以分春夏秋冬之气所在，以时调之也。"此外，《素问·六元正纪大论》结合五运六气规律，制定了"用寒远寒，用凉远凉，用温远温，用热远热"的防治原则，深化了因时制宜思想。四时阴阳变化是万物生长收藏之本，人体气血盛衰、阴阳消长等动态变化必然顺应此规律，因此在治疗时亦有节律可循。

此外，时代的更迭必然带来自然环境、社会环境、生活条件、饮食习惯、伦理道德、文化取向、行为方式等诸多方面的巨大改变，这种改变会使体质产生潜在的变化，疾病的特征也会随之变异，须随异而治。在养生保健、防治疾病中考虑时气的变化特点，做到毋逆天时，勿失气宜，实际上是强调重视时气对体质施加的影响，其本质上仍是辨质制宜。总之，体质受时间变化的影响，因时制宜的本质也是因人制宜。

第二节 · 个性化治疗方案的制定

由于疾病的发生、发展及转归预后常常受到时令气候、地理环境以及对疾病的影响较大的患者体质等因素影响，因此，在系统性红斑狼疮的中医慢病管理时，必须结合三因制宜理论，考虑疾病与患者自身、地理、气候之间的关系，具体情况具体分析，以制定出适宜的中医慢病管理方法。

一、因人制宜

体质是人独特的个性特征，这种特征受性别、年龄、生活习惯、职业、居处环境等因素的制约，因此在慢病管理中必须重视这些因素，采用适合个体特点的措施，考虑由诸多因素共同决定的体质特异性，从而使防治更加贴切而有效。SLE的临床表现具有高度异质性，同一患者在病程的不同阶段会表现出不同的临床特征；相同系统受累的患者其治疗应答及预后也具有明显差异。这一特性极其贴合中医思想中的"同病异治、异病同治"理论。

（一）体质

本病基本的病因病机为素体禀赋不足，肝肾亏虚，复感六淫之邪，或因劳累、情志所伤、阳光、生产等因素，以致真阴不足，瘀热内盛，痹阻脉络，外侵肌肤，内损脏腑。故具体情况具体分析，可分为热毒炽盛证、肝肾阴虚证、脾肾阳虚证、风湿热痹证。

1. 热毒炽盛证

热毒炽盛型以清热凉血、化斑解毒为主。方药可选用犀角地黄汤合黄连解毒汤加减。高热神昏者可加安宫牛黄丸，或服紫雪丹、至宝丹；高热者也可配合中医耳尖、十宣放血；便秘者予按摩天枢、气海、关元、大肠俞等穴，2～3次/天，每次30min；或予耳穴压豆，选便秘点、大肠、三焦等。指导患者多饮水、多食粗纤维食物，以达到通腑泄热、解毒之目的。保持室内通风、凉爽，中药汤剂宜凉服。

平素应指导患者进食清淡、易消化的饮食，多食清热解毒之品，如苦瓜、龟苓膏、绿豆汤、菊花茶、银花茶等。忌食胡椒、狗肉、羊肉、牛肉等性味温热之食品。勿食海鲜、香菇、芹菜、黄泥螺、紫云英等光敏食物，戒烟酒。

有皮肤红斑者，指导患者外出时注意避免阳光照射，如戴宽边帽、打遮阳伞、穿长袖衣等，必要时使用遮光剂。平素宜用30℃左右温水湿敷红斑处，忌用碱性肥皂及刺激性化妆品。

2. 肝肾阴虚型

肝肾阴虚型以补益肝肾、养阴清热为主。方药可用蠲痹汤加减，中药汤剂宜温服或偏凉服，伴阴虚潮热者，中药在午后或晚间服用效果更佳。心烦、失眠者，可用莲子心、生地黄、甘草等煎水代茶饮。

指导患者调畅情志，忌动怒，忌恐惧、焦虑等不良情志，中医认为"怒伤肝、恐伤肾"，以免加重肝肾之损，影响气血流畅。指导患者食清热养阴之品，如鳖甲、沙参、玉竹、天冬、石斛等，平素可予青蒿、地骨皮煎水代茶饮。脱发者，指导患者多食核桃、芝麻、花生、红枣，可用何首乌煎水代茶饮；每天双手按摩头皮2～3次，每次15～30min；叮嘱患者切忌染发，以免诱发或加重病情。

3. 脾肾阳虚型

脾肾阳虚型以温阳利水为主。方药可选用附桂八味丸合真武汤加减。中药汤剂宜热服。补骨脂、独活、紫草、白蒺藜、白芷、前胡等为光敏性中药亦应忌用或慎用。腹胀小便不利者，热水袋热敷下腹部，或针灸关元、气海、中极、三阴交等穴，1次/天，7次为1疗程。

指导患者低盐或无盐饮食，选择补益脾肾、利尿消肿之品，如山药黄芪黑豆粥，玉米须或赤小豆煎水代茶，以利尿消肿、降压。同时注意补充富含钾、钙的食物，如高钙牛奶、香蕉、橘子、橙子等，尿毒症除外。

居室温暖避光，减少探视，少去公共场所，防止感冒。注意休息，避免劳累，卧位时抬高双下肢。避免使用可能会诱发狼疮活动或加重病情的药物，如青霉素、链霉素、异烟肼（雷米封）、灰黄霉素、磺胺类药、含雌激素的避孕药等。

4. 风湿热痹型

风湿热痹型治以清热利湿、通痹止痛为主。中药汤剂宜温服。关节肿痛者，予中药外敷、外洗；或用中药封包治疗（将中药制成药包，通过导线连接电源加热，借助药力与热力相结合，使药物作用发散，直达病所，达到通则不痛），1～2次/天，每次30min，7次为1疗程。还可用中药川乌、草乌、威灵仙、桂枝、川芎、细辛、独活、羌活、伸筋草、透骨草煎汤熏洗，1次/天，汤药温度50～70℃时熏蒸，40～45℃时泡洗，不少于30min。

指导患者清淡饮食，食物选择清热利湿之品，如薏仁防风粥、薏仁莲子木瓜粥等；忌食辛辣、煎炸、海鲜、光敏食物。居住环境空气流通，温湿度适宜，注意关节保暖，冬天切忌下冷水，以免加重关节疼痛和雷诺现象。穿宽松透气鞋、棉质内衣裤。

（二）年龄、性别

育龄期女性是 SLE 的主要发病人群。儿童系统性红斑狼疮（cSLE）与成人 SLE 相比，cSLE 起病更急、病情更重、病程更迁延，肾脏受累及神经系统受累比成人更常见且更严重。因此，需要对 cSLE 及其并发症进行慢病管理。

1. 育龄期女性

SLE 多见于育龄期妇女，严重影响妊娠，因此妊娠期间的治疗需特别关注。建议疾病活动期的 SLE 患者严格避孕，以避免不良妊娠结局的发生。有妊娠意愿的女性应停用可能致畸的药物，疾病稳定超过 6 个月且无重要脏器损害后，可考虑妊娠。妊娠期的 SLE 患者应密切监测疾病活动和胎儿健康，复发风险增高时推荐全程服用羟氯喹，必要时加用激素、硫唑嘌呤等控制病情。

朱良春先生认为在病情已得到控制的情况下，接受中医药治疗，尽可能地停服西药，是较为明智的选择。因此，辨证准确、用药精当，成功地停用西药后，中医予以益肾蠲痹法可以帮助很多育龄妇女实现生育的愿望。这些措施都有助于减少妊娠期间的并发症发生概率，保障母亲和孩子的健康。

2. 男性

调查显示我国男性 SLE 患者较女性患者病情更重，疾病活动度评分更高，肾脏病变、血管炎和神经精神性狼疮的发生率均高于女性患者，男性患者合并症的发生率更高，生存率更低，预后更差。在饮食方面针对肾脏受损者可指导患者，应忌食豆类及植物蛋白含量高的食物，以免加重负担；有水肿者应限制钠盐的摄取。因此，在辨证时应考虑并发症的问题，减少可能影响肾功能的药物使用，并及时告知患者完善相关检查，加强筛查，防止疾病进一步发展。

3. 儿童

（1）提高疾病认知度及自我管理

由于儿童认知能力有限，疾病的自我管理依赖于照护者，需要家庭的重视、参与、学习，同时需要患儿自我接受疾病现实。在慢病管理的初始阶段，需要患儿及其家属充分认识并了解疾病，重视定期随诊、规律服药以及能够初步自行评估疾病状态，切忌自行减量或停药。可利用多种媒介、采取多种模式，如借助图片、网络、音频、视频等，组织集体教育及鼓励同伴参与进行疾病宣教。强调规律用药的重要性，注意避免感染及日光照射，做好防晒，养成良好的卫生习惯，合理计划饮食，如苜蓿、刀豆等植物中含有刀豆氨酸，在易感人体中可能诱发药物性狼疮样综合征，应当避免食用。平时需补充足够的优质蛋白，如牛奶、豆制品、鸡蛋等。此外，应指导患儿学会自我监测，包括疲劳、脱发、皮疹、少尿、水肿等症状的评估、分析和表达；学会观察用药期间的身体反应如胃肠道反应、大小便情况，并监测血压、血糖等。

（2）加强心理及社会支持

由于需要长期服药或定期到医院治疗，患儿容易出现心理问题，如抑郁和焦虑等，尤其是处于青春期的患儿，故应关注患儿的心理状态，必要时由心理专科医生协助评估及干预，特殊情况下陪护人员亦需要进行心理测评及辅导。

学校的健康宣传教育也格外重要，通过各种形式的宣教，得到教师、同学的理解支持，可以使患儿更好地面对现实，增强与疾病斗争的信念，消除其负面情绪，依从性提高，治疗效果也会更为显著。

二、因地制宜

中医强调"因地制宜"，《素问》指出"地势使然"则"民病各异"。不同地域的气候特点、饮食结构（如北方多燥、南方多湿）长期塑造人群体质偏颇，进而影响 SLE 的发病特点与疾病表现。

（一）东南地区

东南地区，海拔低，天气炎热，人们腠理疏松，阳气容易外泄，依"阳在外，阴之使也"，因此，我们在治疗时应注意保护阳气，防止阳气耗散，用药时不能过用辛热之品，以免阳气过于外泄。如岭南地区终年炎热，常年受东南或偏南之暖湿气流影响，空气相对湿度偏高。《岭南卫生方》指出：岭南之地卑而土薄。土薄故阳气常泄，地卑故阴气常盛（元·释继洪），阐明了岭南地理环境通过影响人体阳气输布与阴湿滞留，形成特有的疾病谱系。如广州地处岭南，其气候四季变化不明显，每日温差较大，SLE 患者应视气候变化随时增减衣物，避免受寒致疾病发作或病情加重。另外，岭南地域多湿，易生湿热、热毒，当地人酷爱煲清补凉汤或清热祛湿汤。周淑娟等研究提示：广州 SLE 患者以风湿热痹型、热毒炽盛型、肝肾阴虚型为主，与岭南地域、当地人的体质有着密切关系。故在慢病管理上应着重加强"清热祛湿、清热解毒、补益肝肾"饮食指导和体质调理，并注意居室环境的清洁、干燥、通风。

（二）西北地区

西北地区，海拔高，气候偏于寒冷，干旱少雨，治疗疾病时，要注意湿从寒化，应温化寒湿，祛湿化痰，但在治疗过程中不能过用辛温燥热之品，以防体内阴液的消耗。且其地理环境为多沙石而少树木，其气机升发不足而阴气偏盛，故在遣方用药之时多配伍使用黄芪等补气升阳、益卫固表之药物，以助阳气布散。如贵州地区患者遣方用药之时主要考虑当地湿邪凝聚之特点，多配伍使用秦艽等祛风湿、通经络之药物。

三、因时制宜

由于疾病的发生、发展及预后转归常常受到时令气候、地理环境以及患者体质等因素影响，且 SLE 患者病后对外界适应能力下降，四季气候变化对 SLE 患者影响很大。如何随着气候变化调整自身生活起居，保持机体与自然界气候的统一和协调，对预防复发、提高生活质量意义重大。因此，在系统性红斑狼疮的中医慢病管理时，必须考虑疾病与患者自身、地理、气候之间的关系，具体情况具体分析，以制定出适宜的中医慢病管理方法。

（一）春

春季气候由寒转暖，细菌、病毒比较活跃，人们活动转向室外，互相接触多，疾病传染机会增加，并且春季乍暖乍寒，SLE 患者抗病能力相对较弱，应指导 SLE 患者少到公共场所，外出戴口罩，注意保暖，同时避免出游时过度劳累及接触空气中的致敏源。

（二）夏

夏季天气炎热，光照强烈，SLE 患者此时应避开阳光，如需外出活动，则应备好遮阳物品，如防紫外线伞及宽边帽、长袖衫、长裤等，并使用遮光剂。暑夏天气闷热，指导患者注意防暑，避免高温作业，适当饮些清热祛湿茶、绿豆海带汤等，并切忌贪凉饮冷，否则会引起体内环境紊乱，诱发疾病或加重病情。

若在梅雨季节发现面浮、足肿或脾胃失健的患者，则需予以利湿退肿之剂，避免内湿较甚者合并外湿，而交结成疾。

（三）秋

秋季秋高气爽，云量较少，紫外线穿透率增加，会引起皮肤损伤加重，出现皮肤红斑，所以同样要注意防晒。秋季气候干燥，狼疮患者容易出现呼吸道损伤，如肺损害及口腔溃疡，应指导 SLE 患者多食水果（如橙子、猕猴桃、香蕉、苹果等富含钾、维生素的水果），并及时补充水分。可予沙参玉竹百合汤或胖大海、罗汉果煎水代茶，以清肺润燥。皮肤干裂者，注意做好皮肤护理，如涂润肤剂，剪短指趾甲，避免搔抓等。

（四）冬

冬季寒冷可直接刺激皮肤，引起表皮毛细血管痉挛收缩，末梢循环不良，出现面部、耳廓、指端冻疮性红斑，加重雷诺现象。寒冷刺激还可使整个机体出现应激状态，也可使病情加重或复发，故应指导患者做好防寒保暖措施。

冬日室内温度高，衣物应减少，但外出时必须增衣防寒防风冷。冬日在冰冷的水中工作完毕后，切勿马上用热水浸手，以免短时间内一冷一热，脉络一紧一松，血管舒缩功能失调，引起脉道挛急而发病。同理，在寒冷地带，冬季出外双足受冻后，切勿立即用热水洗脚或用火烤。

第三节 · 长期疗效监控与调整

SLE 患者应进行规律随访，以便达到预防和减少复发，减少药物不良反应，预防和控制疾病所致的器官损害，实现病情长期持续缓解，降低致残率和病死率，提高患者生活质量的长期目标。对处于疾病活动期的患者，每月随访 1 次并进行疾病活动度评估；对处于疾病稳定期的 SLE 患者，每 3～6 个月随访 1 次并进行疾病活动度评估。如果出现旧病复发，应按照疾病活动处理，根据病情发展情况给予相应处理。长期的疗效监控，关键之处在于必须充分告知患者及家属其疾病相关情况，让患者意识到 SLE 慢病管理的重要性，其次在于医护人员需给予患者疾病相关的专业知识解释，帮助患者建立正确的疾病观念，以达成该目标。

一、健康教育

健康教育是慢性管理的重要环节，关系到所有治疗的执行程度以及慢性管理的效果。医生应当综合患者病情给予个体化的宣教，同时也可以对疾病本身进行统一的宣教，加强患者对于疾病本身的认知。SLE 教育可以采取个人教育、病友活动、线上知识讲座、自媒体或微信公众号推送等形式。不同的教育形式互为补充，以方便患者获得需要的信息资讯。SLE 患者的健康教育是一个长期渐进的过程，规范的健康教育能帮助患者及家属了解正确的疾病相关知识，提高患者自我管理能力和依从性，对控制疾病、防止并发症、减少复发、减轻经济负担和提高生活质量起到促进作用。

此外，需重点告知患者的是，当疾病情况有变化或感到身体某一部分症状加重或有异常症状出现时，应尽早就医，进行检查、诊断和治疗。早发现、早诊断、早治疗，这是保护自身健康的要点。

二、中医调养

中医历来主张治未病，重视养生，《灵枢·本神》曰："故智者之养生也，必顺四时而适寒暑，和喜怒而安居处，节阴阳而调刚柔，如是，则僻邪不至，长生久视。"说明要预防疾病，就须顺应气候变化，调和情志，饮食起居有常，具体到SLE应注意以下几点。

（一）精神、心理调节

疾病的发生发展与人的精神状态有着密切的关系，七情内伤可以直接致病，亦可以由七情内伤引起人体阴阳失调、气血亏损、抵抗力减弱，以致外邪更易入侵。SLE为全身免疫性疾病，病程长、易复发，累及各系统，住院频次高，经济消耗大，给患者的身体、心理带来负面影响。因长期休业、治疗等原因而产生内疚感、挫折感，称为自我感受负担（SPB）。其次，虽然规范有序的诊疗能够让患者达到临床治愈，但因部分药物不良反应，如环磷酰胺、甲氨蝶呤等，会导致出现皮疹、女性卵巢功能受损、恶心、呕吐、口腔溃疡、骨髓抑制等不良反应，患者主观感受欠佳，增加了患者自我感受负担，医护人员在临床诊治护理过程中可鼓励患者表达自身感受，及时采取针对性措施，如教育患者遇事不可过于激动或者长期郁闷不乐，要善于自我节制和化解不良情绪，保持乐观的心态和愉悦的心情，维护好自身的正气，以降低患者疾病自我负担感受，缓解精神心理压力，保持精神愉悦。

（二）坚持锻炼

经常锻炼可以增强体质，提高御邪能力，针对SLE患者的运动训练方案，应根据患者的疾病活动度及自身健康状况，制定个体化精准运动方案，充分评估运动训练的风险和益处，避免过度训练引起患者身体疲乏、疼痛等负面影响。同时要结合患者的个人需求、期望和运动偏好，选择适合自身情况的活动方式。提高患者运动训练的热情以及后期在无监督情况下自主锻炼的依从性。切忌一开始活动量太大，用力过猛导致受伤。

已有研究表明，运动干预对SLE患者生活质量和心理领域的影响以及躯体健康领域的影响差异有统计学意义；运动频率是影响SLE患者生活质量和心理健康领域的主要因素，其中≥3次/周的干预效应较好；单次运动时长是影响SLE患者生活质量和心理健康领域的主要因素，其中单次干预30～50min效应量较好。有氧运动及力量运动可改善SLE患者生活质量，有氧运动训练内容包括八段锦、太极、五禽戏等中医特色运动方法。抗阻力量运动训练方式包括通过弹力带进行肢体肌力主动强化训练等。上两种运动方式相比之下，八段锦等中医特色运动动作舒缓、简单易学，能有效增强体质，促进脏腑经络气血调和。其低强度、适应性广的特点，尤其适合系统性红斑狼疮（SLE）患者——既能帮助改善机体功能、调节免疫状态，又避免过度消耗；长期练习有助于维持健康体态（如改善肌肉流失或代谢紊乱），并辅助疾病康复管理。

（三）减少紫外线照射

紫外线是疾病加重的重要原因之一，SLE 患者应该避免紫外线直接照射，出门时戴遮阳帽、穿长袖，无法避免时需严格进行物理或化学防晒。此外，SLE 患者由于缺少紫外线照射以及使用糖皮质激素等原因，应当常规补充钙片、维生素D、骨化三醇等，预防骨质疏松。

（四）防风寒、防潮湿

SLE 的成因与风寒湿邪密切相关，因此在日常生活中以及疾病活动期、身体虚弱的时候应注意避风、御寒、防湿，截邪来路，此为预防摄养之良策。

1. 增添衣物，防风寒

当季节更换或天气突然寒冷时，应随时增添衣物以防受寒；夏季天气炎热，即使酷暑难当时，亦不可睡在当风之处，或露宿达旦，因为人在入睡之后，卫阳之气静潜，毛孔开放，风寒易乘虚而入；夏季也不宜卧于席地（尤其是水门汀地及砖石之地），以防寒凉之气侵入经脉，影响筋骨；炎夏分娩之产妇，切勿在风对流之处睡眠或睡中以风扇直接吹拂，因产后百脉空虚，自汗较多，腠理不密，稍受风寒就易成疾，受累一生。若需长时间待在空调房内，应根据室内外气候温度差适时增减衣物。

2. 保持干燥，防潮湿

居处地势低而潮湿者，应多加注意保持环境干燥。平时可将石灰撒于墙边屋角，以吸收潮气；床上被褥在晴天宜经常暴晒，以散潮气；天晴时更宜打开窗户，以通风祛湿，有条件者可垫高地基、铺地板，向阳开门开窗则最好。久居湿地，应注意保持皮肤及衣物干燥。

淋雨衣衫潮湿后，须立即用干毛巾擦干身体，擦至皮肤潮红发热后，再用温水洗净换上干燥衣服，切忌淋雨后立即用热水洗澡，以免寒湿入侵。夏季劳动或活动后即使大汗淋漓，亦不可马上用冷水冲洗或入池游泳，因为汗孔未闭，易使寒湿之气入侵。

（五）合理调配营养

在 SLE 患者的慢病管理中，合理的营养摄入对疾病的恢复有着重要意义，但因风湿病的病程长，服药多，脾胃功能往往受到一定影响，故要考虑患者脾胃功能是否正常。中医理论认为食物中的营养必须依赖健全的脾胃功能才能吸收，若脾胃功能失健，食而不化，或因某种疾病而不宜食用某种富有营养的食物，导致食后反生腹胀，则得不偿失。所以必须根据患者病情及个体情况予以合理营养调配，以食后胃中舒适，食而能化，对病情有利为原则。

《素问·阴阳应象大论》云"形不足者，温之以气，精不足者，补之以味"，说明补益要根据人的体质以及虚之所在而有所区别。如体质内热者，不宜服人参、鹿茸，热性的大蒜、葱、辣椒等亦不宜多吃；脾胃虚弱运化乏力者，不宜服银耳、阿胶等补品，坚硬、生冷食物及生梨等性凉的水果均宜少吃；胃酸过多或脘腹饱胀者，饮食以清淡为宜，不宜吃油腻及厚味之食物，如蹄髈、肥肉等。

生活方式是影响 SLE 疾病的重要诱因，良好的生活方式可以辅助更好地控制疾病。故患者需保持情绪愉悦、适度运动、防晒、避风寒、防湿、均衡饮食、限制烟酒、充足睡眠等健康的生活习惯。

第九章

系统性红斑狼疮的名中医治疗经验撷萃

第一节·路志正治疗系统性红斑狼疮经验

一、病因病机

系统性红斑狼疮在中医学无特定相应病名，一般而言，急性红斑狼疮属于"血痹""阴阳毒""肌衄""周痹""肾着"等病证范畴，而慢性红斑狼疮则归属于"虚劳"的范畴。路老认为本病本虚标实、寒热错杂，病程长，多由素体不足、气血亏损所致。本虚主要为脾肾亏虚，标实表现为郁热、热毒、血热、瘀滞、风湿、积饮、水湿等。如热毒之邪侵袭人体，可导致气血两燔，出现高热、红斑、出血等症状；瘀血阻滞经络，可出现关节疼痛、肌肤甲错等症状；痰湿内蕴，可出现胸闷、纳呆、肢体困重等症状。病位在经络血脉，以三焦为主，与脾肾密切相关，可累及心、肺、肝、脑、皮肤、毛发、爪甲、肌肉、关节、营血，遍及全身各个部位和各个脏器。

二、论治特点

（一）巧用清热解毒药

在使用清热解毒药时，应根据热毒的轻重和病情的特点选择合适的药物。对于热毒炽盛者，常选用犀角（水牛角代）、黄连、黄芩、黄柏、栀子等苦寒之品。这些药物具有较强的清热解毒作用，能够迅速清除体内热毒。例如，犀角地黄汤中的犀角（水牛角代）是清热解毒、凉血化瘀的要药，对于热毒引起的高热、红斑等症状有很好的疗效。对于热毒较轻或阴虚内热有热毒之象的患者，选用金银花、连翘、紫草等药物。金银花、连翘轻清宣散，既能清热解毒，又能疏散风热，对于热毒在表或初起的情况较为适宜。紫草凉血解毒、透疹消斑，对于红斑狼疮患者的皮肤红斑有一定的治疗作用。

（二）善用活血化瘀药

根据瘀血的轻重和部位选择不同的活血化瘀药。对于瘀血较轻的患者，选用丹参、赤芍、牡丹皮等药物。丹参活血祛瘀、通经止痛，赤芍清热凉血、散瘀止痛，牡丹皮清热凉血、活血化瘀。对于瘀血较重、疼痛明显的患者，可选用桃仁、红花、乳香、没药等药物。例如，在治疗瘀血阻滞关节疼痛的患者时，常用桃仁、红花等药物来增强活血化瘀、止痛的效果。

（三）重视健脾补肾

路教授对周慎斋"诸病不愈，必寻到脾胃之中"之说颇为赞许。他认为"人身以胃为总司，其用繁杂，其位重要，凡内外诸病无不归之于胃"。凡是疑难重病或者慢性虚损患者，脾胃功能多已虚弱或胃气大伤。脾胃又是治疗用药、药物吸收运化发挥作用的脏腑，因此保证脾胃功能正常往往是疾病治疗的关键。常用健脾药有人参、黄芪、白术、山药、薏苡仁、苍术、茯苓、厚朴等。人参、黄芪大补元气，健脾益气，增强脾胃的运化功能。白术健脾燥湿，山药补脾养胃，薏苡仁利水渗湿、健脾止泻。这些药物在治疗中，根据患者的具体症状进行配伍。

在补肾方面，路志正先生根据肾阴虚和肾阳虚的不同情况选用药物。对于肾阴虚患者，常用熟地黄、山茱萸、枸杞子、女贞子等滋阴补肾药物。熟地黄滋阴补血、填精益髓，山茱萸补益肝肾，枸杞子滋补肝肾、益精明目，女贞子滋补肝肾。对于肾阳虚患者，选用鹿角胶、菟丝子、杜仲、肉桂、制附子等温补肾阳药物。同时，补肾药物也常与健脾药物配伍，体现了脾肾双补的思想，如补中益气汤合右归丸的应用。

（四）扶正祛邪并用

慢性活动期患者，以虚损为主的症状并不少见，并可贯穿于整个病程的各个证候之中。机体正气不足，痰浊、瘀热等病理产物丛生，相互交结，极易为外邪所诱发而引起急性发作，故在临床治疗中应密切关注患者症状、体征以及相应化验指标的变化，及时对病情进行评价。在疾病缓解期，强调扶正，通过使用黄芪、人参等药物来增强患者的正气。黄芪补气升阳、益卫固表，人参大补元气，二者能提高机体的免疫力，帮助患者恢复体力。而在疾病发作期，在祛邪的同时也不忘扶正。例如在使用丹参、赤芍等活血化瘀药物治疗 SLE 患者的瘀血症状（如皮肤瘀斑、关节疼痛固定等）时，会配伍黄芪等扶正药物，这样既能改善血液循环，祛除瘀血，又能增强患者的体质。

（五）中药代茶饮

路志正教授善于运用中药代茶饮治疗慢性疑难重症，包括 SLE。他会根据患者的具体病情，开出适合的中药方剂，让患者直接以水煎汤代茶频频饮服，这种方法既可以作为主方的辅佐治疗，也可以单独使用，多获佳效。如，常用西洋参、麦冬、五味子、山茱萸、鸡内金、玉米须、炙甘草；荷叶、白茅根、绿豆衣、赤小豆、紫草、炒薏苡仁；西洋参、麦冬、五味子、炒山药、绿萼梅、首乌藤（夜交藤）、焦三仙、佛手等。路志正教授根据患者的具体病情，辨证施治，选用适合的中药代茶饮方剂，以达到益气阴、清营热、和脾胃等功效。

（六）重视情绪因素和生活调摄

路志正教授意识到情绪因素对系统性红斑狼疮患者的影响。他认为长期的焦虑、抑郁等不良情绪会影响患者的病情。因此，在治疗过程中会关注患者的心理状态，鼓励患者保持乐观的情绪。同时，也会嘱咐患者注意生活调摄，这在一定程度上起到了辅助治疗的作用。

第二节 • 周仲瑛从瘀热辨治系统性红斑狼疮的经验

一、系统性红斑狼疮的瘀热形成机制

与 SLE 相似的症状描述首见于张仲景《金匮要略·百合狐惑阴阳毒病证治》："阳毒之为病，面赤斑斑如锦纹。""阳毒"不仅指证候属性，更指火毒是致病的主因。本病总由先天禀赋不足，复加外感六淫、内伤七情所致，进而化生火毒而酿成瘀热。

本病好发于女性青春期及青壮年期，多与经、胎、产相关，先天禀赋不足是其发病基础。肝肾阴虚，阳气偏盛，阳盛则易内生火热；热伤营阴，耗灼津血，可致血涩不畅，滞而为瘀，瘀热相搏，胶结难化。五志过极，肝郁不达，气滞可致血瘀，气郁日久，又可化火，热与瘀相结，进一步阻塞气机、壅滞血络，终成瘀热相搏。如王秉衡所言："血气郁蒸，无不生火""因伏火郁蒸血液，血液煎熬成瘀"（《重订广温热论》）。外感六淫之邪，壅于血分，郁而化毒。正如《医林改错·积块》所云："血受热，则煎熬成块。"《温疫论》亦云："邪热久羁，无由以泄，血为热搏，留于经络，败为紫血。"热毒之邪消灼津液，津亏则血液稠黏，血行涩滞成瘀，或血受热毒煎炼而成血瘀，或因热毒迫血妄行，离经之血成瘀，即血"离络留而为瘀"。

总之，肝肾亏虚、阴血耗损为发病之本。阴血既耗，火热内起，化生风毒，毒热痼结，郁于血分；内郁之火，遇有日晒、情志不畅、外感扰动，则热壅血瘀，瘀热相搏。瘀热或迫血妄行，或走窜经络，或郁结筋骨，或扰乱神明，种种变证由生。

二、系统性红斑狼疮的瘀热致病特点

瘀热是 SLE 病变过程中产生的病理因素，其致病特点主要表现为以下几个方面。

（一）缠绵难愈

瘀热互结，一阴一阳，如油入面，胶结难化，无形之热以有形之瘀血为依附，并相互搏结使邪热稽留不退，瘀血久踞不散，即所谓"热附血而愈觉缠绵，血得热而愈形胶固"。瘀热痹阻经络、脏腑，久病不愈。

（二）多脏同病

血之流行，如环无端，无所不及。瘀热在血，随血流行，攻窜散漫，无处不到，易阻脏腑，易损经络。故表现为病位泛发，多症杂陈，主要与肾、肝、心、三焦等脏腑密切相关，可及肺、脾、脑、皮肤、肌肉、关节而遍及全身各个部位。

（三）易致出血

血热内盛，迫血妄行；瘀阻血脉，血不循经，血热与血瘀相合，两者互为因果，更易致络伤血溢，在外表现为肌肤瘀点、瘀斑，在上表现为吐血、衄血，在下表现为便血、尿血。

（四）耗气伤津

瘀热如火之焚焰，如灯之汲油，既可导致阴血不足、津液匮乏，壮火又可散气、食气，导致元气的亏虚。故瘀热痹阻为患，易见神疲乏力、气短懒言、咽干口燥、潮热盗汗、舌红苔少、脉细数等气阴两虚之证。

三、瘀热痹阻的病机病证特点

瘀热痹阻是 SLE 活动期的基本病机。病情活动时常有发热持续不退，多属内伤发热，此乃瘀热搏结所致。瘀热互结，阻滞经络，浸淫筋骨，则关节肿痛；伤及血络，发于肌肤，则为皮肤红斑、疹点隐隐，或结节红斑、触之疼痛；瘀热郁而化火，循经上犯或下侵，则见口唇、下阴破溃。若瘀热深伏营血，势必内伤脏腑。瘀热壅遏，伤及肾络，则现尿血（血尿、蛋白尿），甚则导致肾气衰竭，表现为尿少、尿闭（肾功能障碍）；瘀热结于胸胁，"瘀血化水"，则胁下有水饮，咳唾胸痛（胸膜炎、肺炎）；瘀结胁下，湿热内蕴，表现为胁痛、腹胀、黄疸、胁下积块（肝炎、肝脾肿大）；瘀热上犯清窍，扰乱神明，出现谵狂（中枢神经系统的损害）；瘀热搏结不散，瘀血闭塞心窍，心营为热所劫，心气为瘀所阻，则出现昏迷等重症。并呈现舌质深红、暗红或红紫，舌有瘀点、瘀斑，舌苔黄或焦黄，舌下脉络怒张，脉细数、沉涩、沉实等瘀热征象。

四、瘀热痹阻病证的基本治法及方药

（一）基本治法

SLE 以肝肾阴虚为本，瘀热、风毒痹阻为标，而瘀热痹阻是 SLE 病理机制中的重要环节，故凉血化瘀、祛风解毒是 SLE 活动期的基本治法。临床上以甘寒微苦、清解凉泄之药和辛苦微寒、散血消瘀之品同用，以凉解血分热毒、清热消瘀散血。通过凉血，可清解血分的火热，使其不致煎熬津血而成瘀；通过化瘀，可使热毒失去依附，不能与瘀血胶结而难解难清。两法合用，共奏清解血分火热、消散血中瘀滞之效。同时兼以祛风、解毒、补益肝肾。在治疗时尚须注意凉血与化瘀的有机配伍。如果单纯清热凉血，往往会加重瘀血的阻滞，因为血得寒则凝。叶天士曾云："凡寒凉清火解毒，必佐活血疏畅，恐凝滞气血也"；而单纯活血化瘀又难以清解血分之热邪，热邪不除，瘀血难消。

（二）基本方药

凉血化瘀的常用主方为《备急千金要方》的犀角地黄汤，常用主药有水牛角、生地黄、牡丹皮、赤芍、栀子、紫草等。方用水牛角、制大黄为君，水牛角功类犀角，味苦，性寒，有清热凉血、解毒之功，"凉血解毒，止衄"；大黄味苦性寒，清热泻火、凉血逐瘀，"下瘀血，血闭寒热，破癥瘕积聚。"二药合用，可增强君药的凉血化瘀之功。生地黄、牡丹皮、赤芍为臣，生地黄味甘性寒，入肝、肾经，能滋阴清热、凉血止血、补益肝肾、通利血脉、除痹止痛，擅"逐血痹，填骨髓。"生地黄为散血之专药。《本草正义》谓："地黄……散瘀是其特长"。牡丹皮泄血中伏热、凉血散瘀。赤芍，味苦，性微寒，凉血活血、和营泄热，《本经》谓其"主邪气腹痛，除血痹，破坚积"。《别录》谓其能"散恶血，逐贼血"。三药相互协同，增强君药的功效。佐以味苦性寒的栀子，清热解毒、凉血止血。取紫草为使，味甘、咸，性寒，凉血活血、解毒透疹，和诸药加强凉血止血作用。诸药合用，共奏清热解毒、凉血散瘀之功。临床可灵活选用清热凉血和活血散瘀两类药物进行配伍，尤应选择具有清热凉血与活血祛瘀双重作用的药物。

（三）随证配伍

瘀热致病见症多端，病位各异，且患者体质有强弱，病邪有兼夹，故临床必须详辨同中之异，在选定凉血化瘀基本方药的基础上，进行随证配伍、灵活化裁。

1. 与解毒法的配伍

毒与瘀热关系密切，互为因果，热由毒生，瘀从毒结，瘀热蕴结不解皆可成毒，故临证凉血化瘀与解毒法常配合使用，凉血化瘀药如水牛角、大黄、紫草等。临证如见热毒炽盛，斑疹鲜红，常加大青叶、漏芦、凌霄花清热凉血解毒；燥毒亢盛、唇干舌燥、口舌破溃、牙龈溃痛，常加青黛、玄参、白残花清热凉血、泻火解毒；风毒痹阻，皮疹瘙痒，常加秦艽、僵蚕祛风清热解毒。

2. 与蠲痹通络法的配伍

风湿热邪痹阻经络，影响气血津液之运行，津凝为痰，血停为瘀，又可加重瘀热，故临证常配伍蠲痹通络药。如兼风湿偏盛，关节游走性疼痛，肌肉酸痛者，常加青风藤、海风藤、雷公藤等祛风除湿通络药；兼湿热偏盛、关节肿胀、灼热疼痛者，常加苍术、黄柏、络石藤、忍冬藤、土茯苓等清热除湿通络药；关节痛甚者，可加广地龙、乌梢蛇等以"搜剔络中混处之邪"。

3. 与补肝益肾、益气养阴法的配伍

肝肾亏虚、阴血不足为 SLE 的发病基础，瘀热互结又易耗伤肝肾之阴。阴血亏虚，脉道不充，艰涩成瘀；阴虚则生内热；瘀热又易耗伤元气，气虚运血无力，停而为瘀。故临床可因肝肾精血不足，无以主骨生髓、生精养血，出现脱发、血象减少、女子经少经闭等症状，又常见口干咽燥、潮热盗汗等阴虚内热之症及神疲乏力、气短懒言、易感外邪等气虚之症。对于肝肾不足者，可用平补肝肾之品，如枸杞子、制黄精、何首乌、女贞子、墨旱莲等；对于阴虚内热者，常用白薇、青蒿、鳖甲等以滋阴退热；对于元气亏虚者，常用党参、太子参、山药、薏苡仁等补而不燥之品。

第三节 · 沈丕安从痹辨治系统性红斑狼疮的学术经验

系统性红斑狼疮是最复杂最典型的风湿免疫性疾病，可累及全身各脏器各系统。中国古代无红斑狼疮这一病名，但对其复杂的病情及一些临床表现，中医文献中有类似的记载。沈丕安教授根据 SLE 的红斑、关节炎等系统表现，提出 SLE 的中医名为"红斑痹"。经过数十载的临床研究，逐渐创立了一整套诊治该病及其合并症、并发症的完整的理法方药。

一、红斑痹病机精解

沈教授精辟地总结 SLE 为"4＋1"致痹，其中：4 为标实，即热、瘀、痰、毒四邪；1 为本虚，即肾阴虚。肾阴不足，久则真阴衰弱，精血亏损。

《素问·痹论》篇提出"风寒湿三气杂至，合而为痹也""痹或痛，或不痛，或不仁，或寒，或热，或燥，或湿"，传承五邪致痹之说，创"7＋1"致痹理论。《灵枢·营卫生会》言："其营气衰少而卫气内伐"。《灵枢·口问》言："脉道不通，阴阳相逆，卫气稽留"。传承卫气内伐、卫气稽留之说。《临证指南医案·痹》认为

"风寒湿三气，得以乘虚外袭，留滞于内，致湿痰浊血，流注凝涩而得之"，传承外邪致痰瘀之说，创痰瘀致痹理论。《素问·宣明五气》提及"邪入于阴则痹"，朱丹溪有"阳常有余，阴常不足"论，《景岳全书》曰："然则诸痹者，皆在阴分，亦总由真阴衰弱，精血亏损，故三气得以乘之而为此诸证……"均传承痹本于阴虚之说，创痹从阴虚论治理论。

沈教授披古览今，提出 SLE 病因病机为本虚标实，本虚为肾阴不足，标实为热、瘀、痰、毒四邪胶结，致血络瘀滞、经脉痹阻，卫气内伐，外伤肤损络，内损营血、脏腑和三焦，即"4＋1"致痹理论。

沈教授细究病机，发现患者多为年轻女性，正值气火旺盛之时，水易亏，火易旺，多阴虚火旺；正气虚弱，易受外邪的侵袭，外邪感时而发，或风寒化热，或湿热内蕴，或热毒亢盛；气、痰、瘀、风、湿、火、饮等诸多病邪久居体内，郁而化热，转化为气火、痰热、瘀热、饮热，时时损耗正气，病久必虚，由实证转化成虚证，则虚火内盛；产后百脉空虚，精血耗失，肾水亏损，不能与肾阳相配，内火燔灼，或因房事不节，相火妄动，水亏于下，火炎于上，虚火销铄，真阴愈亏；长期服用激素，药毒化热，更助火伤阴，终致虚实夹杂之证。

二、红斑痹的辨治方法

沈教授在传统辨证论治的基础上，开拓创新，主张辨病论治、辨证论治、对症治疗等多种辨治方法结合，提出特效药治疗、结合实验室指标和药理研究用药，引入中药药理研究成果等新观点、新思维模式。

沈教授认为辨证论治是宏观的，方向性的。将 SLE 辨为热瘀痰毒滞积，卫气滞留内伐，先天真阴不足，邪毒肾损，肾阴亏损，阴虚内热。据此制定治疗原则为养阴清热、凉血化瘀为主，重补肾阴以治本，清热凉血解毒、祛瘀化痰通络以治标，标本兼治。

（一）重辨病论治

沈教授研读经典发现辨病论治和辨证论治自古有之，《伤寒论》《金匮要略》的篇章以病来统篇名，如《伤寒·辨太阳病脉证并治法》《金匮要略·中风历节病脉证并治》）。同时随着现代疾病谱的不断更新，沈教授认为单用传统的辨证论治不能解决现代的临床疾病，需不断更新知识结构，与时俱进。

沈教授在五十余年的临床实践中，深谙辨病论治的重要性和实用性，临床重辨病，认为 SLE 的核心病机为热毒夹痰瘀、肾阴亏虚，临证以自拟红斑汤为基本方，并创制了一整套经验方治疗该病及其合并症、并发症。

（二）创"辨查论治"

随着现代诊疗技术的发展，辅助检查已成为临床工作中评估病情、判断预后和治疗的有效手段。沈教授大胆提出"辨查论治"这一全新观点，即根据实验室指标和药理研究结果施以治疗。这无疑是新医学模式下的中医思维模式的创新，符合日新月异医学发展的需要，尤其适用于有诸多免疫指标和系统检查异常的 SLE 患者。

SLE 的指标异常不一定伴有阳性症状（如红斑、关节痛、口腔溃疡等），诸如单纯的抗体异常、IgG 升高、补体下降、无浮肿和腰酸的蛋白尿、无尿色改变的血尿、无乏力的轻度贫血和血白细胞减少、无症状的肝酶异常、无胸闷及胸痛的心包积液和胸腔积液、无胸闷的轻度肺动脉高压、无咳嗽及气急的轻度肺间质改变与激素的并发症高血脂、高血糖等，可尽早干预以免错失治疗良机。辨查论治的另一层意义在于临床医生可通过辅助检查评估疗效，拟定下一步的治疗措施，抢占治疗时机。

（三）抓对症治疗

沈教授认为对症治疗亦为中医传统必不可少的有效手段。中医有许多治法皆为对症治疗，如止痛、止血、止泻、止咳、退热等。在包括免疫病在内的各种疾病的中医治疗中，对症治疗普遍存在。

（四）觅特效药物

《温疫论·论气所伤不同》曰："万物各有所制。""能知以物制气，一病只有一药之到病已，不烦君臣佐使品味加减之劳矣。""夫物之可以制气者药物也。"受其影响，沈教授致力于疑难问题的特效药物探索，临床大胆探索用生半夏、生天南星、山豆根、商陆治疗顽固性蛋白尿，商陆治疗顽固性血小板减少，取得实效。

三、治痹特色方药

（一）红斑汤

生地黄 30g，生石膏 30g，忍冬藤 30g，黄芩 30g，苦参 30g，莪术 30g，郁金 12g，金雀根 30g，羊蹄根 12g。沈教授辨 SLE 为阴虚为本，热瘀痰毒为标。红斑汤作为基础方主要针对 SLE 阴虚和热毒痰瘀来养阴清热、凉血活血，用于治疗低热、红斑、口腔溃疡、关节痛等症。方中生地黄养阴凉血清热，生石膏清热泻火，忍冬藤清热解毒通络，黄芩清热解毒、泻火燥湿，苦参清热解毒燥湿，莪术破血行气、消积止痛，郁金行气化瘀，金雀根祛风活血，羊蹄根清热解毒泻火。

（二）紫斑汤

生地黄 30g，水牛角（先煎）30g，牡丹皮 12g，赤芍 12g，郁金 12g，莪术 30g，羊蹄根 18g，鬼箭羽 30g，甘草 3g。沈教授辨 SLE 为阴虚为本，热瘀痰毒为标。其针对 SLE 的阴虚和热、瘀、毒，用紫斑汤养阴清热、凉血化瘀以治疗红斑、紫斑、瘀斑、雷诺现象、肺动脉高压等。方中生地黄养阴凉血清热，水牛角清热凉血解毒，牡丹皮清热凉血、活血行瘀，赤芍清热凉血、活血化瘀，莪术破血行气、消积止痛，郁金行气化瘀，羊蹄根清热解毒泻火，鬼箭羽行血通经、散瘀止痛。紫斑汤的凉血化瘀作用强于红斑汤。

第四节·冯兴华辨治系统性红斑狼疮蛋白尿的临床经验

一、病因病机

系统性红斑狼疮是一种由免疫耐受缺陷引发的慢性自身免疫性疾病，其特征为全身多系统损害和多种自身抗体的产生。临床表现多样。其中蛋白尿是系统性红斑狼疮所致狼疮性肾炎常见的临床表现。尿中白蛋白的多寡与系统性红斑狼疮的病情严重程度及预后密切相关。蛋白尿为西医概念，中医古籍中并无此病名，此类患者常见的泡沫尿、肢体水肿、倦怠乏力等症状，散见于中医古籍"尿浊""水肿""虚劳"等疾病描述中。如《诸病源候论·虚劳小便白浊候》言："胞冷肾损，故小便白浊也"。《灵枢·口问》云："中气不足，溲便为之变"。清代程国彭《医学心悟·赤白浊》言："浊病有二种：一由肾虚败精流注；一由湿热渗入膀胱。"

冯教授认为，系统性红斑狼疮所致的蛋白尿病机与系统性红斑狼疮肾阴亏虚的基本病机一脉相承。系统性红斑狼疮多见于育龄期年轻女性，《素问·上古天真论》云："女子……二七而天癸至，任脉通，太冲脉盛，月事以时下。"壬癸同属于肾，壬属阳，癸属阴，天癸乃肾阴精所化生，是女性月经的物质基础，精血互化，乙癸同源，阴血亏精亦伤，所以女性容易由于经血失调导致肾阴亏虚，若复加先天禀赋不足，或劳倦内伤，或感受外邪，或情志不遂，阴精暗耗，则肾阴虚损逾甚。肾主藏精，主二便，肾虚失于固涩，肾之精微失摄而致蛋白尿。故系统性红斑狼疮蛋白尿的基本病机为肾阴亏虚。

蛋白质为人体水谷精微所化，《素问·经脉别论》云："饮入于胃，游溢精气，上输于脾，脾气散精，上归于肺，通调水道，下输膀胱，水精四布，五经并行。"脾为后天之本，人之水谷精微的正常生理功能有赖于脾之运化，若忧愁思虑，劳倦日久，饮食不节以致脾失运化，则精微之物不能正常输布至肢体、脏腑，成为败精随尿液下泄则成蛋白尿。脾气不足，运化失司，水谷精微不能上归于肺，则肺气亦虚，卫外不固，故系统性红斑狼疮蛋白尿患者常伴见乏力气短症状且容易外感，故脾气亏虚为系统性红斑狼疮蛋白尿的主要病机。

二、辨证论治

冯教授指出系统性红斑狼疮蛋白尿的辨证，当以脏腑辨证为主。此病或因先天禀赋不足或因经血失调导致肾阴亏虚，肾失固摄；或因忧思劳倦，饮食不节导致脾气亏虚，运化失司；或因患者长期使用肾上腺糖皮质激素，影响体内阴阳平衡，既可出现肾阴亏虚，脾气不足，又可出现肺气不足，卫外不固。冯教授临证将益肾健脾、脾肾并重作为治疗系统性红斑狼疮蛋白尿的基本治法。

（一）滋阴益肾

冯教授认为系统性红斑狼疮蛋白尿常可症见腰膝酸软，五心烦热，或咽干喜饮，或耳鸣，或盗汗，或男子遗精，女子月经量少，舌红少苔，脉细数。方药常用六味地黄丸、左归丸、二至丸化裁治疗。熟地黄，后世总结熟地黄功效有五：益肾水真阴一也……壮水之源五也"；《珍珠囊》也有"大补血虚不足，通血脉，益气力"的记载，认为其为治疗肾阴亏虚的要药。山茱萸，《药性论》言："补肾气……添精髓。"《药品化义》云："其酸涩，能收脱固气……敛水生津，故治小便频数"。《本草经疏》曰："枸杞子，润而滋补，兼能退热，而专于补肾、润肺、生津、益气，为肝肾真阴不足、劳乏内热补益之要药。"故熟地黄、山茱萸、枸杞子为冯教授临证遣方之主药。

（二）益气健脾

李东垣在《脾胃论》中指出"脾胃一虚，肺气先绝"，临床常见倦怠乏力、少气懒言、纳呆、面色萎黄、大便溏薄等症状，其治疗当以益气健脾为原则。《叶选医衡》曰："救脾者，必本于阳气……当升而举也。"故方药以补中益气汤、四君子汤、玉屏风散化裁。《本草经解》言："黄芪气温味甘，专补气分。气虚者，大剂服之自主。"《本草从新》云："党参甘平补中益气，和脾胃，除烦渴。"茯苓，《本草纲目》云："气味淡而渗，其性上行，生津液，开腠理，滋水之源而下降，利小便。故张洁谷谓其属阳，浮而升，言其性也；东垣谓其为阳中之阴，降而下，言其功也。"白术，《长沙药解》曰："补中燥湿……最益脾精大养胃气。"黄芪、党参、炒白术、茯苓、山药均能培土生金，补肺气；黄精、山药同归肺、脾、肾经，均可健脾、润肺、益肾，使金实水源，水安其位，金水相生。

（三）固精收涩

治疗系统性红斑狼疮蛋白尿除以益肾健脾治其本，尚需以固精收涩疗其标。冯老师常以水陆二仙丹（芡实、金樱子）与莲须合用，可使精微得固，而无败漏之患。水陆二仙丹中之芡实，《本草求真》言："味甘补脾……味涩固肾……而使遗带小便不禁皆愈。"金樱子，《本草备要》言："酸涩，入脾、肺、肾三经，固精秘气。"莲须清心通肾，味涩为秘涩精气之要药。

（四）兼证加减

有医家认为本病之标实为风、热、毒、湿、瘀。而总以热为最主要病机。冯老师临证，若患者阴虚有热，症见舌红口干、五心烦热者加黄柏、知母清热坚阴；舌苔黄厚有湿热者，可选苍术、白术健脾燥湿；茯苓、薏苡仁淡渗利湿；黄芩清上焦之热；黄连泻中焦之火；舌质暗加丹参、鬼箭羽活血通络不留瘀。

（五）临证用药特点

冯教授指出治疗系统性红斑狼疮蛋白尿应谨记肾阴亏虚的基本病机，需慎用温补肾阳之法。临证如见下肢浮肿，舌淡苔白者，加菟丝子、沙苑子等偏温之品而慎用肉苁蓉、淫羊藿等壮阳之药；同时以生地黄、女贞子等药性偏凉之品，与菟丝子、沙苑子合而用则无寒温之弊。冯教授临证除善用经方外，还喜用"一箭双雕"之药。如熟地黄不仅滋肾填精，还可补血益气；黄精、山药除有健脾之用，尤可补肺、益肾，枸杞子可同益肺肾两脏。如此遣方，药味少而药力宏，还可减轻患者经济负担。

第五节 · 禤国维辨治系统性红斑狼疮经验

禤国维教授致力于中医药理论基础研究，借助基因组学探讨系统性红斑狼疮中医"证"的研究；发展中西医结合皮肤病治疗体系，注重辨证与辨病相结合，推动皮肤病中西医结合学术体系的发展。

一、病因病机

禤国维教授认为 SLE 的发生与先天禀赋不足及肾阴亏虚有着明显的关系。"肾为先天之本"，一身阴阳之根，肾虚不足，百病由生。素体禀赋不足，肾阴亏耗，阴阳失调，气血失和是本病的发病基础。真阴本亏，肝肾阴虚，则虚热内生，日久则相火妄动，津液暗耗，肌肤失养，内脏受损，阴损及阳，而致脾肾两虚。日光暴晒、外受热毒是诱发本病的重要因素。感染、外伤、寒冷、精神创伤、药物等是诱发或加重本病的因素。

禤国维教授认为，本病虽以肾虚为本，但常见诸多毒瘀标实之象，由于禀赋不足，或七情内伤，或劳累过度，以致阴阳失衡，气血失和，经络受阻。风火寒湿之邪极易乘虚入侵，兼因腠理不密，日光暴晒，外受热毒，热毒入里，瘀阻脉络，而内伤脏腑，外阻肌肤。热毒炽盛，燔灼营血，可引起急性发作，疾病后期又多阴损及阳，累及心、肝、脾、肾等脏，表现为上实下虚，上热下寒，阴阳失调的复杂证候，为本虚标实之证。而观之临床，SLE 早期表现往往不典型，有时仅以一项症状、体征或实验室指标异常为主要依据，不易确诊或被误诊，延误病情，而毒瘀痹阻的标实之象，或多或少，或以为主，或以兼夹，本虚标实，变化多端，局部致皮肤、肌肉、关节受累，甚则五脏六腑俱损，临床表现复杂，病情反复迁延，故临床辨证须明辨虚实、主次、宜辨病与辨证相结合。

二、辨证论治

褟国维教授指出本病属于本虚标实之证，中医辨证分 3 型：热毒炽盛证、阴虚内热证及脾肾阳虚证。急性期以热毒炽盛证多见，缓解期以阴虚内热证、脾肾阳虚证多见，病位在经络血脉，病久可累及全身多脏器多系统。急性期病情突出表现为毒热的标象，但从根本上看还是虚中夹实，标实本虚，而慢性患者更是久病为虚。褟国维教授特别强调补肾法，认为 SLE 的病机关键是肾阴不足，本虚标实，而疾病整个过程中出现的热毒炽盛、脾肾阳虚都是在此基础上演变而来的。因而在治疗过程中补肾法要贯彻始终。在此基础上，褟教授多年临床实践中总结出了治疗系统性红斑狼疮的经验方，药用：山茱萸、生地黄、熟地黄、牡丹皮、怀山药、茯苓、泽泻、鱼腥草、益母草、牛蒡子、墨旱莲等。在 SLE 的辨证施治中，热毒炽盛型褟教授善用水牛角、赤芍、青蒿等药以清热解毒、凉血消斑；阴虚内热型善用生地黄、山茱萸、牡丹皮以滋阴养肾、清热活血；脾肾阳虚型善用熟附子、白术以补益脾肾、温阳化湿。

（一）热毒炽盛型

主症：皮损为面部鲜红色的水肿性红斑，可有瘀点、瘀斑，高热烦躁，肌肉酸痛，关节疼痛，便结尿黄。甚或神昏谵语。舌红绛，苔黄燥，脉弦滑或洪数。

治法：凉血清热解毒。

方剂：犀角地黄汤加减。

药用：水牛角（先煎）25g，生石膏 30g，生地黄 15g，青蒿 10g，黄连 6g，金银花 15g，牡丹皮 15g，紫草 20g，赤芍 12g，半枝莲 15g，蒲公英 15g。

（二）阴虚内热型

主症：皮损红斑不鲜艳，低热，唇干口燥，头昏乏力，耳鸣目眩，关节酸痛，自汗、盗汗，月经不调，大便不润，小便黄赤，舌质红，苔薄黄，脉细数。

治法：滋阴降火。

方剂：六味地黄汤加减。

药用：山茱萸 12g，生地黄 15g，熟地黄 15g，牡丹皮 15g，怀山药 15g，茯苓 15g，泽泻 15g，鱼腥草 20g，益母草 20g，牛蒡子 20g，墨旱莲 20g。

（三）脾肾阳虚证

主症：面部红斑不显或无红斑，低热怕冷，腰部酸楚，关节疼痛，头发稀疏，月经不调或闭经，神疲乏力，自汗、盗汗，动则气急，身肿腹胀，不思饮食，便溏溲少，或面如满月，舌体胖，边有齿痕，舌质淡，苔少，脉濡细或沉细。

治法：温肾壮阳，健脾利水。

方剂：附桂八味丸加减。

药用：制附子10g，菟丝子15g，淫羊藿15g，巴戟天15g，生北黄芪30g，泽泻15g，党参12g，怀山药15g，干姜10g，甘草10g。加减：若病邪日久，内侵脏腑，阻于上焦，证见胸闷心悸、咳痰加用黄芩、五味子、鱼腥草、桑白皮等药清肺化痰；伤及肝，加用柴胡、白芍、郁金等药以柔肝滋阴；伤及肾，加制何首乌、杜仲、薏苡仁等补肾、利尿通淋；证见蛋白尿者加芡实、金樱子、覆盆子、淫羊藿等药以补肾固涩。

根据上述分型规律在长期的临床实践中研制出院内制剂：狼疮1号、狼疮2号、狼疮3号。

狼疮1号：水牛角浓缩粉、赤芍、青蒿等药。功效：清热解毒，凉血消斑。主治：红斑狼疮热毒炽盛证。

狼疮2号：生地黄、山茱萸、牡丹皮等。功效：滋肾养阴，清热活血。主治：红斑狼疮阴虚内热证。

狼疮3号：制附子、白术、益母草等。功效：补益脾肾，温阳化湿。主治：红斑狼疮脾肾阳虚证。

三、思路要实事求是，中西医结合

褚教授认为对中西药的不良反应应实事求是地看待。SLE常累及多个脏器系统，病情重、发展快，有时会出现危急证候，临床应用西药的抢救措施是很有必要的，临床实践应注重实际疗效，提倡中西医结合治疗。褚教授认为对本病也不单纯是治疗问题，而应是治中有防，防中有治，强调防治结合，尤其强调各内脏损害的早期发现，早期治疗。主张在疾病初期和病情活动期，有高热、关节痛、斑疹等表现者，以激素治疗为主，迅速给药，保护重要脏器，同时采用清热解毒、凉血护阴的中药。病情控制后，毒热耗伤阴血，体内气血两伤，产生如神倦乏力、心烦不眠、五心烦热、低热缠绵、自汗盗汗、舌红少苔等症状，辨证为肾阴血亏耗，气阴两伤，阴阳失调。治宜扶正驱邪，养阴益气，调和阴阳。此时应以中药为主，调节整体阴阳气血及脏腑功能，增强机体免疫力。患者症状较轻、病情较稳定时，多单纯应用中药或以中药为主进行治疗，避免或减轻激素的副作用。另一方面在病情允许激素减量时，不宜骤然减撤，同时在减激素的过程中重视发挥中医药的作用，在辨证的基础上常选用具有激素及免疫抑制作用的中药。如人参、黄芪、党参、甘草、肉桂、鹿茸、杜仲、补骨脂等。

第六节 · 范永升诊治系统性红斑狼疮的经验

一、病因病机

系统性红斑狼疮是一种可累及全身多系统的自身免疫性疾病，中医古代文献无此病名，从临床特点看似为"日晒疮""蝶疮流注""阴阳毒"等。《金匮要略·百合狐惑阴阳毒病证治》："阳毒之为病，面赤斑斑如锦纹，咽喉痛，吐脓血""阴毒之为病，面目青，身痛如被杖，咽喉痛"；《景岳全书·虚损》："虚邪之至，害必归肾；五脏之伤，穷必归肾"。范教授根据以上内容并结合临床认为：患者素体禀赋不足，肾精亏损及七情内伤、气血失和是发病的内在基础，感受外界的热毒之邪是外部条件；结合西医，SLE 与遗传的相关性，实为禀赋不足；患者肾虚阴亏之体质是易感因素之一；免疫复合物、过敏毒素（C_{3a}、C_{5a}）及 IL-1、TNF 引起的发热、皮疹及系统损害等，是热毒的反映；全血比黏度、血浆比黏度增高，甲皱微循环流速减慢，红细胞聚集是瘀血的表现；总之其病机为本虚标实，以肾虚为本（肾阴虚为主），热毒、瘀血为标；虚实互为因果，病情缠绵难愈。

二、辨病辨证结合

范教授认为：由于 SLE 临床表现的复杂性，单靠传统的望、闻、问、切很难对其作出及时诊断，而结合西医，从临床表现及血清学、免疫学等实验室检查，能及时明确诊断，指导治疗；明确诊断之后再进一步审明病机，临床常见证型有热毒炽盛型、风湿热痹型、肝肾阴虚型、阴虚内热型、肝郁血瘀型、气阴两虚型、脾肾阳虚型等，临床各型之间常相互错杂；因此，通过辨证与辨病相结合能更及时、有效地诊断、治疗本病从而提高疗效，改善预后；另外治病中也常要结合实验室检查以延四诊之所及。

三、综合治疗

范教授认为：临床上以上各型之间常相互错杂，很少单独表现某一证型，所谓"阴阳毒无常也"，往往既有发热、红斑等热毒症状，又有腰酸耳鸣、失眠、脱发等肾阴虚表现，同时又伴有月经不调、舌下脉络怒张、脉涩等血瘀之候，肾虚、热毒、瘀血等交织在一起，反映出肾虚为本，热毒、瘀血为标的病机特征；从治疗角度看，清热解毒有利于阴液的恢复，补益肾阴、扶助正气有利于热毒的祛除，祛瘀既有利于清除热毒，也有利于阴液的滋生，故清热解毒，滋阴益肾，活血化瘀在治疗本病中并行不悖，相得益彰；故以解毒祛瘀滋肾方药为主方（水牛角、大青叶、赤芍、牡丹皮、生地黄、麦冬等），辨证加减，疗效显著；实验亦表明，解毒祛瘀滋阴药具有调节免疫、抗炎、调节内分泌等作用。

此外，范教授结合 SLE 的病因病机及证候特点总结出以解毒、祛瘀、滋阴为主的狼疮治疗七法，简述如下。

（一）清热解毒

此法贯穿于 SLE 治疗的始终，遵循祛邪必尽的原则。急性期以高热、实热为主，应重用清热解毒药；慢性活动期多以虚热为主，清热解毒药减量；缓解期常无热毒的表现，此时应扶正祛邪，可在滋阴基础上适当应用此法，以清理余毒，这对改善预后，防止复发都有重要作用。常用药：青蒿、地骨皮、玄参、生甘草、生石膏、大黄、升麻、金银花、连翘、蒲公英、白花蛇舌草、半枝莲、重楼（七叶一枝花）、积雪草。

（二）凉血祛瘀

本病之热毒常波及营血，瘀、热是 SLE 的主要病理基础之一。此法包括清营凉血、理气活血、通络散血。常用方：清营汤、犀角地黄汤。还可辨证选用川芎、大黄、当归、丹参、桃仁、红花、益母草等。

（三）益气滋阴

益气强调肺脾，滋阴重在肝肾。益气宜以甘补之、辛助之，如黄芪、白术、山药、佛手等，必要时可佐桂枝、附子以温阳化气。滋阴包含滋肾精、益阴气、养阴津。SLE 患者先天不足，真阴本亏，肾为先天之本，通过滋肾精以补先天，常选炙龟甲、炙鳖甲等；先天真阴亏，导致后天阴气弱，故益阴气以疗后天之本，药物可选黄芪、生地黄、山药、山茱萸、白芍、玉竹、黄柏；先天真阴亏，后天阴气弱，则生津乏源，且阳热之邪易伤津液，而出现阴津不足，所以养阴津是治后天之标，如太子参、麦冬、石斛等。

（四）透疹消斑

此法主要针对斑疹而设。"斑为阳明热毒，疹为太阴风热"，治斑宜清胃泄热、凉血化斑，治疹应宣肺达邪、清营透疹。常用生地黄、牡丹皮、升麻、鳖甲、大青叶、紫草、蝉蜕、凌霄花等。斑疹由外感引发者，常伴发热、微恶风寒、咽痛，宜合银翘散加减；伴有壮热、口渴、头痛，合化斑汤加减；斑疹密布，色深红甚或紫黑，或伴吐衄便血，舌深绛，宜合犀角地黄汤加减；伴有腑气不通者，酌加大黄，腑气一通，内外畅和，斑毒自解。

（五）祛风通络

此法主要适用于伴有肌肉关节酸痛的患者。适时加入祛风通络药物可有效缓解关节肌肉症状并起到宣通五脏的作用。本病之痹虽分寒热两端，但痹证之热多因郁而化热，故治以温通为主，常用药物：制川乌、制草乌、威灵仙、豨莶草、秦艽、细辛、防风、忍冬藤、海风藤、伸筋草、徐长卿。关节红肿热痛，加贯众、生石膏；偏于肩臂者，加桂枝、姜黄、桑枝；偏于下肢，加防己、独活、川牛膝、海桐皮；腰膝酸软，加桑寄生、杜仲；挛急、水肿者，加五加皮、薏苡仁；经水不调加鸡血藤；失眠可加首乌藤（夜交藤）；血压增高常配天麻；抽搐轻者，可加地龙、白僵蚕，重者可配撮风散。

（六）温阳利水

适用于脾肾阳虚、水湿内停者。疾病后期阴损及阳，可出现阳不化气，水饮内停。宜五苓散、真武汤之类。阳虚明显，可加淫羊藿、鹿角胶、肉桂；伴有胸腔积液者，可选葶苈大枣泻肺汤酌加芥子、炙紫苏子；腹水者，加大腹皮、车前子、汉防己；蛋白尿明显，加白茅根、玉米须、薏苡仁、金樱子、芡实；尿素氮高者，加六月雪、大黄、土茯苓。

（七）健脾护胃

本病多伴脾胃气虚，因此应注重固护脾胃。急性期用药要切中要害，不能过于庞杂，否则会加重脾胃负担，反不见效；缓解期，虚证明显，但余邪未净，不可急补，宜轻、宜精，且"胃以通为补"。顺其性，通补结合，并以食养助之。常用：大枣、薏苡仁、白术、炙甘草、神曲、麦芽、鸡内金、厚朴花、佛手等。上述七法，宜辨证选用，方能取得好的疗效。不可拘泥一端，更不能不分轻重缓急，堆列药物。

第七节 · 秦万章治疗系统性红斑狼疮的经验

一、对系统性红斑狼疮病因病机的独特见解

（一）肾阴虚发病学说

基于现代中西医结合研究，秦教授提出：中医学肾的功能调控与人体内分泌系统（尤其下丘脑-垂体-肾上腺轴）及免疫功能密切相关。临床观察表明，肾精亏虚或肾阳不足常导致特应性皮炎、慢性荨麻疹等皮肤病迁延难愈，这为"久病及肾"理论提供了现代科学解释。秦教授将 SLE 着眼于"肾"有两层用意：一者从临床表现来看，患者多有升火烘热、五心烦热、咽干、腰酸无力、小便短赤、脉细、舌

红等肾阴虚的表现；二者中医"肾"之概念可理解为以气、血、精、液为物质基础的人之活力，中医认为"虚则补之"。而西医证实 SLE 是一类自身免疫性疾病，治疗以调节自身免疫为首要。

（二）血瘀发病学说

凡外感、内伤诸病，均可导致阴阳失衡、气血失调，即会出现气的停滞和血的瘀积。根据本病的临床表现及实验室检查，患者往往有月经紊乱，出血后瘀斑、紫癜、毛细血管扩张、雷诺现象、结节红斑、甲周红斑、肝脾肿大、舌质青紫等表现。在辨证治疗中，秦教授以血瘀论为指导，认为丹参针剂对循环及微循环障碍所致的相应损害，如血管炎、心脏损害等均有一定的帮助。

二、辨证分型论治特色

（一）补肾疗法

SLE 常有腰脊酸痛，脱发，足跟痛，耳鸣耳聋和听力减退，男性遗精或阳痿，女性月经不调、闭经或久婚不孕，尺脉虚弱等肾虚见证。临床出现以下 4 型。

1. 阴虚内热型

滋阴清热法治之，常用知柏地黄丸及大补阴丸加减，常用药有山茱萸、泽泻、女贞子、生地黄、黄柏等。

2. 阴虚火旺型

滋阴降火法治之，常用犀角地黄汤及石膏生地煎加减，常用药有生石膏、广西角粉、牡丹皮、鲜芦根等。

3. 气阴两虚型

滋阴益气法治之，常用补中益气汤及六味地黄丸加减，常用药有党参、生黄芪、熟地黄、青蒿等。

4. 阴阳两虚型

滋阴壮阳法治之，常用二仙汤和右归丸加减，常用药有仙茅、淫羊藿（仙灵脾）、菟丝子、补骨脂、川续断、山药等。

（二）活血化瘀疗法

秦教授在临床上治疗 SLE 主要采用活血化瘀的治法。但除活血化瘀大法外，临床上还有偏热偏寒、偏气、偏血的不同，秦教授将血瘀又分为以下 5 型。

1. 血热血瘀型

凉血活血法治之。血热血瘀型中由于轻重程度不一，又分轻型及重型。血热血瘀轻型，多见于 SLE 轻度活动期或亚急性皮肤型红斑狼疮（SCLE）患者，临床表现有低热，皮损呈暗红色、淡红色或伴少量新发皮疹，兼见五心烦热、阴虚火旺之证，舌质红，苔少，脉细数。治疗常用药有大黄、红藤、赤芍、生地黄、地榆等。重型者多见于 SLE 急性或亚急性发作，有发热、关节痛、皮损色红而带水肿或斑中挟疹，证见口渴，脉弦数或虚大，舌质红绛。此型的常用药有犀牛角（水牛角）、牡丹皮、玳瑁、生地黄、黄藤、玄参、生石膏、鲜茅根、芦根等。

2. 阳虚血瘀型

壮阳活血法治之。红斑狼疮临床常见有肾脏损害、肾功能障碍、雷诺现象、肢冷、背凉等寒象。且血瘀见证中又合并有阳虚，为阳虚血瘀。阳虚血瘀型的治疗又有壮阳活血和温阳活血的不同，常用活血药有红花、丹参、三棱、莪术等；壮阳活血则以二仙汤为主，采用仙茅、淫羊藿（仙灵脾）、肉苁蓉、补骨脂、川续断等加减；温阳活血则以附桂八味丸加减，采用附片、桂枝等加味。

3. 气滞血瘀型

理气活血法治之。主要症状有食欲缺乏、两胁疼痛、恶心嗳气、胸膈痞满，常伴肝脾肿大（多见于 SLE 合并肝脏损害者）。皮损多见红中带紫，或有色素沉着、瘀斑、紫癜、毛细血管扩张；舌质紫或有瘀斑，脉缓涩不流畅。主要采用理气活血和疏肝活血的治则，以柴胡疏肝汤加减，常用药有鸡血藤、血竭、柴胡、苏木、郁金、香附等。

4. 气虚血瘀型

益气活血法治之。多见于红斑狼疮急性发作后，高热已退，体现中医状火食气、状火之气衰的理论特点。常用药有党参、黄芪、桂枝、丹参、鸡血藤等，此型用药的体会为加大党参、黄芪的药物剂量。

5. 血虚血瘀型

养血活血法治之。多见于红斑狼疮缓解期，发热已退，病期已久，有贫血面貌，肾脏受损，面色苍白或萎黄，采取养血活血法，常用药有丹参、当归、川芎、泽兰、鸡血藤、益母草等。

三、特色药物运用心得

（一）雷公藤

秦教授在临床上更习惯应用单方及中成药，不仅方便患者，疗效也较好。如雷公藤及昆明山海棠的制剂。二者系卫矛科雷公藤属植物，均具有抗炎及调节免疫功能的作用。

1. 单味药

雷公藤具有免疫抑制、抗炎、抗肿瘤等多重功效。秦教授善用雷公藤多苷片治疗 SLE 活动期，尤其对狼疮性肾炎蛋白尿、关节炎效果显著。但雷公藤有性腺抑制、肝肾功能损害等副作用，使用时应严格把控剂量，同时配伍保肝护肾、调节性腺药物，如六味地黄丸护肾，定期监测血常规、肝肾功能、性腺激素，确保用药安全有效；昆明山海棠与雷公藤同属卫矛科植物，其作用机制相似，能免疫抑制、抗炎消肿。

2. 复方制剂

秦教授主持研制了数种以雷公藤为主的复方制剂，如三藤糖浆、三色片等制剂，广泛应用于临床，取得了卓越成效。在众多复方中，由雷公藤（去根皮）30g、鸡血藤30g、红藤30g组成的三藤糖浆最为著名，该方有凉血、活血、养血之效，善治各型红斑狼疮。方中取雷公藤抗炎、免疫抑制功能，合红藤清热解毒、凉血活血，鸡血藤舒经活络、行血调经、补血行血。三药相辅相成，促进免疫调节的同时改善不良反应，取得满意疗效。

（二）黄芪

黄芪为补气要药，在SLE治疗各阶段均可运用。急性期与清热解毒药配伍，可助正气抗邪，防苦寒伤正，托毒外出；缓解期重用黄芪（30～60g），补脾肺之气，气旺则血行、水津布散正常，助脾运化、肺通调水道，改善水肿、蛋白尿，提升机体免疫力，减少复发，配当归成"当归补血汤"，气血双补，契合SLE本虚标实病机，助机体康复。

（三）青蒿

青蒿苦寒清热，辛香透散，善清透阴分伏热。对SLE阴虚内热证，青蒿不可或缺，常与鳖甲、知母等组成青蒿鳖甲汤。现代研究表明其所含的青蒿素等成分有免疫调节作用，秦教授临床的用量多在15～30g，后下以保药效，清虚热、除骨蒸，缓解低热、盗汗、口干等阴虚燥热表现，且无温燥伤阴之弊，调畅体内阴阳平衡。

参考文献

[1] 汤忠富, 徐昌萍, 程丽丽, 等. 系统性红斑狼疮血液系统损害的机制及治疗研究进展 [J]. 风湿病与关节炎, 2024, 13 (3): 68-73.

[2] 朱佳宏, 刘颖, 任菁菁. 以乏力为表现的未分化疾病全科诊疗思路 [J]. 中华全科医学, 2023, 21 (4): 539-543.

[3] 系统性红斑狼疮临床特点 [J]. 临床误诊误治, 2021, 34 (12): 2.

[4] 卫玮, 吕新翔. 老年系统性红斑狼疮诊疗新进展 [J]. 内蒙古医科大学学报, 2019, 41 (5): 548-550, 554.

[5] 邵杰. 系统性红斑狼疮中医病因病机探析 [J]. 辽宁中医药大学学报, 2009, 11 (10): 20-21.

[6] 徐山春, 钟滢. 从郁论治类风湿性关节炎思路浅析 [J]. 浙江中医药大学学报, 2018, 42 (6): 466-469.

[7] 朱月玲, 吴芳. 系统性红斑狼疮中医证型及变化研究概况 [J]. 中华中医药杂志, 2018, 33 (7): 2973-2975.

[8] 刘健, 万磊, 黄传兵. 脾虚致痹探讨 [J]. 中华中医药杂志, 2017, 32 (6): 2440-2444.

[9] 杨梓, 范永升. 从"邪伏少阴"探讨系统性红斑狼疮的发病机制与临床辨治 [J]. 中华中医药杂志, 2019, 34 (5): 2205-2207.

[10] 任瑞星, 谭祖教, 吴磊, 等. 从"伏邪"论治系统性红斑狼疮 [J]. 中国现代医生, 2020, 58 (13): 133-135, 139.

[11] 史曼曼, 王语欣, 马毓华, 等. 系统性红斑狼疮的遗传学研究进展 [J]. 内科理论与实践, 2022, 17 (3): 267-272.

[12] 眭维国, 贾艺聪, 陈洁晶, 等. 系统性红斑狼疮的流行率和病理机制及其相关的生物标志物 [J]. 医学综述, 2015, 21 (16): 2956-2958.

[13] 毋静, 于清宏. 感染和遗传因素在系统性红斑狼疮发病机制中的研究进展 [J]. 广东医学, 2012, 33 (17): 2682-2684.

[14] 鲁芙爱, 王永福. 药物性狼疮研究进展 [J]. 中国实用内科杂志, 2013, 33 (2): 157-160.

[15] 洪珂, 汪翰英, 章健. 药邪致病原因及机制分析 [J]. 中医药临床杂志, 2016, 28 (11): 1536-1538.

[16] 中华医学会风湿病学分会, 国家皮肤与免疫疾病临床医学研究中心, 中国系统性红斑狼疮研究协作组. 2020 中国系统性红斑狼疮诊疗指南 [J]. 中华内科杂志, 2020, 59 (3): 172 - 185.

[17] 李志庸. 张景岳医学全书. 北京: 中国中医药出版社, 1999: 965.

[18] 李明, 尚双双, 李云飞, 等. 芪黄健脾滋肾颗粒治疗脾肾亏虚型系统性红斑狼疮的临床疗效观察 [J]. 时珍国医国药, 2023, 34 (2): 370-373.

[19] 张鹤, 白宇宁, 刘绍能, 等. 现代医学视角下中医"脾主运化"探析 [J]. 北京中医药, 2022, 41 (2): 179-181.

[20] 陈书华, 周亚东. 新安医家徐春甫养生思想及其当代价值研究 [J]. 辽宁医学院学报 (社会科学版), 2015, 13 (2): 60-62.

[21] 田栓磊, 王琦. 浅析中医饮食养生的基本原则 [J]. 时珍国医国药, 2011, 22 (4): 976-977.

[22] 辛文瀚, 冷平, 庞博, 等. 肾虚证候相关检验医学指标的筛选 [J]. 中医杂志, 2016, 57 (16): 1402-1405.

[23] 张祎, 谢志军, 黄琳, 等. 系统性红斑狼疮的伏毒病机演变及辨治 [J]. 中医杂志, 2024, 65 (16): 1721-1724.

[24] 俞赟丰, 周曼丽, 胡港, 等. 旷惠桃辨治系统性红斑狼疮慢性缓解期经验 [J]. 中国中医基础医学杂志, 2023, 29 (10): 1749-1751.

[25] 陈薇薇，沈丕安，苏晓．沈丕安从痹辨治系统性红斑狼疮学术经验 [J]．上海中医药杂志，2018，52 (4)：2-5，1．

[26] 葛琳，贾莉，周颖，等．冯兴华辨治系统性红斑狼疮蛋白尿临床经验 [J]．北京中医药，2019，38 (8)：774-776．

[27] 吴晓霞．禤国维辨治系统性红斑狼疮经验 [J]．辽宁中医杂志，2008，35 (5)：673．

[28] 吴元胜，范瑞强，陈红．禤国维教授论治系统性红斑狼疮经验举要 [J]．广州中医药大学学报，2003，20 (3)：246-248．

[29] 谢志军，卞华．范永升教授诊治系统性红斑狼疮经验 [J]．浙江中医药大学学报，2006，30 (4)：396-397．

[30] 郭滢，谢冠群，范永升．范永升教授运用青蒿治疗 SLE 临床经验 [J]．浙江中医药大学学报，2022，46 (8)：831-834．

[31] 黄继勇，范永升．范永升治疗系统性红斑狼疮七法 [J]．中医杂志，2008，49 (4)：311-312．

[32] 刘志勤，苏艾华．姜泉治疗系统性红斑狼疮经验 [J]．中医杂志，2009，50 (8)：691-692．

[33] 王霞．继承创新并重，引领中医风湿病研究的女学者——记中国中医科学院广安门医院风湿病科主任姜泉教授 [J]．中国当代医药，2016，23 (24)：1-3．

[34] 李剑明，姜泉，韩曼，等．姜泉治疗系统性红斑狼疮合并妊娠经验 [J]．中国中医基础医学杂志，2019，25 (12)：1744-1745，1772．

[35] 李云飞，庞利君，束龙武，等．芪黄健脾滋肾方在脾肾两虚型系统性红斑狼疮患者达标治疗中的临床疗效观察 [J]．中药药理与临床，2024，40 (11)：62-66．